冠状动脉慢性完全闭塞病变
介入治疗指导手册

Chronic Total Occlusions：A Guide to Recanalization

（第 2 版）

原　著　Ron Waksman
　　　　Shigeru Saito
主　审　王军奎　官功昌
主　译　朱舜明　张　勇

北京大学医学出版社

GUANZHUANG DONGMAI MANXING WANQUAN BISAI BINGBIAN JIERU ZHILIAO ZHIDAO
SHOUCE（DI 2 BAN）

图书在版编目（CIP）数据

冠状动脉慢性完全闭塞病变介入治疗指导手册：第 2
版 /（美）罗恩·瓦克斯曼（Ron Waksman），（日）斋藤
滋（Shigeru Saito）著；朱舜明，张勇译 . —北京：北京大
学医学出版社，2020.6
书名原文：Chronic Total Occlusions A GUIDE TO
RECANALIZATION second edition
ISBN 978-7-5659-2099-8

Ⅰ.①冠⋯ Ⅱ.①罗⋯ ②斋⋯ ③朱⋯ ④张⋯ Ⅲ.①冠状血
管－动脉疾病－介入性治疗－手册 Ⅳ .①R543.305-62

中国版本图书馆 CIP 数据核字（2019）第 239922 号

冠状动脉慢性完全闭塞病变介入治疗指导手册（第 2 版）

主　　译：朱舜明　张　勇
出版发行：北京大学医学出版社
地　　址：（100083）北京市海淀区学院路 38 号　北京大学医学部院内
电　　话：发行部 010-82802230；图书邮购 010-82802495
网　　址：http://www.pumpress.com.cn
E-mail：booksale@bjmu.edu.cn
印　　刷：北京信彩瑞禾印刷厂
经　　销：新华书店
策划编辑：高　瑾
责任编辑：袁朝阳　责任校对：靳新强　责任印制：李　啸
开　　本：889 mm×1194 mm　1/16　印张：18.25　字数：523 千字
版　　次：2020 年 6 月第 1 版　2020 年 6 月第 1 次印刷
书　　号：ISBN 978-7-5659-2099-8
定　　价：190.00 元
版权所有，违者必究
（凡属质量问题请与本社发行部联系退换）

译者名单

主　审　王军奎（陕西省人民医院心内科）

　　　　　官功昌（陕西省人民医院心内科）

主　译　朱舜明（陕西省人民医院心内科）

　　　　　张　勇（陕西省人民医院心内科）

译者名单（按姓名汉语拼音排序）

崔倩卫（陕西省人民医院心内科）　　　　唐治国（陕西省人民医院心内科）

邓争荣（陕西省人民医院心内科）　　　　乌宇亮（西安交通大学第一附属医院心内科）

霍建华（西安交通大学第一附属医院心内科）　　项　羽（陕西省人民医院心内科）

姜　馨（陕西省人民医院心内科）　　　　邢玉洁（陕西省人民医院心内科）

李尚俭（陕西省人民医院心内科）　　　　徐　晶（陕西省人民医院心内科）

刘　博（陕西省人民医院心内科）　　　　张荣怀（陕西省人民医院心内科）

刘富强（陕西省人民医院心内科）　　　　张学军（陕西省人民医院心内科）

刘小祥（陕西省人民医院心内科）　　　　张　勇（陕西省人民医院心内科）

刘仲伟（陕西省人民医院心内科）　　　　赵　娜（陕西省人民医院心内科）

罗永百（西安交通大学第一附属医院心内科）　　朱火兰（陕西省人民医院心内科）

吕　颖（陕西省人民医院心内科）　　　　朱舜明（陕西省人民医院心内科）

马美娟（陕西省人民医院心内科）　　　　祝　领（陕西省人民医院心内科）

潘　硕（陕西省人民医院心内科）

原著者名单

Imran N. Ahmad, MD
Interventional Cardiovascular Medicine Fellow
Cleveland Clinic Foundation
Cleveland, OH
USA

Yasushi Asakura, MD
Toyohashi Heart Center
Toyohashi
Japan

Travis J. Bench, MD
Division of Cardiology
Stony Brook University Medical Center
Stony Brook, NY
USA

Gill L. Buchanan, MBChB
Interventional Cardiology Unit
San Raffaele Scientific Institute
Milan
Italy

Maurice Buchbinder, MDCM
Professor of Clinical Medicine
Foundation for Cardiovascular Medicine
Stanford University
Stanford, CA
USA

Lutz Buellesfeld, MD
Department of Cardiology & Angiology
HELIOS Heart Center
Siegburg
Germany

Nicholas Burke, MD
Minneapolis Heart Institute and Foundation
Minneapolis, MN
USA

Antonio Colombo, MD
Visiting Professor of Medicine
Columbia University Medical Center
New York, NY
USA;
Director, Cardiac Cath Lab
EMO GVM Centro Cuore Columbus;

Director, Cardiac Cath Lab and Interventional
Cardiology Unit
San Raffaele Scientific Institute
Milan
Italy

Mauro Carlino, MD
Interventional Cardiology Unit
San Raffaele Scientific Institute
Milan
Italy

George D. Dangas, MD, PhD
Professor of Medicine
Director, Cardiovascular Research Foundation;
Mount Sinai Medical Center
New York, NY
USA

Carlo Di Mario, MD, PhD, FESC, FACC, FRCP
Royal Brompton Hospital
London
UK

Nicolas Foin, PhD
Royal Brompton Hospital
London
UK

Alfredo R. Galassi, MD, FACC, FESC, FSCAI
Associate Professor of Cardiology
Department of Medical Sciences and Pediatrics
University of Catania;
Director of the Catheterization Laboratory and
Cardiovascular Interventional Unit
Cannizzaro Hospital
Catania, Italy

Philippe Généreux, MD
Columbia University Medical Center;
Cardiovascular Research Foundation
New York, NY
USA

Cosmo Godino, MD
Interventional Cardiology Unit
San Raffaele Scientific Institute;
EMO-GVM Centro Cuore Columbus
Milan
Italy

Eberhard Grube, MD
Department of Cardiology & Angiology
HELIOS Heart Center
Siegburg
Germany

Luis Gruberg, MD, FACC
Professor of Medicine
Division of Cardiology
Stony Brook University Medical Center
Stony Brook, NY
USA

Hidehiko Hara, MD
Minneapolis Heart Institute and Foundation
Minneapolis, MN
USA

Richard Heuser, MD, FACC, FACP, FESC, FSCAI
St. Luke's Medical Center;
University of Arizona College of Medicine
Phoenix, AZ
USA

Gary M. Idelchik, MD
Interventional Cardiology
Trinity Clinic Cardiology
Tyler, TX
USA

David E. Kandzari, MD, FACC, FSCAI
Director, Interventional Cardiology and
Chief Scientific Officer
Piedmont Heart Institute
Atlanta, GA
USA

Hideaki Kaneda, MD, PhD
Cardiology and Catheterization Laboratories
Shonan Kamakura General Hospital
Kanagawa
Japan

Osamu Katoh, MD
Toyohashi Heart Center
Toyohashi
Japan

Hazem Khamis, MD, FACC
Professor of Cardiology and Head of Cathlab Department
Wadi Elnile Hospital
October 6th University
Cairo
Egypt

Masashi Kimura, MD, PhD
Cardiovascular Research Foundation;
Columbia University Medical Center
New York, NY
USA;

Department of Cardiology
Toyohashi Heart Center
Toyohashi
Japan

Chad Kliger, MD
New York University School of Medicine;
New York Harbor Healthcare System
New York, NY
USA

Thierry Lefèvre, MD, FESC, FSCAI
Institut Cardiovasculaire Paris Sud
Massy
France

John R. Lesser, MD
Minneapolis Heart Institute and Foundation
Minneapolis, MN
USA

Alistair C. Lindsay, MBChB, MRCP, MBA, DPhiL
Royal Brompton Hospital
London
UK

Jeffrey D. Lorin, MD, FACC
New York University School of Medicine;
New York Harbor Healthcare System
New York, NY
USA

Yves Louvard, MD, FSCAI
Institut Cardiovasculaire Paris Sud
Massy
France

Akiko Maehara, MD
Director, Intravascular Imaging Core Laboratory
Cardiovascular Research Foundation;
Assistant Professor
Columbia University Medical Center
New York, NY
USA

Gabriel Maluenda, MD
Division of Cardiology
MedStar Washington Hospital Center
Washington, DC
USA

Lampros K. Michalis, MD, MRCP, FESC
Medical School
University of Ioannina
Ioannina
Greece

Gary S. Mintz, MD
Chief Medical Officer
Cardiovascular Research Foundation
New York, NY
USA

Marie-Claude Morice, MD, FACC, FESC
Institut Cardiovasculaire Paris Sud
Massy
France

Kamran I. Muhammad, MD
Interventional Cardiovascular Medicine Fellow
Cleveland Clinic Foundation
Cleveland, OH
USA

Shishir Murarka, MD
St. Luke's Medical Center;
University of Arizona College of Medicine
Phoenix, AZ
USA

Masahiko Ochiai, MD
Professor
Showa University Northern Yokohama Hospital
Yokohama
Japan

Azriel B. Osherov, MD
Schulich Heart Centre
Sunnybrook Health Sciences Centre
University of Toronto
Toronto, ON
Canada

Steve Ramcharitar, BMBCh, DPhil
The Thoraxcenter
Erasmus Medical Center
Rotterdam
The Netherlands

Sudhir Rathore, MD
St George's Hospital NHS Trust
London
UK

Nicolaus Reifart, MD, PhD, FESC, FACC, RANS
Main Taunus Kliniken
Bad Soden;
Professor of Medicine
Johann Wolfgang Goethe University
Frankfurt
Germany

Ariel Roguin, MD, PhD
Director, Division of Interventional Cardiology
Rambam Medical Center;
Bruce Rappaport Faculty of Medicine
Technion - Israel Institute of Technology
Haifa, Israel

Shigeru Saito, MD, FACC, FSCAI, FJCC
Cardiology & Catheterization Laboratories
Shonan Kamakura General Hospital
Kamakura
Japan

Mirko Schiemann, MD
University Hospital Frankfurt
Frankfurt
Germany

Robert S. Schwartz, MD
Minneapolis Heart Institute and Foundation
Minneapolis, MN
USA

Steven P. Sedlis, MD, FACC, FSCAI
New York University School of Medicine
New York, NY
USA

Patrick Serruys, MD, PHD
The Thoraxcenter
Erasmus Medical Center
Rotterdam
The Netherlands

Tina L. Pinto Slottow, MD
Division of Cardiology
MedStar Washington Hospital Center
Washington, DC
USA

Bradley H. Strauss, MD, PhD
Schulich Heart Centre
Sunnybrook Health Sciences Centre
University of Toronto
Toronto, ON
Canada;
The Heart Institute
Chaim Sheba Medical Center
Tel Hashomer
Israel

Takahiko Suzuki, MD
Toyohashi Heart Center
Toyohashi
Japan

Rodrigo Teijeiro-Mestre, MD
Royal Brompton Hospital
London
UK

S.D. Tomasello, MD
Department of Medical Sciences and Pediatrics
Catheterization Laboratory and
Cardiovascular Interventional Unit
Cannizzaro Hospital
Catania
Italy

On Topaz, MD
Professor of Medicine
Charles George Veterans Affairs Medical Center
Asheville, NC;
Duke University School of Medicine
Durham, NC
USA

Etsuo Tsuchikane, MD, PhD
Cardiovascular Research Foundation;
Columbia University Medical Center
New York, NY
USA;

Department of Cardiology
Toyohashi Heart Center
Toyohashi
Japan

Ron Waksman, MD, FACC
Division of Cardiology
MedStar Washington Hospital Center
Washington, DC
USA

Patrick L. Whitlow, MD
Interventional Cardiovascular Medicine Staff
Cleveland Clinic Foundation
Cleveland, OH
USA

Nicola Viceconte, PhD
Royal Brompton Hospital
London
UK

Sergey Yalonetsky, MD
Schulich Heart Centre
Sunnybrook Health Sciences Centre
University of Toronto
Toronto, ON
Canada

译者前言

冠心病介入治疗技术诞生已经有40年的历史，从早期仅仅处理稳定、简单病变，逐步发展到处理不稳定、复杂的病变，包括急性心肌梗死、分叉病变、弥漫性病变、钙化病变、左主干病变以及慢性完全闭塞病变等。其中，慢性完全闭塞病变（chronic total occlusions，CTO）由于其手术成功率低，被称为冠心病介入治疗领域"最后的堡垒"。近年来，随着理念的革新和技术、器械的创新，CTO病变的开通成功率得以明显提升。这其中，由于国情不同，与欧美和日本相比，中国的CTO介入治疗发展仍相对滞后，但这并未妨碍在我国攻克CTO病变成为冠心病介入治疗的热点。在我国，由于医院硬件设施、术者技术水平参差不齐，CTO病变的介入治疗发展极不平衡。虽然少数顶尖医院已经达到甚至超过国际平均水平，但是，仍有很多准备开展CTO介入治疗的中心和医生面临着相关知识匮乏、经验不足的困境。如何规范、系统、快速地提高我国心血管介入医生的CTO治疗水平，成为我们必须面对的一个难题。

笔者在日本学习期间，获赠日本资深CTO介入医生斋藤滋教授和美国Waksman教授所著第2版《冠状动脉慢性完全闭塞病变介入治疗指导手册》一书。经认真、详尽阅读以后，收获良多。笔者与斋藤滋教授沟通，提出将此书翻译成中文，以供中国的CTO介入医生参考的想法。斋藤滋教授和Waksman教授欣然应允，并在版权转让及出版细节等方面给予了很大的帮助和指导。

本书共分七个部分，分别从CTO病变的病理学、适应证和临床试验回顾，影像学，导丝工艺，导丝技术，器械工艺，并发症以及实战病例，从基础到临床对开展CTO病变介入治疗进行了详尽的阐述。无论是对CTO介入治疗的初学者，还是具有一定经验的术者，都具有一定的参考意义。

本书的翻译过程中，所有译者辛勤笔耕，无私奉献出宝贵的智慧、心血、经验和时间，在此向各位专家表示真诚的感谢。由于笔者的能力和经验所限，以及CTO介入治疗领域的快速发展，译著中可能存在不足、疏漏甚至错误之处，恳请读者不吝赐教，将宝贵的经验反馈给笔者，以便及时修正和补充。

朱舜明　张　勇
2019 年 6 月

原著序言

多年前，本人在 AHA 年会主持一场研讨会的时候，一份来自日本研究者关于 CTO 的文章呈递到我手中，其中的一些研究者也是本书的作者之一。与会者被日本医生报道的超过 90% 的 CTO 病变开通率所震惊。我的反应和他们差不多，因为我及同事 John Douglas 一直工作在 Andreas Gruentzig——一位非常杰出的介入心脏病学专家的身边，而我们的 CTO 成功率刚刚超过 2/3。可能感受到了与会者的反应，日本医生邀请我参加了一个在日本的小型病例演示会。演示的 10 个病例中，9 个取得了成功，从而使我相信 90% 的成功率并不是难以实现的。从那时开始，慢性完全闭塞病变的血运重建逐渐发展成了一个专业。有一些术者对此兴趣浓厚，而另一些术者却尽量避免处理此类复杂病例。慢性完全闭塞病变与临床之间的相关性一直饱受争议：从刚开始的不关心此领域，到后来转变为许多此类患者严重缺血且能从血运重建中获益的观点逐步被接受。慢性完全闭塞病变是许多病例不能通过经皮介入治疗进行血运重建的主要原因，也是将患者转往外科的主要原因。

第 1 版《冠状动脉慢性完全闭塞病变介入治疗指导手册》将世界各地的资深术者（thinkers and tinkerers）聚于一堂，共商如何处理这一挑战性病变。现在，4 年以后，Waksman 和 Saito 医生，以及他们所召集的资深术者，对这一方面的技术知识进行了更新。本书增加了一些章节，包含了经桡动脉途径以及一些新技术的更新。

从 SYNTAX 和其他的观察研究中，我们可以很清楚地看到使用当前技术进行经皮冠状动脉介入治疗（percutaneous coronary intervention，PCI）的局限，我们更应该思考如何更微创地完成血运重建。解决慢性完全闭塞病变并不能只靠专家的双手，广泛应用 PCI 技术将是未来冠状动脉介入治疗发展的关键。本书第 2 版对努力解决这一难题的术者具有很高的参考价值。

Spencer B. King，III，MD，MACC，FESC
艾莫利大学医学院荣誉教授
圣约瑟夫心脏血管研究所主席
亚特兰大　美国

原著前言

我们谨代表本书所有的专家，很荣幸地推出《冠状动脉慢性完全闭塞病变介入治疗指导手册》第 2 版。

在过去的十年中，治疗 CTO 病变的很多技术和技巧取得巨大进展。日本和其他国家的专家在不停地尝试新器械和新策略，以增加手术成功率，减少手术并发症。CTO 病变解剖复杂，被认为是介入心脏病学最后的堡垒。治疗 CTO 需要谋略，不仅要有丰富的知识，还要有娴熟的技术和耐心。

由于 PCI 血运重建难度很大，术者往往将 CTO 病变转为药物治疗或者外科冠状动脉旁路移植（搭桥）治疗。但是，最近几年，由于器械和技术的进步，专家术者极大地提高了血运重建的成功率。

我们出版第 2 版《冠状动脉慢性完全闭塞病变介入治疗指导手册》的目标，是让介入医生深入了解这一领域的最新进展。在本版中，有关于 CTO 病理学和生理学的介绍、适应证和病例的选择以及对现有临床试验的回顾。

我们致力于改善 CTO 治疗的安全性和有效性，缩短手术时间。一些侵入性或者非侵入性的影像学技术能改进优化手术策略。我们也将讨论计算机断层成像以及磁导航导丝、血管内超声及光学相干断层成像等技术对 CTO 病变介入治疗的帮助。

在最近的几年中，精心设计的 CTO 通过导丝、再进入系统以及导管，结合了最新的创新技术，使手术成功率大大提高。日本医生又一次分享了他们在这一领域的发明创新技巧和知识，包括最新的导丝家族、导丝操控及平行导丝技术。

我们感谢本书所有尊敬的作者在此相关领域的专业贡献，感谢我们的责任编辑以及出版社将此书成功出版。

我们希望，第 2 版《冠状动脉慢性完全闭塞病变介入治疗指导手册》能成为理解并指导治疗 CTO 复杂病变的工具书和综合指南。

Ron Waksman
Shigeru Saito

目　录

第五部分　器械工艺

第六部分　并发症

第七部分　实战病例

1 第一部分

病理学、适应证和临床试验回顾

第 1 章
慢性完全闭塞病变（CTO）病理学

Sergey Yalonetsky，Azriel B. Osherov & Bradley H. Strauss
Schulich Heart Centre，Sunnybrook Health Sciences Centre，
University of Toronto，Toronto，ON，Canada

（马美娟 译）

引言

慢性完全闭塞病变（chronic total occlusion，CTO）定义为冠状动脉完全闭塞且时间至少大于 1 个月，血管造影（TIMI）血流分级显示 0 或 1 级[1]。CTO 分为"早期"和"晚期"，时长分别是 1～3 个月、3 个月以上。目前对 CTO 发展的理解是基于动物 CTO 模型及人类尸检和影像学研究的基础。CTO 病理学最新的进展帮助我们确定了新的生物指标，使得导丝在冠状动脉介入治疗（PCI）中容易通过。

CTO 进展的近期模式

CTOs 的发展包括几个特定的阶段，在不同阶段呈现出独特的组织学特点。导致 CTO 发展的最初急性事件是在许多情况下破裂的动脉粥样硬化斑块双向血栓形成[2]。临床动脉闭塞可能潜伏轻微症状或表现为急性冠状动脉综合征。对于极轻微症状或没有症状的患者，闭塞事件的时间不能清楚地确定。事实上，约 60% 的 CTO 病例不能通过症状推断准确的发病时间[3]。在没有进行再灌注治疗的 ST 段抬高型心肌梗死（STEMI）患者中，87% 的患者在发病 4 h 内发现一支相关动脉闭塞，65% 的患者在 12～24 h 内，45% 的患者在 1 月内发现相关动脉闭塞[4-5]。仅溶栓治疗的患者中，心肌梗死 3～6 个月后，超过 30% 的患者有一支慢性闭塞动脉[6]。急性心肌梗死（AMI）

PCI 患者中，由于初始治疗失败或后期再闭塞[7]，6%～11% 将在 6 个月内有梗死相关动脉慢性闭塞。由于近些年经常做 CTO，所以人类研究的 CTO 发展特征备受争议，其演化的初始阶段缺乏数据。已经开发了几种动物模型来系统地定义 CTO 的发展阶段，但这些模型的某些特性，可能会限制其与人类的相关性，如缺乏潜在的动脉粥样硬化基质或显著钙化。在这一章中我们将回顾当前对 CTO 的病理学认识。

CTO 的发展

动脉粥样硬化斑块破裂引起的急性动脉闭塞和血栓形成似乎是一种常见的始动事件，继而引发炎症反应。新形成的血栓含有血小板和红细胞内的纤维网，带着浸润的急性炎性细胞。Jaffe 等[8] 最近研究表明，这个始动事件发生的两周，伴随着富含蛋白聚糖的细胞外基质片状形成和肌成纤维细胞浸润至血栓形成闭塞，容易发生炎症反应。在中间阶段的最初时期（6 周），有明显的动脉重构和内部弹性层破坏，伴随着强烈的管腔内新生血管形成和增加 CTO 灌注中断。随着个人腔内血管面积增加了近 3 倍，总微血管横截面积增加 2 倍。尽管如此，之后中间阶段（12 周）的特点是微血管形成和 CTO 灌注降低，后者在晚期（18～24 周）进一步下降。CTO 灌流逐渐减少时，细胞外基质中胶原逐渐取代蛋白多糖。胶原蛋白和钙的积累是 CTO 成熟后期的特征（图 1.1 和图 1.2）。

Chronic Total Occlusions：A Guide to Recanalization，Second Edition. Edited by Ron Waksman and Shigeru Saito.
© 2013 John Wiley & Sons，Ltd. Published 2013 by John Wiley & Sons，Ltd.

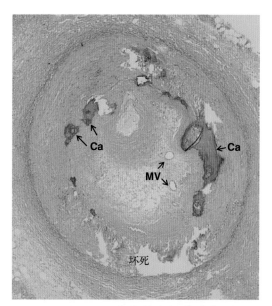

图 1.1　Hematoxylin-eosin 染色的人冠状动脉 CTO，显示丰富的胶原纤维组织、几块钙化（Ca）、两个小的微血管（MV）和一个大的坏死区（坏死）。（Courtesy of Dr. Jagdish Butany，University Health Network，Toronto，ON，Canada.）

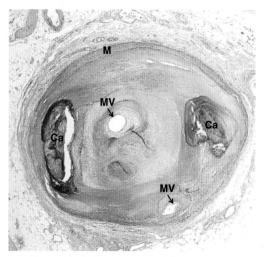

图 1.2　弹性蛋白染色的人冠状动脉 CTO，显示纤维组织（浅染料腔内），两个不同钙化区域（Ca）和微血管（MV）。（Courtesy of Dr. Jagdish Butany，University Health Network，Toronto，ON，Canada.）

该纤维钙化组织的密度在近端和远端的病变部位最高。因此，CTO 的组成随着时间的推移演变，沿 CTO 的长度，具有显著的空间变异性。从病理学的角度来看，CTO 三个特殊区域已经确定。

1. 近端纤维帽　是一个增厚的结构，在 CTO 的入口处（近端）含有特别密集的胶原蛋白。它通常含有 I 型、Ⅲ 型、Ⅴ 型和 Ⅵ 型胶原。钙化组织中也观察到 Ⅳ 型胶原[9]，这个区域代表了进入 CTO 的一个明显的物理屏障。

2. 远端的纤维帽　也包含密集的胶原，但相

较于近端帽（虽然未被研究证实），它通常被认为是一个更薄和更软的结构，这是发展逆行通过 CTO 的原因之一。

3. CTO 的主体　人体冠状动脉尸检研究[10]表明，在某些情况下，CTO 管腔含有组织血栓。在近 60% 的病变中观察到再通通道。与实验前兔股动脉模型不同，不同时期的管腔再通频率和管腔大小相似。在 CTO 的内膜斑块含有胶原蛋白、弹性蛋白、钙、胆固醇结晶、泡沫细胞、巨核细胞、单个核细胞（淋巴细胞、单核细胞）、红细胞。"软"或胆固醇病变多见于早期的 CTOs 患者（＜1 年）；然而，随着 CTO 时期的推进，胆固醇和泡沫细胞逐渐下降。陈旧的 CTO 通常包含硬纤维钙化病变（硬斑），在以前的内膜斑块出血的部位可能观察到铁和含铁血黄素沉积。新生血管通道广泛的内膜斑块再通常常是明显的，尤其是在炎症细胞（淋巴细胞和巨噬细胞）浸润的部位内和附近。在某些情况下，内膜新生血管与外膜滋养血管直接沟通，而很少观察到其与管腔再通沟通。在血管中层观察新生血管通道，内侧血管新生的程度与内膜斑块的炎症细胞成正比，血管外膜在 CTO 不同时期通常被广泛血管化。另外，Munce 等发现了外膜新生血管与外膜细胞炎症的相关程度。在兔外周动脉 CTO 模型，早期闭塞动脉周围血管发生大幅增加，其次是在闭塞的中央体血管内血管显著增加。微血管形成的时间与位置以及微血管连接的存在证实，外膜新生血管确实可能启动闭塞中心内的血管内通道的形成。然而，随着 CTO 成熟超过 6 周，血管内微通道的大小和数量减少，这表明在该区域许多血管变得无功能[11]。

新生血管和血管生成

动脉硬化病变的微血管形成有三种类型。第一种模式出现在血管滋养管，它是血管外膜和微血管的连接。这些血管在动脉粥样硬化和血管损伤如血管成形术和支架置入术中增殖[10, 12-13]。血管壁外层缺氧似乎是一个重要的影响因素[13]。偶尔在 CTO 的一些外膜血管也会有一些增殖，这些血管可以认为是"侧支循环"。这样的微通道，可使远端管腔因血管刺激产生血栓[14]，通

过血管造影可以看到这些成分进入 CTO。第二种是因为慢性炎症反应，新生血管可以在闭塞的动脉粥样硬化斑块内发展[15]。斑块的血管在这些称之为"热点"的斑块部位，可以引发急性冠状动脉事件和破裂斑块[16-17]。第三种是腔内微血管形成或血管再通的模式。这些微血管一般的直径为 $100 \sim 200 \ \mu m$，但可以达到 $500 \ \mu m$[10]。与滋养血管不同，内膜微血管与闭塞血管平行生长。因此，交叉处对于导丝通过 CTO 病变至关重要。

CTO 血管生成是一个复杂的过程，首先它通过激活循环中的单核细胞和植入的内皮前细胞形成再通血栓[17]，在动脉血栓内的血管生成是由在细胞外基质中的促血管生成的分子来调制，包括基底膜蛋白多糖[18-19]、透明质酸、抗血管生成剂如 I 型胶原和蛋白聚糖[20-21]。血管生成的过程是由血管扩张和微血管通透性增加引起的。其次，协同蛋白水解，导致血管壁不稳定，内皮细胞迁移和增殖，随后形成原始内皮管[22-23]。这些管道的成熟包括周细胞或平滑肌细胞的聚集和细胞外基质[24-25]的沉积。血管生成是由多种生长因子调节的，包括血管内皮生长因子（VEGF）及其受体 VEGFR2、血小板衍生生长因子（PDGF）及其受体 PDGFR-β[25-26]、血管生成素，促血管新生蛋白因子、Tie-2 受体[21-22, 24, 27]、成纤维细胞生长因子（FGF-2）[28]、TGF-β[29] 和内皮源性一氧化氮[30]。

钙化

对于非 CTO 动脉粥样硬化性斑块，钙化通常是慢性肾病、糖尿病及老龄化的结果。我们对于 CTO 中促进钙化和抑制钙化之间平衡的理解比较有限。

大多数 CTO 含有钙化，从轻微到广泛，这取决于几个因素，包括闭塞的发生时间[31]。3 个月以内的 CTO 内膜斑块钙化的发生率为 54%，5 年以上的发生率达到 100%。相反，胰岛素依赖型糖尿病更常见的主要是胆固醇或混合 CTO，而不是纤维化的 CTO[9]。CTO 钙化程度一直被确定为导丝能否通过及 PCI 成功与否的预测因素[32-34]。

CTO 钙化的过程通常被简化为两种机制：

（1）被动过程：凋亡的细胞碎片和胆固醇晶体作为结晶病灶，在较低浓度的钙螯合分子存在下，磷酸盐浓度接近盐溶度积，钙化就会发生。以这种方式形成羟基磷灰石晶被认为是半调节的过程，高磷酸盐水平可能导致血管平滑肌细胞分化为成骨细胞表型，导致钙化骨架形成。

（2）主动过程：通过免疫调节细胞因子诱导的成骨细胞和成骨样细胞聚集（包括骨形态发生蛋白、成骨转录因子等）与骨骼一样，这些骨/软骨样结构会被破骨细胞样的细胞吸收。

CTO 的病理学新进展

对 CTO 各个阶段的特定成分鉴定是理解 CTO 病理学和提高导丝穿越成功率的关键。通过几种方法可以获得补充的信息。

人 CTO 样本

这些样本来自于尸体、截肢、动脉内膜切除术标本，为研究这些高度异质性病变提供了重要且难得的机会。不同形式的体外 CTO 显像是目前和未来研究的重要领域。

CTO 动物模型

CTO 动物模型发展的挑战主要是缺少自发性动脉粥样硬化样本。有多种不同的方法制作自发性动脉粥样硬化样本，包括外部动脉收缩、热损伤、气化脱水动脉、在狭窄处注射自体血液、铜支架、支架阻塞流出、注射乙醇、聚合物的插入。我们已经建立了一个兔 CTO 模型，用凝血酶注射到一个孤立的股动脉段[37]，并利用该模型对 CTO 的发展史进行了研究[8]。由于动脉钙化对经皮穿刺血管重建术成功率的影响，建立钙化 CTO 模型对未来的研究有重要意义，Suzuki 等[38]在兔和猪的冠状动脉和外周动脉利用磷灰石涂层的生物可吸收聚合物海绵产生钙化 CTO 病变，这些病变被发现有微通道和微钙化，但无明显可见的骨转化。最近，我们在一个普通兔子的股动脉上开发了一种钙化的 CTO 模型（结果未发表），其中包括被动和主动钙化。该模型是独特的，CTO 严重钙化，并含有骨/软骨岛，非常类似于人体病理学。有趣的是，我们也注意到微血管形成和炎症反应的模式和时间序列在动物模型中似乎有所不同。兔股动脉的微血管形成有可预见的模式，在 CTO 形成的最初 12 周内消退[8]。相比之下，猪冠状动脉在相同的 12 周内（未发表的观察）显示出更为不同的新生血管反应。

CTO 成像技术

冠状动脉造影仍是在临床实践中评价 CTO 的主要影像学技术；其他成像技术提供鉴别人和动物模型中 CTO 的组成的机会。CTO 成像技术可以大致分为大视野中度分辨率［如心脏磁共振成像（MRI）和计算机断层扫描（CT）］和小视野高分辨率两种[39]。高分辨率的技术包括 IUVS、OCT 和 MRI。这些成像方法可以与介入技术相结合，从而提高血管重建术中血管造影的指导作用。多层螺旋 CT 或多层螺旋 CT 冠状动脉造影在冠状动脉病变的评估中迅速普及，特别适用于 CTO 钙化的评估，这对成功的冠状动脉介入治疗有预测价值[32-34]。三维微 CT 技术有着高达 17 μm 的分辨率，可以显示复杂显微血管结构[11]。

使用造影剂的心脏 MRI 可以有高达 200 μm 的分辨率和 1 mm 的穿透力，可以确定 CTO 内的动脉粥样硬化的组成。我们已经使用钆和 clariscan 评估实验性 CTO[8]。评价 CTO 相关心脏 MRI 还可以应用于直接血栓成像（MRDTI）。MRDTI 可以不使用外源性造影剂估计血栓的范围和时间，用于治疗冠状动脉病变。

血管内磁共振成像 MRI 可以显示软组织，在不使用电离辐射及肾毒性制剂的情况下可以有力地指导治疗。早期血管内磁共振成像的发展已经朝向侧视方向。目前的前瞻性血管内 MRI 线圈也可用[40]。最近，3 T 磁技术的出现可以在不损害整体成像质量的情况下减少外源性对比剂量。

传统的（侧视）和有前瞻性的血管内超声（IVUS）都是特别有吸引力的成像方式，以它的高分辨率和合理的穿透深度达到图像指导的目的。血管内超声技术如弹性、射频组织或虚拟组织学特征，可以识别 CTOs 的机械性质和组成，属于前瞻性血管内超声系统[11]。与 IVUS 相比，光学相干层析成像（OCT）具有更高的分辨率，且成本较低。前瞻性 OCT 有足够的分辨率，可清晰地描绘微血管和血管壁的不同分层。

结论

在这一章中，我们总结了 CTO 的关键内容，以及各部分对导丝与球囊顺应性的影响。我们阐述了一种创新的成像方式，如处在不同发展阶段的前瞻性概念 OCT、IVUS 和 CMR，包括动物模型的评价。结合上述成像技术在导丝和其他斑块改变策略进展，更好地了解可能使 CTO 血管显著改善的 CTO 结构。CTO 胶原积累和钙化的病理生理学目前正处于 CTO 转化为临床研究的前沿。这些努力将有望在不久的将来引邻 CTO 血运重建成功率的突破。

参考文献

1 Puma JA, Sketch MH Jr, Tcheng JE et al. Percutaneous revascularization of chronic coronary occlusions: an over-view. *J Am Coll Cardiol* 1995; **26**: 1–11.

2 Stone GW, Kandzari DE, Mehran R et al. Percutaneous recanalization of chronically occluded coronary arteries: a consensus document: part I. *Circulation* 2005; **112**: 2364–72.

3 Fefer P, Knudtson ML, Cheema A et al. Current perspectives on Coronary Chronic Total Occlusions: The Canadian Multicenter CTO Registry. *J Am Coll Cardiol* 2012; **59**: 991–997.

4 DeWood MA, Spores J, Notske R et al. Prevalence of total coronary occlusion during the early hours of transmural myocardial infarction. *N Engl J Med* 1980; **303**: 897–902.

5 Betriu A, Castañer A, Sanz GA et al. Angiographic findings 1 month after myocardial infarction: a prospective study of 259 survivors. *Circulation* 1982; **65**: 1099–105.

6 Veen G, Meyer A, Verheugt FW et al. *Culprit lesion morphology and stenosis severity in the prediction of reocclusion after coronary thrombolysis: angiographic results of the APRICOT study. Antithrombotics in the Prevention of Reocclusion in Coronary Thrombolysis.* J Am Coll Cardiol 1993; **22**: 1755–62.

7 Stone GW, Grines CL, Cox DA et al. Comparison of angioplasty with stenting, with or without abciximab, in acute myocardial infarction. *N Engl J Med* 2002; **346**: 957–66.

8 Jaffe R, Leung G, Munce NR et al. Natural history of experimental arterial chronic total occlusions. *J Am Coll Cardiol* 2009; **53**: 1148–58.

9 Katsuda S, Okada Y, Minamoto T, et al. Collagens in human atherosclerosis. Immunohistochemical analysis using collagen type-specific antibodies *Arterioscler Thromb* 1992; **12**: 494–502.

10 Srivatsa SS, Edwards WD, Boos CM et al. Histologic correlates of angiographic chronic total coronary artery occlusions: influence of occlusion duration on neovascu-

lar channel patterns and intimal plaque composition. *J Am Coll Cardiol* 1997; **29**: 955–63.

11 Munce NR, Strauss BH, Qi X *et al*. Intravascular and extravascular microvessel formation in chronic total occlusions a micro–CT imaging study. *JACC Cardiovasc Imaging* 2010; **3**: 797–80.

12 Kwon HM, Sangiorgi G, Ritman EL *et al*. Adventitial vasa vasorum in balloon-injured coronary arteries: visualization and quantitation by a microscopic three-dimensional computed tomography technique. *J Am Coll Cardiol* 1998; **32**: 2072–9.

13 Cheema AN, Hong T, Nili N *et al*. Adventitial microvessel formation after coronary stenting and the effects of SU11218, a tyrosine kinase inhibitor. *J Am Coll Cardiol* 2006; **47**: 1067–75.

14 Sakuda H, Nakashima Y, Kuriyama S, Sueishi K. Media conditioned by smooth muscle cells cultured in a variety of hypoxic environments stimulates in vitro angiogenesis. A relationship to transforming growth factor-beta 1.*Am J Pathol* 1992; **141**: 1507–16.

15 De Martin R, Hoeth M, Hofer-Warbinek R, Schmid JA. The transcription factor NF–kappa B and the regulation of vascular cell function. *Arterioscler Thromb Vasc Biol* 2000; **20**: E83–8.

16 Dible JH. Organisation and canalisation in arterial thrombosis. *J Pathol Bacteriol* 1958; **75**: 1–7.

17 Moldovan NI, Asahara T. Role of blood mononuclear cells in recanalization and vascularization of thrombi: past, present, and future. *Trends Cardiovasc Med* 2003; **13**: 265–9.

18 Segev A, Nili N, Strauss BH. The role of perlecan in arterial injury and angiogenesis. *Cardiovasc Res* 2004; **63**: 603–10.

19 Pardue EL, Ibrahim S, Ramamurthi A. Role of hyaluronan in angiogenesis and its utility to angiogenic tissue engineering. *Organogenesis* 2008; **4**: 203–14.

20 Kroon ME, van Schie ML, van der Vecht B, *et al*. P. Collagen type 1 retards tube formation by human microvascular endothelial cells in a fibrin matrix. *Angiogenesis* 2002; **5**: 257–65.

21 Davies Cde L, Melder RJ, Munn LL, *et al*. Decorin inhibits endothelial migration and tube–like structure formation: role of thrombospondin-1. *Microvasc Res* 2001; **62**: 26–42.

22 Suri C, Jones PF, Patan S *et al*. Requisite role of angiopoietin-1, a ligand for the TIE2 receptor, during embryonic angiogenesis. *Cell* 1996; **87**: 1171–80.

23 Maisonpierre PC, Suri C, Jones PF *et al*. Angiopoietin-2, a natural antagonist for Tie2 that disrupts in vivo angiogenesis. *Science* 1997; **277**: 55–60.

24 Holash J, Maisonpierre PC, Compton D *et al*. Vessel cooption, regression, and growth in tumors mediated by angiopoietins and VEGF. *Science* 1999; **284**: 1994–8.

25 Hellström M, Gerhardt H, Kalén M *et al*. Lack of pericytes leads to endothelial hyperplasia and abnormal vascular morphogenesis. *J Cell Biol* 2001; **153**: 543–53.

26 Abramsson A, Lindblom P, Betsholtz C. Endothelial and nonendothelial sources of PDGF-B regulate pericyte recruitment and influence vascular pattern formation in tumors. *J Clin Invest* 2003; **112**: 1142–51.

27 Asahara T, Chen D, Takahashi T *et al*. Tie2 receptor ligands, angiopoietin-1 and angiopoietin-2, modulate VEGF–induced postnatal neovascularization. *Circ Res* 1998; **83**: 233–40.

28 Montesano R, Vassalli JD, Baird A *et al*. Basic fibroblast growth factor induces angiogenesis in vitro. *Proc Natl Acad Sci USA* 1986; **83**: 7297–301.

29 Pepper MS. Transforming growth factor-beta: vasculogenesis, angiogenesis, and vessel wall integrity. *Cytokine Growth Factor Rev* 1997; **8**: 21–43.

30 Babaei S, Teichert-Kuliszewska K, Zhang Q, *et al*. Angiogenic actions of angiopoietin–1 require endothelium-derived nitric oxide. *Am J Pathol* 2003; **162**: 1927–36.

31 Srivatsa S, Holmes D Jr. The histopathology of angiographic chronic total coronary artery occlusions – changes in neovascular pattern and intimal plaque composition associated with progressive occlusion duration. *J Invasive Cardiol* 1997; **9**: 294–301.

32 Ehara M, Terashima M, Kawai M *et al*. Impact of multislice computed tomography to estimate difficulty in wire crossing in percutaneous coronary intervention for chronic total occlusion. *J Invasive Cardiol* 2009; **21**: 575–82.

33 García-García HM, van Mieghem CA, Gonzalo N *et al*. Computed tomography in total coronary occlusions (CTTO registry): radiation exposure and predictors of successful percutaneous intervention *EuroIntervention* 2009; **4**: 607–16.

34 Soon KH, Cox N, Wong A *et al*. CT coronary angiography predicts the outcome of percutaneous coronary intervention of chronic total occlusion. *J Interv Cardiol* 2007; **20**: 359–66.

35 Doherty TM, Asotra K, Fitzpatrick LA *et al*. Calcification in atherosclerosis: bone biology and chronic inflammation at the arterial crossroads. *Proc Natl Acad Sci USA* 2003; **100**: 11201–6.

36 Johnson RC, Leopold JA, Loscalzo J. Vascular calcification: pathobiological mechanisms and clinical implications. *Circ Res* 2006; **99**: 1044–59.

37 Strauss BH, Goldman L, Qiang B *et al*. Collagenase plaque digestion for facilitating guide wire crossing in chronic total occlusions. *Circulation* 2003; **108**: 1259–62.

38 Suzuki Y, Oyane A, Ikeno F *et al*. Development of animal model for calcified chronic total occlusion. *Catheter Cardiovasc Interv* 2009; **74**: 468–75.

39 Courtney BK, Munce NR, Anderson KJ *et al*. Innovations in imaging for chronic total occlusions: a glimpse into the future of angiography's blind–spot. *Eur Heart J* 2008; **2**: 583–93.

40 Hartung MP, Grist TM, François CJ. Magnetic resonance angiography: current status and future directions. *J Cardiovasc Magn Reson* 2011; **13**: 19.

2 第 2 章

侧支循环

Alfredo R. Galassi[1]，**S.D. Tomasello**[1] & **Hazem Khamis**[2]
[1] Cannizzaro Hospital，Catania，Italy
[2] Wadi Elnile Hospital，October 6th University，Cairo，Egypt

（赵　娜　译）

引言

冠状动脉侧支循环是由于冠状动脉大血管慢性重度狭窄或闭塞，为满足缺血心肌灌注而形成的血管吻合网[1-2]。关于冠状动脉侧支循环的功能曾经一度具有争议性[3]，早期有学者推测冠状动脉侧支循环的存在可以作为冠状动脉疾病诊断的一个标志。但近三十年以来，日益累积的证据显示在心肌梗死发生之前，如果已经存在丰富的侧支循环将为梗死后残存心功能改善、心肌梗死面积的缩小、室壁瘤的预防及远期生存率均提供益处[1, 4-6]。因此冠状动脉侧支循环的重要功能目前被日渐重视。侧支循环的网络通路存在于心外膜或心肌内，可以为自身或对侧冠状动脉供应心肌供血[7]。

不同人群（健康人群、冠心病患者及心肌梗死后患者）中的冠状动脉侧支循环

既往研究所报道，人类冠状动脉循环系统为一个动脉终端系统。事实上，冠状动脉侧支循环在没有冠状动脉病变的新生儿和健康人群中也可能发生[8-10]。同样，在冠状动脉闭塞病变存在的情况下，冠状动脉侧支循环亦可见或可再生[11]。1963 年，Fulton 应用一种新的放射线技术对尸体进行研究，证实无论在有没有心脏疾患的人群中，心脏冠状动脉均存在丰富的动脉-动脉间的血管网[12]。通常情况下，这些血管网管腔直径大多数在 40 ～ 200 μm，一般不超过 500 μm[13]。由于此类血管网管腔细小，血流通过阻力较大，不足以保证侧支循环血流输入端的灌注，因此通常情况下被认为是无功能的。为保证充足的血供，冠状动脉侧支循环血管网必定扩张，并逐步参与发展成为具备传导特性的动脉血管组织形态，这一过程被称为动脉生成，包括动脉外膜重塑及中膜肌层形成，中膜肌层为血管提供舒缩能力并受交感神经及血流介导调节[14-15]。

Marchi 等的近期研究发现，心动过缓及高血压均与非冠心病患者的冠状动脉侧支循环生成发展相关。作者认为慢心率与血压升高时产生的冠状动脉剪切力诱发冠状动脉侧支循环发生（见下文）[16]。

冠心病患者所致的冠状动脉侧支循环形成非常常见。大约 1/3 的稳定型冠心病患者，侧支循环形成能够保证单一冠状动脉阻塞所致的缺血心肌灌注[17]。然而，在接受急诊 PCI 的患者中，仅有少数患者（10% ～ 40%）冠状动脉血管能观察到侧支循环[18]，这是由于急性冠状动脉闭塞后冠状动脉侧支循环重新开放至少需要 24 h；此外，不同患者冠状动脉侧支循环生成的时间不同，并且冠状动脉侧支循环在冠状动脉造影中能够显影可见通常在急性闭塞 10 ～ 14 d 时。

冠状动脉侧支循环开放的促进因素

冠状动脉侧支血管的生长通常依赖于与之前成熟动脉系统连接的小动脉端的转变（动脉发生）及邻近血管网的芽生（血管生成）[19]。关于冠状动脉侧支循环生成的促进因素，目前仍然存在许多争议[17]。现有证据证实持续重度冠状动脉狭窄是导致侧支循环形成的主要诱发因素。严重的冠状动脉狭窄能造成心肌缺血，同时在冠状动脉动脉侧支循环的接受端与提供端造成压力阶差，压力差增加侧支循环系统管路的剪切力。因此，冠状动脉疾病导致冠状动脉侧支循环形成的两个促进因素，包括心肌缺血及剪切力。

Fujita 等在一组纳入 248 例在急性心肌梗死 12 小时内接受冠状动脉造影患者的队列研究中发现梗死前慢性心绞痛是侧支循环形成的唯一显著因素[20]。在一项选择性血管成形术研究中，Rentrop 等证明冠状动脉狭窄超过管腔直径的 70% 时，侧支循环形成普遍存在[21]。Pohl 等亦证明冠状动脉狭窄程度与侧支血流指数呈正相关[17]。所有上述发现提示冠状动脉高度狭窄是侧支循环的生成的发生因素。然而，由于严重冠状动脉疾病同时导致心肌缺血及侧支循环网络压力阶差增加，在临床实践中，很难确定导致侧支循环发生的因素是心肌缺血或是增加的剪切力。

动物模型中证实预先存在的侧支循环血管血流剪切力增加启动信号级联分子是导致冠状动脉发生的机制[22]。然而，现有研究未完全阐明细胞因子及血管生成因子是否在人体内扮演同样的角色。此外，血管生成素 -1（Ang-1）、血管生成素 -2（Ang-2）及其受体 Tie-2b 等分子亦被发现似乎参与侧支循环的发生[23]。在急性冠状动脉综合征患者中，已发现上述因子表达上调[24]。此外，在新生动物实验模型中，Ang-1、Ang-2 及其 Tie-2b 已被发现与新生血管形成有关[25]。Mitsμma 等曾经检测 Ang-1、Ang-2 和 Tie-2 在冠状动脉循环中的水平，同时研究其表达水平分别与存在冠状动脉侧支循环的冠状动脉疾病，不存在冠状动脉侧支循环的冠状动脉疾病之间的关系。结果发现 Tie-2 在存在冠状动脉侧支循环的冠状动脉疾病患者中表达水平显著升高，同时冠状动脉 Tie-2 水平与 Ang-2 水平相关。上述研究结果表明冠状动

脉循环中的 Tie-2 可能在冠状动脉侧支循环的发生及维持中扮演重要角色。此外，冠心病患者中冠状动脉侧支循环发生形成过程中，Ang-2 的作用比 Ang-1 重要[26]。若要识别没有良好侧支循环的长时间 CTO 患者，这也许能解释在一些冠心病患者中血管生成抑制因子水平高表达的现象。Mitsμma 等曾在进展期冠心病患者及正常对照组中分别检测了冠状动脉血管中内皮抑素（一种抗血管生成因子）的表达水平[27]，结果发现，与对照组相比，冠心病患者中内皮抑素表达水平显著增高。已有一些研究发现 RAS 是如何参与心血管疾病进展及重塑过程。Ang Ⅱ 通过上调血管内皮生长因子（VEGF）诱导血管生成过程[28]，VEGF 诱导内皮祖细胞增殖[29]。大量研究报道 Ang Ⅱ 1 型受体阻滞药在微血管病变中具有有利作用[30]。Ang Ⅱ 通过 Ang Ⅱ 1 型受体（AT1）发挥促血管生成活性[31]。另一方面，研究显示血管紧张素转换酶抑制药（ACEI）能增加大鼠肢体肌肉中毛细血管密度[32]、坐骨神经[33]，及冠状动脉微血管[34]。另有研究显示，应用 ACEI 治疗与冠状动脉侧支循环开放建立密切相关[35]。ACEI 的这种效应依赖于缓激肽 B2（BKB2）受体介导的一氧化氮合成过程[36]。因此，内皮细胞的状态、活性、侧支循环的发生均同时受正向和负向生长因子的调节。

近期，以直接采自侧支循环的血液标本为研究对象，发现侧支循环较不成熟的患者血浆中促动脉生成因子及一些细胞因子如碱性成纤维生长因子、转化生长因子 -β、单核细胞趋化蛋白 -1 表达水平增加，而侧支循环成熟的患者体内，上述因子表达较低。这些发现提示上述因子与动脉生成相关[37]。

因此，在急性冠状动脉阻塞后，有血流剪切力诱导的许多细胞因子活化能促进血管生成。侧支循环生成开放的过程可以在闭塞后数周内发生，或许能解释阻塞的时间与侧支循环功能之间的可能关系。上述这些因子水平在急性心肌梗死后 2 ~ 12 周达到最高峰，12 周之后，这些细胞因子在与之前没有心肌梗死病史的患者降至相同水平。这些提示内皮与单核细胞的活化导致这些血管生成细胞因子的分泌[38]。虽然急性缺血导致 VEGF 水平增加较其他细胞因子高，然而碱性成纤维细

胞因子在促进侧支循环生成中更显优势[39]。另一个重要的问题是与非糖尿病患者相比，糖尿病患者中碱性成纤维细胞生长因子水平较低和单核细胞趋化因子-1水平较高，但是随着时间的进展，在侧支循环的开放方面没有显著差异[40]。

冠状动脉侧支循环的分类

Levine 等将冠状动脉侧支循环通路解剖分为 26 种不同的类型，总结为四大类：间隔侧支循环，动脉内侧支循环（桥），近段起始的心外膜侧支循环（动脉边支），远端起始的心外膜侧支循环[7]（图 2.1）。

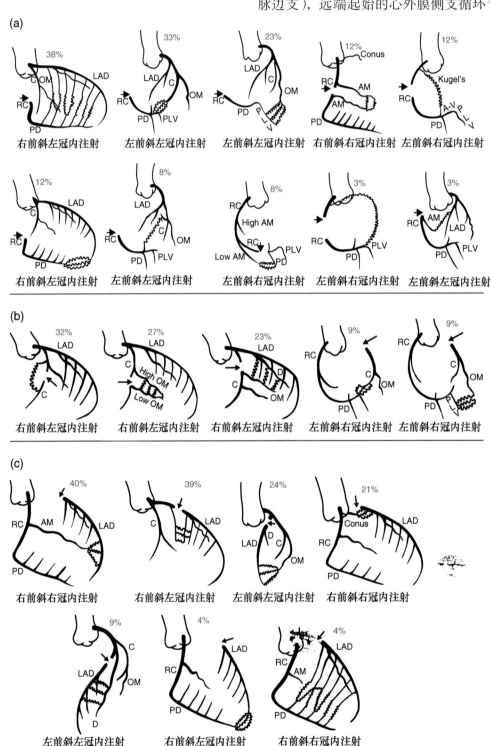

图 2.1　冠状动脉闭塞后侧支循环及其功能图示。(a) 左前降支冠状动脉（LAD）；(b) 回旋支冠状动脉（C）；(c) 右冠状动脉闭塞（RC）；AM ＝右冠圆锥支；A-V ＝房室结动脉；D ＝左前降支分支、对角支；LAO ＝左前斜投照；LC ＝左冠状动脉；OM ＝回旋支分支、钝缘支；PD ＝右冠分支、后降支；RAO ＝右前斜投照；数字代表图中所制订的侧支循环路径发生比例（本图引自 Levin DC 等[7]）

在侧支循环共存的情况下，首先使闭塞的心外膜段模糊的侧支循环被定义是主要侧支循环。

Rentrop 及 Cohen 提出了新的分类，这个分类根据闭塞段模糊的程度将侧支循环分成四级：0 级，无充盈；1 级，通过侧支观察不到心外膜动脉显影，边支旁动脉充盈扩张；2 级，通过侧支循环观察到心外膜动脉部分显影充盈；3 级，通过侧支循环观察到心外膜动脉段完全充盈扩张[8]。

近期，Werner 等提出将侧支连接（CC）直径的评估分为三级：CC0，供需动脉之间无连续侧支连接；CC1，供需动脉之间连续细长的连接；CC2，连续的、小边支样的侧支循环贯穿（图 2.2）[9]。尽管冠状动脉造影是显影冠状动脉的金标准，但是其分辨率有限。可显影的侧支循环直径从 0.3 mm 到 0.5 mm 不等，因此对于直径小于 100 μm 的小侧支循环不能被人类肉眼看到。此外，利用硝酸酯及腺苷的舒血管特性能够使得侧支循环被更好地显影。

冠状动脉侧支循环的预测价值

越来越多的研究强调侧支循环功能的重要性[41-43]。侧支循环的存在能限制心肌梗死面积，阻止梗死区域扩张，改善灌注，保存梗死区相关动脉支配的心肌细胞活力。因此，虽然侧支循环不能保护应激诱导的缺血，但能改善再灌注后的左室功能[41, 44-46]。冠状动脉侧支循环意味着缺血心肌可能被灌注挽救[44]。良好侧支循环的存在能改善冠心病患者的预后。OACIS（the osaka accute coronary insufficiency study）报道，在 1934 位梗死相关动脉未完全闭塞的急性心肌梗死患者中，调整完其他各种终点事件的预测因子后，冠状动脉造影未见梗死相关附近的侧支循环且患者年龄超过 70 岁是院内死亡的独立危险因素[47]。在一

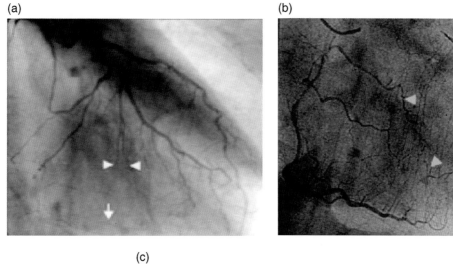

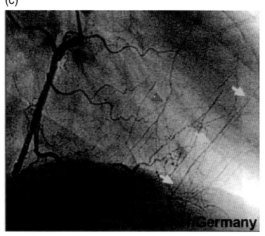

图 2.2 侧支循环的 werner 分类。（**a**）CC0：在供体和受体侧支循环之间无连续性连接；（**b 和 c**）；CC1（蓝箭头）：连续、细线样连接；CC2（绿箭头）：连续、细小束样的侧支循环（本图引自 Werner 等[9]）

个纳入 879 例男性冠心病患者群体中随访 24 个月，调整混杂因素后，冠状动脉造影可见显影的冠状动脉侧支循环的存在，对一个复合终点包括心肌梗死、冠心病死亡风险、再血管化均是有利的[48]。

Meier 等对一个纳入 845 例患者群体进行 10 年的随访，发现可显影侧支循环的功能状态对患者的预后有利[49]。与不完善的冠状动脉侧支循环（CFI < 0.25）患者相比，具备充分冠状动脉侧支循环（CFI ≥ 0.25）的患者心源性死亡率增加 4 倍。多元回归分析提示：年龄、低 CFI、吸烟是死亡率的独立预测因子。

在急性心肌梗死患者中，目前缺乏关于侧支循环的病理生理意义，对于其临床影响力也存在争议。冠状动脉侧支循环的存在不能阻止大多数情况下的梗死，但是能限制伤害。对于溶栓后心肌梗死幸存患者，冠状动脉侧支循环对于预后的价值目前尚存争议。虽然侧支循环的早期形成减少心肌梗死后心肌坏死面积，然而在对一组包含 803 例前壁 Q 波心肌梗死的患者进行冠状动脉造影研究中，拥有侧支循环丰富的患者其预后比侧支循环不丰富的患者预后差[50]。Habib 等发现对于溶栓后没有再通的患者，拥有侧支循环的患者较没有侧支循环的患者在出院时具备更好的左室心功能[51]。Elsman 等同时也证实对于接受急诊 PCI 的急性心肌梗死（简称心梗）患者侧支循环对梗死面积的缩小具有保护作用[52]。另一方面，Nicolau 等提示接受溶栓的急性心梗患者侧支循环不能缩小梗死面积[53]。此外，Antoniucci 等也发现在急性心梗后 6 h 内接受 PCI 的患者侧支循环对梗死面积的缩小无保护作用[54]。

近期的一个研究通过多巴酚丁胺负荷心脏超声证实，造影显示良好的侧支循环对于心肌细胞的存活力的阳性预测价值具备很高的敏感性。据此推测，仅根据评价冠状动脉侧支循环的情况就可以做出经皮冠状动脉介入或是外科开胸再血管化治疗的选择[44]。Werner 等应用冠状动脉内多普勒评价侧支循环功能，结果显示，在心功能保留的患者中，侧支循环功能要优于心功能受损的患者[55]。此外，他们亦发现慢性闭塞病变再血管化后，受损的心功能恢复与冠状动脉侧支循环的质量没有直接相关性，因为侧支循环的

发生不依赖于存活心肌的存在[56]。此外，另一个研究观察发现对于有存活心肌和没有存活心肌的患者而言，冠状动脉造影显示侧支循环的存在无差异[57]。

慢性闭塞冠状动脉所属侧支循环的形成受其解剖分布、供应血管、微血管功能及其闭塞持续时间的影响[58-59]。

大多临床心脏病医生认为无论在静息状态或是应激状态，侧支循环均能保护心肌细胞活性及心脏功能。因此，他们认为侧支循环的存在是否定完全再血管化的一个充分理由。然而在应激状态下，冠状动脉窃血是侧支循环相关的导致心肌缺血的一个重要机制。冠状动脉窃血是由于部分冠状动脉血流向邻近冠状动脉血管床转移时造成局部心肌低灌注的一种复杂现象。上述现象通常是由侧支循环介导的。

Seiler 及其同事[60]将冠状动脉窃血定义为局部一侧冠状动脉侧支血流量的减少有利于另一支冠状动脉血管扩张。这种机制在不同层心肌或是侧支循环通过与来源于共同分叉的邻近血管床亦可以是纵向垂直的。

Werner 及其同事通过腺苷诱导的血管舒张试验分析侧支功能的冠状动脉窃血现象[15, 61]。在大多数患者体内，尤其是那些心外膜多血管病变的患者体内，异常的冠状动脉血管储备是很常见的。但是在微循环血管舒张储备受损的情况下，亦可以引起冠状动脉窃血，并有可能在心外膜供体动脉不存在狭窄的情况下，亦引起冠状动脉窃血的情况。

Werner 的研究显示，大多数患者，即使是侧支血流压力对静息期残存的心肌提供充分的血供，冠状动脉窃血现象仍将导致侧支血流储备分数下降，最终导致局部心肌的室壁运动异常[15]（图 2.3）。

侧支血管与 PCI 术后受损的局部左室功能的恢复之间的关系非常复杂。对于慢性闭塞病变接受 PCI 的患者，存活心肌的微循环灌注是左室功能改善与否的先决条件[62]。目前能够确定的是侧支循环的面积与心肌细胞活力直接相关，因此无论采取任何干预方式，保存良好的侧支功能是非常重要的。然而，对于慢性闭塞病变，侧支循环的形成不依赖于存活心肌，再血管化治疗后，受

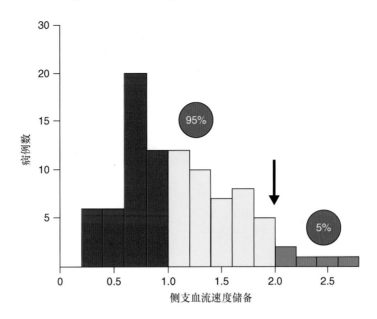

图 2.3　在慢性闭塞病变患者中，利用腺苷诱导，应用侧支血流贮备分数（FFR）评价冠状动脉侧支循环功能。侧支 FFR ＞ 2，提示侧支循环能保证左室心功能；约 95% 的患者 FFR ＜ 2，5% 的患者 FFR ＞ 2（本图引自 Werner 等[62]）

损左室功能的恢复与侧支循环功能的质量没有直接相关性。因此，是否再血管化治疗不应该依据侧支循环的质量[56]。

慢性闭塞病变再血管化后侧支循环的变化

在慢性闭塞病变成功再血管化后，由于前向血流的重建，将对抗侧支血管生成，因此冠状动脉侧支循环通常是减少的。Wener 等在血运重建之前，应用血管内超声评价记录闭塞动脉远端压力及血流状态来评估上述改变。再血管化的 24 h 内，应用反复球囊扩张测量已恢复的循环[63]。他们计算了前向血流闭塞 / 速度积分过程中速度积分的侧支血流指数（collateral flow index，CFI）。侧支血流由侧支血管和闭塞远端血管床的阻力决定。在慢性闭塞病变中，侧支循环主要表现为两种基础形态：①显著的收缩期血流而缺乏舒张期血流；②双向收缩期和舒张期血流，伴有舒张期血供。再血管化之后，与基线比较，CFI 在闭塞的过程中下降 50%。舒张期血流供应的减少将会引起侧支循环质的改变。心脏周期的基础侧支血流长度减少，提示侧支循环功能下降。侧支循环功能及时改变的可能机制与侧支的阻力增加相

关。前向血流灌注的改善可能诱导上述血流动力学改变，然而这些血流动力学的改变并不能在球囊阻塞时及时改变。在持续的再闭塞过程中，侧支循环功能也许会逐渐改变。这些信息提示当急性再闭塞出现时，侧支组成的循环可能不能保护心肌细胞活性。由于上述原因，在之前存在冠状动脉闭塞的患者中，急性血栓仍然可以导致急性冠状动脉综合征的发生。Wener 等在此研究中还探索了其他侧支循环的可能决定因素。大部分的 CFI 决定因素与动脉闭塞远端局部功能障碍的程度相关。而 CFI 与高血压病史、糖尿病、心肌梗死病史、整体左心室功能或闭塞时间无关[63]。与低张力失动力性心肌病变区域相比，正常或轻度局部功能丧失的病变心肌 CFI 略高。上述不同在 PTCA 后的患者中也被证实，在心肌功能没有动力障碍的区域，侧支循环的供应较运动障碍的心肌丰富。在这组队列中，多数曾拥有梗死病史的慢性闭塞病变患者反而拥有一个较高的 CFI。现有数据提示侧支循环在梗死后这段时间内并不能充分的发生。较大的侧支循环网络对于坏死心肌细胞、心肌活性有着非常强的保护作用。因此考虑到心肌细胞活性保留的问题，当应用逆向法开通 CTO 病变时，一个细小的侧支循环连接应作为首选。

参考文献

1　Sasayama S, Fujita M. Recent insights into collateral circulation. *Circulation* 1992; **85**: 1197–1204.

2　Fujita M, Tambara K. Recent insights into human coronary collateral development. *Heart* 2004; **90**: 246–250.

3　Helfant RH, Vokonas PS, Gorlin R. Functional importance of the human coronary collateral circulation. *N Engl J Med* 1971; **284**: 1277–81.

4　Williams DO, Amsterdam EA, Miller RR, Mason DT. Functional significance of coronary collateral vessels in patients with acute myocardial infarction: relation to pump performance, cardiogenic shock and survival. *Am J Cardiol* 1976; **37**: 345–51.

5　Schwartz H, Leiboff RL, Katz RJ et al. Arteriographic predictors of spontaneous improvement in left ventricular function after myocardial infarction. *Circulation* 1985; **71**: 466–72.

6　Habib GB, Heibig J, Forman SA et al. Influence of coronary collateral vessels on myocardial infarct size in humans. Results of phase I thrombolysis in myocardial infarction (TIMI) trial. The TIMI Investigators. *Circulation* 1991; **83**: 739–46.

7　Levine DC. Pathways and functional significance of the coronary collateral circulation. *Circulation* 1974; **50**: 831–7.

8　Rentrop KP, Cohen M, Blanke H et al. Changes in collateral filling after controlled coronary artery occlusion by an angioplasty balloon in human subjects. *J Am Coll Cardiol* 1985; **5**: 587–92.

9　Werner GS, Ferrari M, Heinke S et al. Angiographic Assessment of Collateral Connections in Comparison With Invasively Determined Collateral Function in Chronic Coronary Occlusions. *Circulation* 2003; **107**: 1972–7.

10　Reiner L, Molnar J, Jimenez AF, Freudenthal RR. Interarterial coronary anastomoses in neonates. *Arch Pathol* 1961; **71**: 103–12.

11　Seiler C. The human coronary collateral circulation. *Heart* 2003; **89**: 1352–7.

12　Fulton WF. Arterial anastomoses in the coronary circulation. 1. Anatomical features in normal and diseased hearts demonstrated by stereoarteriography. *Scott Med J* 1963; **8**: 420–434.

13　Fulton WF. Arterial anastomoses in the coronary circulation. 2. Distribution, enumeration and measurement of coronary arterial anastomoses in health and disease. *Scott Med J* 1963; **8**: 466–474.

14　de Marchi SF, Schwerzmann M, Billinger M et al. Sympathetic stimulation using the cold pressor test increases coronary collateral flow. *Swiss Med Wkly* 2001; **131**: 351–356.

15　Werner GS, Fritzenwanger M, Prochnau D, et al. Determinants of coronary steal in chronic total coronary occlusions donor artery, collateral, and microvascular resistance. *J Am Coll Cardiol* 2006; **48**: 51–58.

16　de Marchi SF, Gloekler S, Meier P et al. Determinants of preformed collateral vessels in the human heart without coronary artery disease. *Cardiology* 2011; **118**: 198–206.

17　Pohl T, Seiler C, Billinger M et al. Frequency distribution of collateral flow and factors influencing collateral channel development. Functional collateral channel measurement in 450 patients with coronary artery disease. *J Am Coll Cardiol* 2001; **38**: 1872–8.

18　Elsman P, Van't Hof AWJ, De Boer MJ et al. Role of collateral circulation in the acute phase of ST-segment-elevation myocardial infarction treated with primary coronary intervention. *Eur Heart J* 2004; **25**: 854–8.

19　Schaper W, Ito WD. Molecular mechanisms of coronary collateral vessel growth. *Circ Res* 1996; **79**: 911–9.

20　Fujita M, Nakae I, Kihara Y et al. Determinants of collateral development in patients with acute myocardial infarction. *Clin Cardiol.* 1999 Sep; **22**: 595–9.

21　Rentrop KP, Thornton JC, Feit F, Van Buskirk M. Determinants and protective potential of coronary arterial collaterals as assessed by an angioplasty model. *Am J Cardiol.* 1988; **61**: 677–84.

22　Schaper W, Buschmann I. Arteriogenesis, the good and bad of it. *Eur Heart J.* 1999; **20**: 1297–9.

23　Davis S, Aldrich TH, Jones PF et al. Isolation of angiopoietin-1, a ligand for the Tie-2 receptor, by secretion-trap expression cloning. *Cell* 1996; **87**: 1161–9.

24　KW, Lip GY, Blann AD. Plasma angiopoietin-1, angiopoietin-2, angiopoietin receptor tie-2, and vascular endothelial growth factor levels in acute coronary syndromes. *Circulation* 2004; **110**: 2355–60.

25　Asahara T, Chen D, Takahashi T, et al. Tie-2 receptor ligands, angiopoietin-1 and angiopoietin-2, modulate VEGF-induced postnatal neovascularisation. *Circ Res* 1998; **83**: 233–40.

26　Mitsuma W, Kodama M, Hirono S et al. Angiopoietin-1, Angiopoietin-2 and Tie-2 in the coronary circulation of patients with and without coronary collateral vessels. *Circ J* 2007; **71**: 343–7.

27　Mitsuma W, Kodama M, Hanawa H et al. Serum endostatin in the coronary circulation of patients with coronary heart disease and its relation to coronary collateral formation. *Am J Cardiol* 2007; **99**: 494–8.

28　Fujiyama S, Matsubara H, Nozawa Y et al. Angiotensin AT1 and AT2 receptors differently regulate angiopoietin-2 and vascular endothelial growth factor expression and angiogenesis by modulating heparin binding-epidermal growth factor (EGF)-mediated EGF receptor transactivation. *Circ Res* 2001; **88**: 22–9.

29　Imanishi T, Hano T, Nishio I. Angiotensin II potentiates vascular endothelial growth factor-induced proliferation and network formation of endothelial progenitor cells. *Hypertens Res* 2004; **27**: 101–8.

30　Suzuki H, Kanno Y. Efficacy of Candesartan on Outcome in Saitama Trial (E-COST) Group: Effects of Candesartan on cardiovascular outcomes in Japanese hypertensive patients. *Hypertens Res* 2005; **28**: 307–14.

31 Tamarat R, Silvestre JS, Kubis N *et al*. Endothelial nitric oxide synthase lies downstream from angiotensin II-induced angiogenesis in ischemic hindlimb. *Hypertension* 2002; **39**: 830–5.

32 Cameron NE, Cotter MA, Robertson S. Angiotensin converting enzyme inhibition prevents development of muscle and nerve dysfunction and stimulates angiogenesis in streptozotocin- diabetic rats. *Diabetologia* 1992; **35**: 12–8.

33 Maxfield EK, Cameron NE, Cotter MA, Dines KC. Angiotensin II receptor blockade improves nerve function, modulates nerve blood flow and stimulates endoneurial angiogenesis in streptozotocin-diabetic rats and nerve function. *Diabetologia* 1993; **36**: 1230–7.

34 Gohlke P, Kuwer I, Schnell A *et al*. Blockade of bradykinin B2 receptors prevents the increase in capillary density induced by chronic angiotensin-converting enzyme inhibitor treatment in stroke-prone spontaneously hypertensive rats. *Hypertension* 1997; **29**: 478–82.

35 Miura S, Matsuo Y, Saku K. Transactivation of KDR/Flk-1 by the B2 receptor induces tube formation in human coronary endothelial cells. *Hypertension* 2003; **41**: 1118–23.

36 Silvestre JS, Bergaya S, Tamarat R *et al*. Proangiogenic effect of angiotensin-converting enzyme inhibition is mediated by the bradykinin B2 receptor pathway. *Circ Res* 2001; **89**: 678–83.

37 Schirmer SH, van Royen N, Moerland PD *et al*. Local cytokine concentrations and oxygen pressure are related to maturation of the collateral circulation in humans. *J Am Coll Cardiol*. 2009; **53**: 2141–7.

38 Helisch A, Schaper W. Arteriogenesis: the development and growth of collateral arteries. *Microcirculation* 2003; **10**: 83–97.

39 Lazarous DF, Shou M, Scheinowitz M *et al*. Comparative effects of basic fibroblast growth factor and vascular endothelial growth factor on coronary collateral development and the arterial response to injury. *Circulation* 1996; **94**: 1074–82.

40 Werner GS, Jandt E, Krack A *et al*. Growth factors in the collateral circulation of chronic total coronary occlusions: relation to duration of occlusion and collateral function. *Circulation* 2004; **110**: 1940–5.

41 Cohen M, Rentrop KP. Limitation of myocardial ischemia by collateral circulation during sudden controlled coronary artery occlusion in human subjects: a prospective study. *Circulation* 1986; **74**:469–76.

42 Gregg DE, Patterson RE. Functional importance of the coronary collaterals. *N Engl J Med* 1980; **303**: 1404–6.

43 Hansen JF. Coronary collateral circulation: clinical significance and influence on survival in patients with coronary artery occlusion. *Am Heart J* 1989; **117**: 290–5.

44 Kumbasar D, Akyürek O, Dincer I *et al*. Good collaterals predict viable myocardium. *Angiology* 2007; **58**: 550–5.

45 Tatli E, Surucu H, Oztekin E *et al*. Effect of coronary collateral vessels in left ventricular segmental motions and myocardial viability using color kinesis dobutamine stress echocardiography. *Saudi Med J* 2006; **27**: 1468–72.

46 Chammas E, Hussein A, Ballane G *et al*. Myocardial perfusion in patients with a totally occluded left anterior descending coronary artery reinjected by a normal right coronary artery: the role of collateral circulation. *Angiology* 2008; **59**: 464–8.

47 Kurotobi T, Sato H, Kinjo K *et al*. Reduced collateral circulation to the infarct-related artery in elderly patients with acute myocardial infarction. *J Am Coll Cardiol* 2004; **44**: 28–34.

48 Regieli JJ, Jukema JW, Nathoe HM *et al*. Coronary collaterals improve prognosis in patients with ischemic heart disease. *Int J Cardiol* 2009; **132**: 257–262.

49 Meier P, Gloekler S, Zbinden R *et al*. Beneficial effect of recruitable collaterals: a 10-year follow-up study in patients with stable coronary artery disease undergoing quantitative collateral measurements. *Circulation* 2007; **116**: 975–983.

50 Gohlke H, Heim E, Roskamm H. Prognostic importance of collateral flow and residual coronary stenosis of the myocardial infarct artery after anterior wall Q-wave acute myocardial infarction. *J Am Coll Cardiol* 1991; **67**: 1165–9.

51 Habib G, Heibig J, Forman SA, *et al*. Influence of coronary collateral vessels on myocardial infarct size in humans. Results of phase I Thrombolysis in Myocardial Infarction (TIMI) Trial. *Circulation* 1991; **83**: 739–46.

52 Elsman P, van't Hof AW, de Boer MJ, *et al*. Role of collateral circulation in the acute phase of ST-segment elevation myocardial infarction treated with primary coronary intervention. *Eur Heart J* 2004; **25**: 854–8.

53 Nicolau JC, Nogueira PR, Pinto MA, *et al*. Early infarct artery collateral flow does not improve long-term survival following thrombolytic therapy for acute myocardial infarction. *Am J Cardio* 1999; **83**: 21–6.

54 Antoniucci D, Valenti R, Moschi G, *et al*. Relation between preintervention angiographic evidence of coronary collateral circulation and clinical and angiographic outcomes after primary angioplasty or stenting for myocardial infarction. *Am J Cardiol* 2002; **89**: 121–5.

55 Werner GS, Ferrari M, Betge S *et al*. Collateral function in chronic total coronary occlusions is related to regional myocardial function and duration of occlusion. *Circulation* 2001; **104**: 2784–90.

56 Werner GS, Surber R, Kuethe F *et al*. Collaterals and the recovery of left ventricular function after recanalization of a chronic total coronary occlusion. *Am Heart J* 2005; **149**: 129–37.

57 Main ML, Grayburn PA, Landau C, Afridi I. Relation of contractile reserve during low-dose dobutamine echocardiography and angiographic extent and severity of coronary artery disease in the presence of left ventricular dysfunction. *Am J Cardiol* 1997; **79**: 1309–13.

58 Werner GS, Emig U, Bahrmann P *et al.* Recovery of impaired microvascular function in collateral dependent myocardium after recanalization of a chronic total coronary occlusion. *Heart* 2004; **90**: 1303–9.

59 Gatzov P, Manginas A, Voudris V *et al.* Bood flow velocity in donor coronary artery depends on the degree and pattern of collateral vessel development. A study using thrombolysis in myocardial infarction frame count method. *Catheter Cardiovasc Interv* 2003; **60**: 462–8.

60 Seiler C, Fleisch M, Meier B. Direct intracoronary evidence of collateral steal in humans. *Circulation* 1997; **96**: 4261–7.

61 Werner GS, Bahramann P, Mutschke O, *et al.* Determinans of target vessel failure in chronic total coronary occlusions after stent implantation: the influence of collateral function and coronary hemodynamics. *J Am Coll Cardiol* 2003; **42**: 219–25.

62 Werner GS, Emig U, Mutschke O *et al.* Regression of collateral function after recanalization of chronic total coronary occlusions. A serial assessment by intracoronary pressure and Doppler recordings. *Circulation* 2003; **108**: 2877–82.

63 Werner GS, Richartz BM, Gastmann O *et al.* Immediate changes of collateral function after successful recanalization of chronic total coronary occlusions. *Circulation* 2000; **102**: 2959–65.

CTO：临床试验回顾

Tina L. Pinto Slottow & Ron Waksman
MedStar Washington Hospital Center，Washington，DC，USA

（赵　娜　译）

引言

慢性完全闭塞病变（CTO）非常常见，在阻塞性冠状动脉疾病患者中，大约有一半的患者为慢性闭塞病变[1]。类似患者在成功经皮介入技术上仍然存在挑战，在 20 世纪 70 年代，接受 PCI 的患者中，大约近 2% 的患者属于慢性闭塞病变[2]。在介入技术进步，术者经验增加的情况下，原有的 CTO 病变成功开通率由原来的 40%～50% 升高到 70%～75%[3-5]。总 PCI 的患者中有 10%～20% 的患者为慢性闭塞病变的 PCI[2, 6-7]。对于 CTO 患者实施 PCI 是有利的，开通血管能降低冠状动脉旁路移植的比例，减少心绞痛，改善射血分数，改善长期死亡率。支架的发展改善了 PCI 后血流开放状况，支架植入对于 CTO 患者也是有利的。目前，较裸金属支架相比，药物洗脱支架（DES）可以提供更佳的远期效益。本章将要讨论 CTO-PCI 领域目前已有的证据。

影响 CTO 成功实施 PCI 的因素

实施过程

许多回顾性分析发现影响 CTO-PCI 操作失败的因素，包括多血管病变、桥血管侧支循环是否存在、中至重度钙化、CTO 长度、CTO 持续时间等。

1980—1988 年美国埃默里大学对 480 例尝试 CTO-PCI 的患者进行研究发现仅有 66% 的成功率。再血管化失败与多支血管病变、远端血管缺乏充盈、非前降支 CTO 有关[8]。另一项针对 312 例接受 PCI 的 CTO 患者的研究发现仅有 61.2% 成功率，其中并发症发生率为 1.9%，同时发现许多影响操作失败的独立因素：侧支桥血管存在、闭塞时间 > 3 个月、血管直径 < 3 mm（$P < 0.003$）[9]。

1986—1996 年，一项多元回顾性研究连续纳入 226 例接受 CTO-PCI 的患者中，134 例患者成功，92 例失败。其中钙化、闭塞的长度、多血管病变均与 PCI 失败相关。本研究中，闭塞持续时间、特定的血管、侧支的存在与否与 PCI 失败无相关性[3]。另一个回顾性研究纳入 83 例患者，其中 26 例患者 CTO 病变时间小于 30 天，59 例患者 CTO 病变时间大于 30 天，结果发现病变持续时间小于 30 天的患者再血管化的成功率更高（96% *vs* 81%，$P = 0.017$）[10]。

另一个包含 253 例患者的多因素逻辑回归分析发现成功实施 PCI 的患者，85% 中 CTO 病变形态都是锥形的（OR 6.1，95% CI 2.1～18.2，$P < 0.001$），≤ 45° 的成角病变（OR 4.5，95% CI 1.2～17.2，$P < 0.03$）、闭塞长度 < 15 mm（OR 3.4，95% CI 1.6～7.0，$P < 0.001$）、靶血管多病变（OR 2.2，95% CI 1.1～4.4，$P < 0.003$）均与 PCI 是否能成功实施独立相关[11]。

TOAST-GISE 是一项多中心研究，计划纳入 419 例接受 CTO-PCI 的患者，最终在 1999—2000 年意大利的 29 个中心完成。其中 376 例患者中确诊 390 个 CTO 病变。实施 PCI 的成功率为 73%。

多因素分析显示导致 PCI 实施失败的多种因素包括：CTO 病变长度 > 15 mm，中到重度血管钙化，CTO 持续时间 > 6 个月及多支血管病变[12]。

维持再通

裸金属支架时代，影响 PCI 术后再狭窄及闭塞的最主要因素是支架长度。在成功植入支架的 716 例 CTO 病变中，57% 的患者在随访的 6 个月中行血管造影。其中 40% 的患者存在再狭窄，11% 的患者发生再闭塞。多因素分析发现影响再闭塞的唯一因素是支架长度[13]。

另一项包含 220 例接受 CTO 支架患者的回顾性研究将患者根据支架的长度分成两组（< 20 mm，$n = 113$，> 20 mm，$n = 107$），结果发现植入长支架的患者再狭窄率更高（34% vs 19%）。此外，对于长支架组，多因素分析发现支架植入后，影响再狭窄的独立因子是最小管腔直径（minimal lumen diameter，MLD）。如果 MLD < 3 mm，再狭窄发生率显著增加（56% vs 29%，$P = 0.021$）；如果 MLD > 3 mm，各组之间再狭窄率无显著差异（19% vs 12%，$P = ns$）[14]。

CTO-PCI 的临床获益

考虑到使 CTO 病变再血管化的技术挑战、维持血管开通的难度及引起灾难性并发症的潜在风险比如冠状动脉穿孔、夹层，开通 CTO 的获益是否比风险更大？但是一系列的案例包含成功的及失败的 CTO-PCI 患者，均证实对于 CTO 的患者，冠状动脉搭桥的需求减少，左室功能得以改善（表 3.1）。

冠状动脉旁路移植

另一项研究包含 44 例 CTO 患者尝试血管成形术，成功率达到 59%。其中 26 例患者 CTO 开通，仅 3 例（12%）患者需要冠状动脉旁路移植（CABG）。另外 18 例患者中的 7 例，在随访 31 个月后，无须接受 CABG[2]。埃默里大学的研究随访了 4 年，317 例成功接受 CTO-PCI 的患者较 163 例失败的 PCI 患者，均免于 CABG 治疗（87% vs 64%，$P < 0.0001$）[8]。

在 CCS III ～ IV 级的 100 例 CTO 患者中，给予药物治疗的情况下，47 例患者成功再血管化，仅 7 例（15%）患者继续接受 CABG 治疗。在未

表 3.1　CTO-PCI 的临床获益

试验	随访（月）	n	成功率	CABG		
				成功 PCI, n（%）	失败 PCI, n（%）	p
Warren et al.[2]	31	44	26（59%）	3（12）	7（39）	0.04
Ivanhoe et al.[8]	48	480	317（66%）	28（8）	55（34）	< 0.0001
Stewart et al.[7]	12	100	47（47%）	7（15）	19（36）	n/a
Noguchi et al.[3]	48	226	134（59%）	n/a（7）	n/a（28）	< 0.001
TOAST-GISE[12]	12	369	286（73%）射血分数	7（3）	13（16）	< 0.0001
试验	随访（月）	n	Pre-PCI	Post-PCI	p	其他发现
Sirnes et al.[15]	6	95	62%	67%	< 0.001	随访中 CTO 再次闭塞，EF 值不增加
TOSCA[16]	6	244	59%	61%	0.003	在小于 6 周的 CTO 中，EF 值得到改善
Chung et al.[17]	6	44 例心梗区域 CTO	49	51	ns	
		31 例非心梗区域 CTO	60	67	< 0.001	

n/a = 不能提供；ns = 无显著

成功、简单实施 PCI 的 45 例患者中，16（36%）例仍需接受外科治疗，而另外复杂实施 PCI 的 8 例患者中，仅 3 例患者（38%）需 CABG 治疗[7]。Noguchi 及其同事追踪了 226 例患者，根据 CTO-PCI 成功与否随访 4 年，发现死亡或者心梗的复合终点无显著差异。但是在 CTO-PCI 成功组，所需 CABG 治疗例数更少（7% *vs* 28%，*P* < 0.001）[3]。

TOAST-GISE 对其中 99% 的患者进行随访，结果显示，成功实施 CTO-PCI 的患者具有更低的死亡和心梗的复合终点发生率（1% *vs* 7%，*P* = 0.005）、更低的 CABG 再干预率（2.5% *vs* 15.7%，*P* < 0.0001），且心绞痛发生率更低（89% *vs* 75%，*P* = 0.008）。多因素分析进一步确定影响生存事件的唯一因素是 CTO-PCI 成功与否。

左室射血分数

95 例由于心绞痛接受介入治疗的患者因 CTO 成功实施再血管化，其中 71% 接受支架植入。在随后的 6 个月随访期间，所有患者完成了冠状动脉造影及左室造影，EF 值从 62% 上升至 67%（*P* < 0.001）。随访过程中，其中有 8 例患者 CTO 病变发生再闭塞，EF 值没有发生变化[15]。

在 TOSCA（total occlusion study of canada）研究中，一个包含 244 例患者的亚组，根据患者是否接受 PTCA 或支架分析，采用心室造影进行评估，结果发现与基线相比，随访 6 个月后，EF 值随着时间有显著改善（从 59% 到 61%，*P* = 0.003）。按照 CTO 持续时间分组，患者 CTO 病变大于 6 周 EF 无改善，对于 CTO 病变小于 6 周的患者 EF 显著改善（＋3%，*P* = 0.0006）。多因素分析提示，基线 EF < 60%、闭塞持续时间 ≤ 6 周、CCS 分级 Ⅰ 级或 Ⅱ 级在随访过程中是 CTO-PCI EF 改善的独立因素[16]。

一项针对 1998—2002 年 75 例成功实施 CTO-PCI 的患者进行的回顾性研究中，根据患者在 CTO 病变区是否存在心肌梗死，分别在基线和 6 个月进行心室造影判断 EF 值变化。其中 44 例患者 CTO 病变位于心肌梗死区域，其 EF 值没有显著改变（从 49% 至 51%，*P* = ns）或局部室壁运动异常。但是，在另外 31 位 CTO 病变未供应梗死区域的患者中，EF 值和局部室壁运动（从 60% 至 67%，*P* < 0.001）显著改善[17]。

血管成形及支架植入

目前比较 CTO 开通后植入裸金属支架（bare metal stent，BMS）和仅行经皮冠状动脉内血管成形（percutaneous transluminal coronary angioplasty，PTCA）术的临床试验有 8 个[18-27]（表 3.2）。这些试验在 CTO 的定义、抗栓的策略及试验设计上都不同，然而这些试验发现的趋势均一致。支架植入较单纯 PTCA 有更低的再狭窄率、再闭塞率及再血管化的需求率。但是，针对 CTO 病变，靶血管病变区域血运重建的绝对率比未闭塞病变的患者绝对率高[28-30]。尽管支架植入能显著改善结局，但仍然存在较高比例的再狭窄率、再闭塞率。因此，目前技术上仍有较大的提升空间来改善结局。

CTO-PCI 药物洗脱支架的应用

目前关于药物洗脱支架在 CTO-PCI 方面的应用数据仍然有限。大多数数据证实雷帕霉素洗脱支架（Cordis Johnson & Johnson，Miami Lakes，FL）的再狭窄率较裸金属支架更低。2000 年 4 月—2002 年 4 月关于 CTO-PCI 患者的一项回顾性研究纳入接受雷帕霉素洗脱支架的 122 例患者与 259 例接受裸金属支架的 259 例患者。随后的随访过程中 80% 接受裸金属支架的患者行血管造影，83% 接受药物洗脱支架的患者行血管造影。随访 6 个月时，雷帕霉素洗脱支架组的支架再狭窄率显著降低（9.2% *vs* 33.3%，*P* < 0.001），但是两组之间，死亡及心肌梗死发生率无差异[31]。该研究的局限性在于两组患者并非处在同一时期。

另一项回顾性研究纳入两组 CTO 患者，一组包含 60 例接受雷帕霉素洗脱支架植入的患者，另一组包含 120 例接受裸金属支架植入的患者。随访 6 个月时，雷帕霉素洗脱支架（97% 患者行血管造影）植入患者再狭窄率（2% *vs* 32%，*P* < 0.001）和再闭塞率（0% *vs* 6%，*P* < 0.001）较裸金属支架植入组更低。然而，在两组之间，死亡风险、心肌梗死风险，及住院并发症发生率均无显著差异，因此最主要的差异在于是否需要再血管化治疗（TVR 3 *vs* 30%，*P* < 0.001）[32]。在接受裸金属支架的患者组别中，缺乏血管造影随访资料限制了本研究所获得的结论。

关于 CTO 病变患者紫杉醇洗脱支架的应用缺

表 3.2　CTO-PCI 患者接受裸金属支架及经皮冠状动脉成形术的随机对照试验

试验名称	随访 (mos（%）)	n, PTCA	n, BMS	再闭塞 PTCA (%)	再闭塞 支架 (%)	p	再狭窄 PTCA (%)	再狭窄 支架 (%)	p	靶血管重建率 PTCA (%)	靶血管重建率 支架 (%)	p
SICCO（Stenting in Chronic Coronary Occlusion）[18-19]	6（97）33（97）	57	57	26	12	0.058	74	32	< 0.001	42 53	22 24	0.025 0.002
GISSOC（Gruppo Italiano di Studi sulla Stent nelle Occlusioni coronariche）[20-21]	9（88）72（52）	54	56	34	8	0.004	68	32	0.0008	22 35	5 15	0.04 0.02
TOSCA（Total Occlusion Study of Canada）[22]	6（96）	208	202	20	11	0.024	70	55	0.001	15	8	0.03
SARECCO（Stent or Angioplasty after Recanalization of chronic coronary Occlusions）[23]	4（94）	55	55	14	2	0.05	62	26	0.01	55	24	0.05
SPACTO（Stent versus Percutaneous Angioplasty in Chronic Total Occlusion）[24]	6（79）	43	42	24	3	0.01	64	32	0.01	40	25	ns
STOP（Stents in Total Occlusion for Restenosis Prevention）[25]	6（72）	48	48	16	8	ns	71	42	0.032	42	25	ns
MAJIC（Mayo-Japan Investigation for Chronic Total Occlusion）[26]	6（88）	111	110	9	2	< 0.05	55	57	ns	50	31	< 0.005
PRISON（Primary Stenting of Occluded Native Coronary Arteries）[27]	6（90）13（90）	100	100	7	8	ns	33	22	ns	20 29	5 13	0.002 < 0.001

ns =不显著

乏临床数据。在一个小型研究中，紫杉醇支架的再狭窄率大概是 8% ～ 10%，似乎和雷帕霉素洗脱支架的发生率相当[33-34]。目前没有确切的数据来判断紫杉醇及雷帕霉素支架之间的差异。

现阶段报道一个关于 CTO-PCI 应用药物洗脱支架的临床随机试验：PRISON Ⅱ 试验。另外两个中心纳入 200 例 CTO 患者，并将其随机化雷帕霉素洗脱支架及 BX Velocity 裸金属支架（Cordis Johnson & Johnson，Miami Lakes，FL）。在 6 个月的随访中，94% 的患者接受了血管造影，剩余的 12 例患者没有症状，亦没有发生临床事件。6 个月后，雷帕霉素洗脱支架组再狭窄率（7% vs 36%，$P < 0.001$）以及靶血管重建率（4% vs 19%，$P = 0.001$）较裸金属支架组更低。两组在随访的 6 个月及 12 个月内，CCS Ⅲ／Ⅳ 级复发心绞痛、死亡及心肌梗死方面均无显著差异[35]。

远期随访

一部分 CTO-PCI 患者在长期临床结局方面登记了详细的资料（表 3.3）。在 PTCA 时代，一项纳入 257 例 CTO 患者的单中心研究发现，随访 6 个月，支架再狭窄率 41%；随访 1 年，支架再狭窄率 66%；随访 2 年，支架再狭窄率 77%[36]。Piscione 及其同事的一项研究中，纳入 26 例 CTO 病变持续时间小于 30 天的患者及 59 例 CTO 病变持续时间大于 30 天的患者，随访两年后，结果发现二者之间在复合终点包括死亡、心肌梗死及 TVR 之间无明显差异[10]。埃默里医院随访 4 年后，317 例成功开通血管的患者，较 163 例行 CTO-PCI 失败的患者有更高的概率免于死亡及心梗（93% vs 89%，$P = 0.0044$）[8]。

三大 CTO 病变患者的临床随访研究目前已公布，包括美国心脏协会研究[4]、鹿特丹心胸中心研究[37]、梅奥临床注册研究[5]。美国心脏协会随访 1980—1999 年 2007 例接受 CTO-PCI 的患者，发现 1491 例患者能成功再血管化。这些患者证实在 10 年生存率中具有优势（73.5% vs 65%，$P = 0.001$）。另一项研究纳入 2007 例非 CTO 病变接受 PCI 的患者，与上述 2007 例 CTO-PCI 的患者进行匹配后研究，结果发现在随访 10 年后，死亡风险、心肌梗死风险、再血管化需求（包括冠状动脉旁路移植及 PCI 的复合终点），及卒中的风险均无显著差异[4]。

1992—2002 年鹿特丹心胸中心共纳入 885 例患者，其中 874 例患者尝试 PCI 术。其中接受裸金属支架的患者达 81%，PCI 术成功率约 65%。在 5 年随访期间，PCI 成功的患者拥有更高的累积生存率（93.5% vs 88%，$P = 0.02$）及更高的概率免于急性心梗风险（89.6% vs 83.1%，$P = 0.02$）[37]。

梅奥临床研究中心于 1979—2005 年纳入 1262 例因 CTO 接受 PCI 的患者，随着时间的进展，PCI 的成功率从 51% 增加到 70%。1997 年后接受 PCI 的患者，TLR 的发生率较 1997 年之前 TLR 的发生率显著降低。在 PCI 失败的患者中，尽管生存曲线在第 6 年才开始分离，但 10 年随访的死亡率显著增加（$P = 0.025$），进一步多因素分析却没有发现 PCI 技术的失败为死亡率的独立预测因素[5]。

结论

关于 CTO-PCI 的数据目前虽然有限，但现有的一系列证据能获得一个肯定的结论。CTO 病变

表 3.3　CTO-PCI 长期结局

CTO-PCI 注册研究	随访（年）	n 成功	失败	成功组的主要发现
Emory[8]	4	317	163	更高的无死亡和心梗存活率 93 vs 89%，$P = 0.0044$
Thoraxcenter[37]	5	575	310	高存活率 93.5 vs 88%，$P = 0.02$ 高无心梗存活率 89.6 vs 83.1%，$P = 0.02$
Mayo Clinic[5]	10	876	386	高存活率未报告，$P = 0.025$
Mid America Heart Institute[4]	10	1491	516	高存活率 73.5 vs 65%，$P = 0.001$

的成功再血管化对患者是有明确获益的，能降低冠状动脉旁路移植术的需求，改善射血分数，降低远期死亡风险。影响 CTO-PCI 失败的因素包括多血管病变、桥侧支的存在、中至重度钙化病变、CTO 病变长度较长、CTO 的持续时间。PCI 植入支架长度较长与较高的支架再狭窄率相关。支架植入在维持血管的开通方面优于经皮血管成形。目前关于药物洗脱支架的数据较有限，然而现有数据证实雷帕霉素洗脱支架较裸金属支架，在 PCI 后再血管化的需求方面具有更低的比率。

技术的进步和患者的长期随访确定了 CTO-PCI 所带来的获益，因此关于 CTO-PCI 成功实施的投入不断增加。目前多数证据都局限于回顾性研究及小样本人群，但是 CTO-PCI 所带来的获益促使未来会有设计更加充分的临床试验来加深我们对实施 CTO-PCI 技术和维持 PCI 后血管开通的成功率的认识。

参考文献

1 Christofferson RD, Lehmann KG, Martin GV et al. Effect of chronic total coronary occlusion on treatment strategy. *Am J Cardiol* 2005; **95**: 1088–1091.

2 Warren RJ, Black AJ, Valentine PA et al. Coronary angioplasty for chronic total occlusion reduces the need for subsequent coronary bypass surgery. *Am Heart J* 1990; **120**: 270–274.

3 Noguchi T, Miyazaki MS, *Morii I et al. Percutaneous transluminal coronary angioplasty of chronic total occlusions. Determinants of primary success and long-term clinical outcome. Catheter Cardiovasc Interv* 2000; **49**: 258–264.

4 Suero JA, Marso SP, Jones PG et al. Procedural out-comes and long-term survival among patients undergoing percutaneous coronary intervention of a chronic total occlusion in native coronary arteries: a 20-year experience. *J Am Coll Cardiol* 2001; **38**: 409–414.

5 Prasad A, Rihal CS, Lennon RJ et al. Trends in outcomes after percutaneous coronary intervention for chronic total occlusions: a 25-year experience from the Mayo Clinic. *J Am Coll Cardiol* 2007; **49**: 1611–1618.

6 Kinoshita I, Katoh O, Nariyama J et al. Coronary angioplasty of chronic total occlusions with bridging collateral vessels: immediate and follow-up outcome from a large single-center experience. *J Am Coll Cardiol* 1995; **26**: 409–415.

7 Stewart JT, Denne L, Bowker TJ et al. Percutaneous transluminal coronary angioplasty in chronic coro-nary artery occlusion. *J Am Coll Cardiol* 1993; **21**: 1371–1376.

8 Ivanhoe RJ, Weintraub WS, Douglas JS, Jr et al. Percutaneous transluminal coronary angioplasty of chronic total occlusions. Primary success, restenosis, and long-term clinical follow-up. *Circulation* 1992; **85**: 106–115.

9 Tan KH, Sulke N, Taub NA et al. Determinants of success of coronary angioplasty in patients with a chronic total occlusion: a multiple logistic regression model to improve selection of patients. *Br Heart J* 1993; **70**: 126–131.

10 Piscione F, Galasso G, Maione AG et al. Immediate and long-term outcome of recanalization of chronic total coronary occlusions. *J Interv Cardiol* 2002; **15**: 173–179.

11 Dong S, Smorgick Y, Nahir M et al. Predictors for successful angioplasty of chronic totally occluded coronary arteries. *J Interv Cardiol* 2005; **18**: 1–7.

12 Olivari Z, Rubartelli P, Piscione F et al. Immediate results and one-year clinical outcome after percutaneous coronary interventions in chronic total occlusions: data from a multicenter, prospective, observational study (TOAST-GISE). *J Am Coll Cardiol* 2003; **41**: 1672–1678.

13 Sallam M, Spanos V, Briguori C et al. Predictors of re-occlusion after successful recanalization of chronic total occlusion. *J Invasive Cardiol* 2001; **13**: 511–515.

14 Choi SW, Lee CW, Hong MK et al. Clinical and angiographic follow-up after long versus short stenting in unselected chronic coronary occlusions. *Clin Cardiol* 2003; **26**: 265–268.

15 Sirnes PA, Myreng Y, Molstad P et al. Improvement in left ventricular ejection fraction and wall motion after successful recanalization of chronic coronary occlusions. *Eur Heart J* 1998; **19**: 273–281.

16 Dzavik V, Carere RG, Mancini GB, et al. Predictors of improvement in left ventricular function after percutaneous revascularization of occluded coronary arteries: a report from the Total Occlusion Study of Canada (TOSCA). *Am Heart J* 2001; **142**: 301–308.

17 Chung CM, Nakamura S, Tanaka K et al. Effect of recanalization of chronic total occlusions on global and regional left ventricular function in patients with or without previous myocardial infarction. *Catheter Cardiovasc Interv* 2003; **60**: 368–374.

18 Sirnes PA, Golf S, Myreng Y et al. Stenting in Chronic Coronary Occlusion (SICCO): a randomized, controlled trial of adding stent implantation after successful angioplasty. *J Am Coll Cardiol* 1996; **28**: 1444–1451.

19 Sirnes PA, Golf S, Myreng Y et al. Sustained benefit of stenting chronic coronary occlusion: long-term clinical follow-up of the Stenting in Chronic Coronary Occlusion (SICCO) study. *J Am Coll Cardiol* 1998; **32**: 305–310.

20 Rubartelli P, Niccoli L, Verna E et al. Stent implantation versus balloon angioplasty in chronic coronary occlusions: results from the GISSOC trial. *Gruppo Italiano di Studio sullo Stent nelle Occlusioni Coronariche. J Am Coll*

Cardiol 1998; **32**: 90–96.

21 Rubartelli P, Verna E, Niccoli L *et al.* Coronary stent implantation is superior to balloon angioplasty for chronic coronary occlusions: six-year clinical follow-up of the GISSOC trial. *J Am Coll Cardiol* 2003; **41**: 1488–1492.

22 Buller CE, Dzavik V, Carere RG *et al.* Primary stenting versus balloon angioplasty in occluded coronary arteries: the Total Occlusion Study of Canada (TOSCA). *Circulation* 1999; **100**: 236–242.

23 Sievert H, Rohde S, Utech A *et al.* Stent or angioplasty after recanalization of chronic coronary occlusions? (The SARECCO Trial). *Am J Cardiol* 1999; **84**: 386–390.

24 Hoher M, Wohrle J, Grebe OC *et al.* A randomized trial of elective stenting after balloon recanalization of chronic total occlusions. *J Am Coll Cardiol* 1999; **34**: 722–729.

25 Lotan C, Rozenman Y, Hendler A *et al.* Stents in total occlusion for restenosis prevention. *The multicentre randomized STOP study. The Israeli Working Group for Interventional Cardiology. Eur Heart J* 2000; **21**: 1960–1966.

26 Tamai H, Berger PB, Tsuchikane E *et al.* Frequency and time course of reocclusion and restenosis in coronary artery occlusions after balloon angioplasty versus Wiktor stent implantation: results from the Mayo-Japan Investigation for Chronic Total Occlusion (MAJIC) trial. *Am Heart J* 2004; **147**: E9.

27 Rahel BM, Suttorp MJ, Laarman GJ *et al.* Primary stenting of occluded native coronary arteries: final results of the Primary Stenting of Occluded Native Coronary Arteries (PRISON) study. *Am Heart J* 2004; **147**: e22.

28 Serruys PW, de Jaegere P, Kiemeneij F *et al.* A comparison of balloon-expandable-stent implantation with balloon angioplasty in patients with coronary artery disease. Benestent Study Group. *N Engl J Med* 1994; **331**: 489–495.

29 Serruys PW, van Hout B, Bonnier H *et al.* Randomised comparison of implantation of heparin-coated stents with balloon angioplasty in selected patients with coronary artery disease (Benestent II). *Lancet* 1998; **352**: 673–681.

30 Fischman DL, Leon MB, Baim DS *et al.* A randomized comparison of coronary-stent placement and balloon angioplasty in the treatment of coronary artery disease. Stent Restenosis Study Investigators. *N Engl J Med* 1994; **331**: 496–501.

31 Ge L, Iakovou I, Cosgrave J *et al.* Immediate and mid-term outcomes of sirolimus-eluting stent implantation for chronic total occlusions. *Eur Heart J* 2005; **26**: 1056–1062.

32 Nakamura S, Muthusamy TS, Bae JH *et al.* Impact of sirolimus-eluting stent on the outcome of patients with chronic total occlusions. *Am J Cardiol* 2005; **95**: 161–166.

33 Werner GS, Krack A, Schwarz G *et al.* Prevention of lesion recurrence in chronic total coronary occlusions by paclitaxel-eluting stents. *J Am Coll Cardiol* 2004; **44**: 2301–2306.

34 Werner GS, Schwarz G, Prochnau D *et al.* Paclitaxel-eluting stents for the treatment of chronic total coronary occlusions: a strategy of extensive lesion coverage with drug-eluting stents. *Catheter Cardiovasc Interv* 2006; **67**: 1–9.

35 Suttorp MJ, Laarman GJ, Rahel BM *et al.* Primary Stenting of Totally Occluded Native Coronary Arteries II (PRISON II): a randomized comparison of bare metal stent implantation with sirolimus-eluting stent implantation for the treatment of total coronary occlusions. *Circulation* 2006; **114**: 921–928.

36 Ellis SG, Shaw RE, Gershony G *et al.* Risk factors, time course and treatment effect for restenosis after successful percutaneous transluminal coronary angioplasty of chronic total occlusion. *Am J Cardiol* 1989; **63**: 897–901.

37 Hoye A, van Domburg RT, Sonnenschein K, Serruys PW. Percutaneous coronary intervention for chronic total occlusions: the Thoraxcenter experience 1992–2002. *Eur Heart J* 2005; **26**: 2630–2636.

第 4 章

CTO-PCI 的临床证据

Gabriel Maluenda，Tina L. Pinto Slottow & Ron Waksman
MedStar Washington Hospital Center，Washington，DC，USA

（吕　颖　译）

引言

慢性完全闭塞病变（CTO）属于常见病变，选择性动脉造影发现大约一半的阻塞性冠状动脉疾病患者中存在 CTO 病变[1]。CTO 病变的 PCI 治疗因为成功率低而存在挑战[2-3]，对比非闭塞性病变再狭窄率更高[2]。然而，随着技术、设备、术者经验的提升，血管再通率随时间显著提高，目前的成功率达到 70%～75%[3-5]。这些复杂病变约占 PCI 总量的 15%～30%[6-8]。有大量的理由说明为什么 CTO-PCI 使患者获益，包括减少旁路移植术（coronary artery bypass grafting，CABG）的需求、减少心绞痛的发生、提高射血分数、改善长期死亡率。支架改善了 PCI 术后血管通畅状况，CTO 患者可以从中获益。对于 CTO 病变，药物涂层支架（DES）可以获得比上述裸金属支架更多的益处。本章将讨论 CTO-PCI 领域的临床证据。

CTO-PCI 益处

众多的大型回顾性注册研究报告了 CTO-PCI 相关临床效益，包括症状减轻、功能测试正常化、左心室功能提高、避免 CABG、更好的长期生存状况。

症状减轻

成功的 CTO-PCI 术可以改善症状。TOAST-GISE 多中心研究通过对 369 名 CTO 病变持续时间大于 30 天的患者 1 年的随访发现，对 CTO 成功行 PCI 治疗的患者心绞痛缓解率为 88.7%，明显高于不成功者的 75% 缓解率（$P = 0.008$）[2]。Cheng 等在一个小型研究中发现 76% 经 PCI 治疗的患者心绞痛分级改善，未处理组仅 17% 改善（$P < 0.05$）；并且经过 6 个月的随访，磁共振成像检查证实心肌持续灌注[9]。新近的 FACTOR 研究纳入 125 名患者，用西雅图心绞痛量表（SAQ）基线情况及 CTO-PCI 术后 1 个月进行评估，发现与不成功组相比，手术成功组心绞痛缓解（两者 SAQ 差值 9.5 分，$P = 0.019$）、体力活动增加（SAQ 差值 13.1 分，$P = 0.001$）、生活质量提高（SAQ 差值 20.3 分，$P < 0.001$）独立相关，尤其对于有症状的患者益处更明显。

左心室功能

通过对 95 名 CTO 病变成功再血管化后患者 6 个月的随访，左心室造影证实射血分数（EF）从 62% 增加到 67%（$P < 0.001$）[11]。造影随访发现 8 名 CTO 再闭塞的患者，其 EF 值没有变化[11]。TOSCA 研究中亚组分析纳入 244 名患者，左心室造影证实 EF 从基线的 59% 增加到 6 个月后的 61%（$P = 0.003$）[12]。一系列多变量分析发现，EF < 60%、闭塞小于 6 个月、加拿大心血管协会（Canadian Cardiovascular Society，CCS）心绞痛分级 I 级或 II 级，这几个因素与 CTO-PCI 成功后 EF 值的增加独立相关[12]。其他研究提示对未发生过心肌梗死的患者和那些心肌梗死后有证据显示存活心肌或残留心肌缺血的患者最可能从 CTO-

PCI 中获益[14-15]。Cheng 等通过心脏磁共振成像发现，CTO-PCI 成功后 6 个月，CTO 血管支配区域的心肌室壁厚度从 55% 增加到 68%[9]。这一证据表明，评估心肌存活 / 缺血的影像技术有助于确定 CTO-PCI 对左心室功能减低患者的作用。

降低 CABG 需求

CTO-PCI 成功显著降低了外科再血管化的需求。经过 4 年随访发现，317 名患者中的 87% 因成功实施 CTO-PCI 避免了 CABG，而 163 名患者因 PCI 失败只有 64% 避免了 CABG（$P < 0.0001$）[16]。TOAST-GISE 研究随访 1 年后，成功实施 CTO-PCI 的患者 CABG 率更低（2.5% vs 15.7%，$P < 0.0001$）。多因素分析显示，与无事件生存唯一相关的是 CTO-PCI 成功与否[2]。对美国、韩国、意大利 3 个中心 1791 名进行 CTO-PCI 的患者的 5 年随访研究发现，成功 PCI 的患者 CABG 率显著低于失败组（3.2% vs 13.3%，$P < 0.001$）[17]。100 个 CCS 心绞痛 III 或 IV 级的 CTO 患者中，除了药物治疗，47 名成功再血管化，仅 7 名（15%）进行 CABG。45 名非复杂病变 PCI 未成功患者中，16 名（36%）进行 CABG，8 名复杂病变者中，3 名（38%）进行 CABG[7]。

生存获益

几项非随机临床研究提示 CTO-PCI 失败导致的不完全再血管化与高死亡率相关。相关研究如表 4.1 所示[2-5, 17-20]。CTO-PCI 成功组死亡率为 2.5%，较失败组的 11% 明显降低。此外，近来一项包括 13 个观察性研究的荟萃分析显示 CTO-PCI

成功降低长期死亡率[21]，支持 CTO-PCI 成功提供生存获益。然而，这个假设仍需要一项大型随机对照研究证实。由于缺乏这样一项研究，无论闭塞血管相关心肌有无明显的缺血证据，均不支持对左心室功能正常的无症状患者进行 CTO-PCI。

CTO-PCI 成功的预测因素

当考虑 CTO-PCI 治疗时，仔细评估成功机会非常重要，即平衡风险与获益比率。尽管有经验的介入术者可能马上选择 CTO-PCI，但是这种情况下应强烈建议推迟这种"特别"的 PCI 术，允许患者讨论决定适当的策略[22]。就这一点而言，除心脏电脑断层扫描（CT）外，应该仔细分析已知的 CTO-PCI 成功或失败的临床和冠脉造影标志。

临床预测因素

持续闭塞是手术失败最重要的预测因素之一。通常来说，闭塞越长，再血管化成功的可能性越小。闭塞时间超过 3 ~ 6 个月与手术失败相关[2, 23]。另外一个重要的可能影响 CTO 再通的临床因素是慢性肾功能不全，其预示更差的结果和明显限制介入过程中对比剂用量[24]。

血管造影预测因素

病变特征无疑是 CTO-PCI 是否成功的最重要的预测因素。一系列不同的回顾性临床研究已经通过血管造影特征明确了以下手术成功的预测因素：严重钙化[4, 25]，尤其是钙化在入口或在远端[4, 26]、入口是平头[25, 27]、与靶动脉成角大于

表 4.1　回顾性非随机对照的 CTO-PCI 生存试验

作者（参考文献）	n	时间跨度	PCI 成功率	随访	生存和成功率与失败率对比
Prasad et al.[3]	1262	1979—2005	64.6	10 yrs	76.3 vs 71.7%，$P = 0.025$
Suero et al.[5]	2007	1980—1999	74.4	10 yrs	73.5 vs 65.1%，$P = 0.001$
Noguchi et al.[4]	226	1986—1996	59.3	4 yrs	95.0 vs 84.0%，$P < 0.05$
Hoye et al.[18]	874	1999—2002	65.1	5 yrs	93.5 vs 88.0%，$P = 0.02$
Aziz et al.[20] *	199	2000—2004	78.9	2 yrs	98.0 vs 94.2%，$P = 0.045$
Valienti et al.[19]	486	2003—2006	74.3	4 yrs	91.6 vs 87.4%，$P = 0.025$
Olivari et al.[2]	369	2003	77.5	1 yr	98.9 vs 96.4%，$P = 0.039$
Mehran et al.[17]	1791	1998—2007	68.0	5 yrs	94.0 vs 91.4%，$P = 0.01$

* 只有倾向匹配人群

45°[27]、阻塞长度大于 15 ～ 20 mm[4, 25, 27]、血管直径小于 3 mm[23]、靶动脉多处病变[27]、血管远端缺乏充盈[16]、非前降支动脉[16]。近来的欧洲 CTO 俱乐部的注册研究认为，平头病变、长度大于 20 mm 和严重钙化是前向 CTO 手术失败的最强预测因素[25]。

断层成像预测因素

对计划做 CTO-PCI 手术的患者来说，心电图门控心脏 CT 已被证明是一个非常有用的工具，可预测手术成功 / 失败的可能性，避免可能出现的并发症，并减少手术时间、对比剂的使用量和辐射暴露[28-29]。Garcia-Garcia 等通过对 142 例患者进行心脏 CT 检查确定了以下 CTO-PCI 失败的预测因素：闭塞长度 15 mm、闭塞段严重钙化和入口平头，尤其是严重钙化[29]。此外，心脏 CT 可以评估远端血管特点、侧支血管分布、闭塞段的弯曲度和 PCI 的最佳角度。不幸的是，由于需要大量对比剂和辐射量，心脏 CT 不被常规推荐，但对有不良血管造影解剖和（或）之前失败的 CTO-PCI 患者是必需的[30]。

CTO-PCI 技术——计划 PCI 的策略

CTO-PCI 技术的重要进展包括 CTO 专用导丝、使用支持导管、DES 技术推广和"逆向"方法特殊设备的开发，可明显提高 CTO-PCI 再通的有效性和安全性。无论有无侧支，推荐双向注射同时顺行、逆行开通靶血管。

顺行和逆行技术的一般概念

一般来说，首先尝试顺行技术。先尝试用锥形亲水导丝穿过微通道。如果失败，应尝试"升阶梯"应用尖端硬度为 3 ～ 9 g 的锥形导丝。如果再次失败，尝试亲水性 9 ～ 20 g 的锥形导丝。如果导丝进入内膜下间隙，应留在原处，再使用一根相同的导丝（"平行导丝"技术）[31]。如果第二根导丝在内膜下移动，拉动第一根导丝尝试通过（交替平行导丝技术）。

逆行方法使用侧支通道通过 CTO。间隔支血管、直血管与远端血管有可见交通血管时，逆行策略是理想选择。心房和心外膜侧支可能有用，

但更易发生夹层和穿孔。一旦侧支通道被确定，必须选择性插入微导管。如果侧支通道似乎合适，Corsair 微导管（Asahi Intecc，Nogoya Aichi，日本）是最先进的。随后，可以应用不同的技术，包括简单导引钢丝逆向通过、导引钢丝对吻、定向前向和逆向导引钢丝内膜下寻径（contralled anteqrade-retraqrade subintimal tracking，CART）、反向 CART，尝试穿越远端 CTO 纤维帽[32]。

利用现有 CTO-PCI 技术的住院结果

J-CTO 注册研究（日本多中心的 CTO 注册）报道，在 498 名患者（528 处 CTO 病变）中首次尝试利用现代技术的成功率为 88.6%[33]，而平均透视时间 45 min，对比剂平均用量 293 ml。此外，顺行和逆行方法的穿孔率分别为 7.2% 和 13.6%。临床上严重心包填塞仅 0.4%[33]。

最近公布的多中心欧洲慢性完全闭塞注册研究（European registry of chronic total occlusion，ERCTO）报道显示，1914 名患者中 1983 处 CTO 病变的整体成功率为 82.9%（顺行 83.2% vs 逆行 64.5%，$P < 0.001$）[25]。然而，平均透视时间为 42.3 min，对比剂平均用量 313 ml，顺行和逆行方法的穿孔率分别为 2.1% 和 4.7%。心包填塞率仅为 0.5%[25]。美国的两个中心在 2005—2008 年使用"日式"技术对 636 名患者进行 CTO-PCI 治疗的一项研究中，比较了高手术量术者和非高手术量术者的结果（CTO-PCI 总例数 > 75 例，研究期间的逆行尝试数 > 20 次）[34]。非高手术量术者的总成功率为 58.9%，高手术量术者总成功率为 75.2%（$P < 0.001$）。该技术并没有改变非高手术量术者的总成功率，但高手术量术者的总成功率提高到 90%（$P < 0.001$，随着时间的推移，逆行提高到 94.4%，顺行提高到 85.7%）。非高手术量术者和高手术量术者相比，平均透视时间分别为 45 min 和 42 min（P 无统计学意义），对比剂用量分别为 433 ml 和 342 ml（$P < 0.001$），心包填塞率 0.97% vs. 0.82%（P 无统计学意义）[34]。

CTO-PCI 中支架的作用

一项包括 9 个研究纳入 1409 名患者的荟萃分析，直接比较裸金属支架（BMS）和球囊扩张成形术显示，由于减少反复再血管化治疗，支

架植入组和球囊扩张组的再闭塞率 6.8% vs 16%，再狭窄率 41.1% vs 60.9%，需要靶病变再血管化（TLR）17% vs 32%，主要不良事件（MACE）23% vs 35.4%，而死亡率无显著差异。

几项研究比较了 CTO 患者经 BMS 和 DES 治疗的临床结果和造影结果[36-47]。既往研究中大部分是比较 DES 治疗 CTO 和 BMS 治疗 CTO 的观察性、非随机化研究。大部分研究对比雷帕霉素涂层支架（sirolimus-eluting stents，SES）和 BMS 的 TLR 和再狭窄率。其中最大的 MILAN 注册研究是比较接受 BMS 治疗的 259 名患者和接受 SES 治疗的 122 名患者[37]。SES 组和 BMS 组的累积 MACE 率分别是 16.4% 和 35.1%（$P < 0.001$）。SES 组的 TLR 和靶血管再血管化（target vessel revascularization，TVR）率显著低于 BMS 组（TLR：7.4% vs 26.3%；TVR：9% vs 29%）。同样，一系列小型回顾性研究显示，紫杉醇涂层支架（Paclitaxel-eluting stents，PES）组的再狭窄率和 TLR 率显著低于 BMS 组[39-41]。

PRISONS II 研究是唯一比较采用 SES（$n = 100$）或 BMS（$n = 100$）CTO-PCI 治疗成功的随机前瞻性研究[42]。在术后 6 个月造影随访中，SES 组再狭窄率为 7%，BMS 组再狭窄率为 36%（$P < 0.001$）。在 12 个月的临床随访中，BMS 组的心脏事件发生率显著高于 SES 组（RR：2.67；95% CI：$1.31 \sim 5.45$）。

关于 DES 植入术后长期疗效的研究很少。最近公布的，在美国、韩国和意大利三级中心进行 CTO-PCI 成功的患者 5 年随访结果，比较 396 名接受 BMS 治疗的患者和 764 名接受 DES 治疗的患者的结果 [$n = 555$，SES（72.6%），$n = 206$，PES（27%）][17]。本研究显示 DES 治疗的患者 5 年的 MACE 发生率较低（24.3% vs 36.9%，$P < 0.001$），主要是由于 TVR 需求减少（17.2 vs 31.1%，$P < 0.001$），两组全因死亡率（5.6% vs 5.8%，$P = 0.68$）和支架内血栓发生率（1.8% vs 2.3%，$P = 0.58$）无差异。通过对长达 5 年的随访结果进行多变量分析发现，DES 治疗是唯一确定的能避免 TVR 的预测因素 [HR：0.52（$0.39 \sim 0.70$），$P < 0.001$]。相反，很少有长期随访（包括 SES 和 PES 与 BMS 相比）的回顾性研究表明，长期患者 DES 比 BMS 缺乏益处[44, 46]。

再闭塞和再狭窄的预测

在 BMS 时代，影响再狭窄和再闭塞的主要因素是支架长度。716 例 CTO 成功植入支架后，57% 的患者 6 个月后进行血管造影，40% 再狭窄，11% 再闭塞。多因素分析显示，与再闭塞唯一相关的影响因素是支架长度[48]。

在一包含 220 名接受 CTO 支架术治疗的患者的回顾性研究中，对支架长度分层（< 20 mm，$n = 113$；> 20 mm，$n = 107$），发现支架长度较长者再狭窄率较高（34% vs 19%）[49]。多因素分析发现，再狭窄的唯一独立因素是支架置入处最小管腔直径（MLD）。MLD 小于 3 mm，狭窄多见于支架长度较长组（56% vs 29%，$P = 0.021$）；MLD > 3 mm 时，组间比较差异不显著（19% vs 12%，$P = $ ns）[49]。

DES 支架被证明是一种可以降低再狭窄率和支架血栓形成率的策略，可以通过血管内超声来评估 DES 支架植入的最佳效果，以确保支架植入后支架膨胀足够和最小支架面积大于 5 mm^2[50-51]。

结论

CTO 成功再通已被证明是有益的，可以减少冠状动脉搭桥术的需求、提高射血分数，并改善长期死亡率。然而，证据主要来源于一系列观察性、回顾性、非随机的研究，对于成功和不成功的队列之间的潜在的基线差异性，提供的信息有限。因此，尚不清楚是否 CTO-PCI 失败仅仅是一个显示复杂患者或复杂病变的标志，失败组出现差的观察结果与病情重相关，而不是与 CTO-PCI 获益相关。

手术失败相关的因素包括多血管病变、侧支循环、中重度钙化、长 CTO 病变，CTO 时间长短。支架越长及 PCI 后 MLD 越小已被证明与再狭窄高发生率相关。支架植入术在保持 PCI 术后血管通畅性方面优于球囊血管成形术。目前有关 DES 比 BMS 术后显示出更低的血运重建率数据有限，尤其是 SES。

由于技术的提高和确证 CTO-PCI 获益患者的长期随访，CTO-PCI 越来越受到关注。目前的许多证据都是回顾性的，且受患者人数的限制。但越来越多的关注会使今后的试验有良好的设计，从而强化我们对手术成功和持续通畅因素的认识。

参考文献

1　Christofferson RD, Lehmann KG, Martin GV et al. Effect of chronic total coronary occlusion on treatment strategy. Am J Cardiol 2005; **95**: 1088–91.

2　Olivari Z, Rubartelli P, Piscione F et al. Immediate results and one-year clinical outcome after percutaneous coronary interventions in chronic total occlusions: data from a multicenter, prospective, observational study (TOAST-GISE). J Am Coll Cardiol 2003; **41**: 1672–8.

3　Prasad A, Rihal CS, Lennon RJ et al.Trends in outcomes after percutaneous coronary intervention for chronic total occlusions: a 25-year experience from the Mayo Clinic. J Am Coll Cardiol 2007; **49**: 1611–8.

4　Noguchi T, Miyazaki MS, Morii I, et al. Percutaneous transluminal coronary angioplasty of chronic total occlusions. Determinants of primary success and long-term clinical outcome. Catheter Cardiovasc Interv 2000; **49**: 258–64.

5　Suero JA, Marso SP, Jones PG et al. Procedural outcomes and long-term survival among patients undergoing percutaneous coronary intervention of a chronic total occlusion in native coronary arteries: a 20-year experience. J Am Coll Cardiol 2001; **38**: 409–14.

6　Kinoshita I, Katoh O, Nariyama J et al. Coronary angioplasty of chronic total occlusions with bridging collateral vessels: immediate and follow-up outcome from a large single-center experience. J Am Coll Cardiol 1995; **26**: 409–15.

7　Stewart JT, Denne L, Bowker TJ et al. Percutaneous transluminal coronary angioplasty in chronic coronary artery occlusion. J Am Coll Cardiol 1993; **21**: 1371–6.

8　Warren RJ, Black AJ, Valentine PA et al. Coronary angioplasty for chronic total occlusion reduces the need for subsequent coronary bypass surgery. Am Heart J 1990; **120**: 270–4.

9　Cheng AS, Selvanayagam JB, Jerosch-Herold M et al. Percutaneous treatment of chronic total coronary occlusions improves regional hyperemic myocardial blood flow and contractility: insights from quantitative cardiovascular magnetic resonance imaging. JACC Cardiovasc Interv 2008; **1**: 44–53.

10　Grantham JA, Jones PG, Cannon L, Spertus JA. Quantifying the early health status benefits of successful chronic total occlusion recanalization: Results from the FlowCardia's Approach to Chronic Total Occlusion Recanalization (FACTOR) Trial. Circ Cardiovasc Qual Outcomes; 3: 284–90.

11　Sirnes PA, Myreng Y, Molstad P et al. Improvement in left ventricular ejection fraction and wall motion after successful recanalization of chronic coronary occlusions. Eur Heart J 1998; **19**: 273–81.

12　Dzavik V, Carere RG, Mancini GB et al. Predictors of improvement in left ventricular function after percutaneous revascularization of occluded coronary arteries: a report from the Total Occlusion Study of Canada (TOSCA). Am Heart J 2001; **142**: 301–8.

13　Chung CM, Nakamura S, Tanaka K et al. Effect of recanalization of chronic total occlusions on global and regional left ventricular function in patients with or without previous myocardial infarction. Catheter Cardiovasc Interv 2003; **60**: 368–74.

14　Baks T, van Geuns RJ, Duncker DJ et al. Prediction of left ventricular function after drug-eluting stent implantation for chronic total coronary occlusions. J Am Coll Cardiol 2006; **47**: 721–5.

15　Kirschbaum SW, Baks T, van den Ent M et al. Evaluation of left ventricular function three years after percutaneous recanalization of chronic total coronary occlusions. Am J Cardiol 2008; **101**: 179–85.

16　Ivanhoe RJ, Weintraub WS, Douglas JS, Jr. et al. Percutaneous transluminal coronary angioplasty of chronic total occlusions. Primary success, restenosis, and long-term clinical follow-up. Circulation 1992; **85**: 106–15.

17　Mehran R, Claessen BE, Godino C et al. Long-term outcome of percutaneous coronary intervention for chronic total occlusions. JACC Cardiovasc Interv; **4**: 952–61.

18　Hoye A, van Domburg RT, Sonnenschein K, Serruys PW. Percutaneous coronary intervention for chronic total occlusions: the Thoraxcenter experience 1992-2002. Eur Heart J 2005; **26**: 2630–6.

19　Valenti R, Migliorini A, Signorini U et al. Impact of complete revascularization with percutaneous coronary intervention on survival in patients with at least one chronic total occlusion. Eur Heart J 2008; **29**: 2336–42.

20　Aziz S, Stables RH, Grayson AD et al. Percutaneous coronary intervention for chronic total occlusions: improved survival for patients with successful revascularization compared to a failed procedure. Catheter Cardiovasc Interv 2007; **70**: 15–20.

21　Joyal D, Afilalo J, Rinfret S. Effectiveness of recanalization of chronic total occlusions: a systematic review and meta-analysis. Am Heart J; **160**: 179–87.

22　Nallamothu BK, Krumholz HM. Putting ad hoc PCI on pause. Jama; **304**: 2059–60.

23　Tan KH, Sulke N, Taub NA et al. Determinants of success of coronary angioplasty in patients with a chronic total occlusion: a multiple logistic regression model to improve selection of patients. Br Heart J 1993; **70**: 126–31.

24　Osten MD, Ivanov J, Eichhofer J et al. Impact of renal insufficiency on angiographic, procedural, and in-hospital outcomes following percutaneous coronary intervention. Am J Cardiol 2008; **101**: 780–5.

25　Galassi AR, Tomasello SD, Reifart N et al. In-hospital outcomes of percutaneous coronary intervention in patients with chronic total occlusion: insights from the ERCTO (European Registry of Chronic Total Occlusion) registry. EuroIntervention; **7**: 472–9.

26　Barlis P, Kaplan S, Dimopoulos K et al. An indeterminate

occlusion duration predicts procedural failure in the recanalization of coronary chronic total occlusions. *Catheter Cardiovasc Interv* 2008; **71**: 621–8.

27 Dong S, Smorgick Y, Nahir M *et al.* Predictors for successful angioplasty of chronic totally occluded coronary arteries. *J Interv Cardiol* 2005; **18**: 1–7.

28 Mollet NR, Hoye A, Lemos PA *et al.* Value of preprocedure multislice computed tomographic coronary angiography to predict the outcome of percutaneous recanalization of chronic total occlusions. *Am J Cardiol* 2005; **95**: 240–3.

29 Garcia-Garcia HM, van Mieghem CA, Gonzalo N *et al.* Computed tomography in total coronary occlusions (CTTO registry): radiation exposure and predictors of successful percutaneous intervention. *EuroIntervention* 2009; **4**: 607–16.

30 Taylor AJ, Cerqueira M, Hodgson JM *et al.* ACCF/SCCT/ACR/AHA/ASE/ASNC/NASCI/SCAI/SCMR 2010 appropriate use criteria for cardiac computed tomography. A report of the American College of Cardiology Foundation Appropriate Use Criteria Task Force, the Society of Cardiovascular Computed Tomography, the American College of Radiology, the American Heart Association, the American Society of Echocardiography, the American Society of Nuclear Cardiology, the North American Society for Cardiovascular Imaging, the Society for Cardiovascular Angiography and Interentions, and the Society for Cardiovascular Magnetic Resonance. *J Am Coll Cardiol*; **56**: 1864–94.

31 Ochiai M, Ashida K, Araki H *et al.* The latest wire technique for chronic total occlusion. *Ital Heart J* 2005; **6**: 489–93.

32 Sumitsuji S, Inoue K, Ochiai M *et al.* Fundamental wire technique and current standard strategy of percutaneous intervention for chronic total occlusion with histopathological insights. *JACC Cardiovasc Interv*; **4**: 941–51.

33 Morino Y, Kimura T, Hayashi Y *et al.* In-hospital outcomes of contemporary percutaneous coronary intervention in patients with chronic total occlusion insights from the J-CTO Registry (Multicenter CTO Registry in Japan). *JACC Cardiovasc Interv*; **3**: 143–51.

34 Thompson CA, Jayne JE, Robb JF *et al.* Retrograde techniques and the impact of operator volume on percutaneous intervention for coronary chronic total occlusions an early US experience. *JACC Cardiovasc Interv* 2009; **2**: 834–42.

35 Agostoni P, Valgimigli M, Biondi-Zoccai GG *et al.* Clinical effectiveness of bare-metal stenting compared with balloon angioplasty in total coronary occlusions: insights from a systematic overview of randomized trials in light of the drug-eluting stent era. *Am Heart J* 2006; **151**: 682–9.

36 Hoye A, Tanabe K, Lemos PA, Aoki J *et al.* Significant reduction in restenosis after the use of sirolimus-eluting stents in the treatment of chronic total occlusions. *J Am Coll Cardiol* 2004; **43**: 1954–8.

37 Ge L, Iakovou I, Cosgrave J *et al.* Immediate and mid-term outcomes of sirolimus-eluting stent implantation for chronic total occlusions. *Eur Heart J* 2005; **26**: 1056–62.

38 Nakamura S, Muthusamy TS, Bae JH *et al.* Impact of sirolimus-eluting stent on the outcome of patients with chronic total occlusions. *Am J Cardiol* 2005; **95**: 161–6.

39 Werner GS, Krack A, Schwarz G *et al.* Prevention of lesion recurrence in chronic total coronary occlusions by paclitaxel-eluting stents. *J Am Coll Cardiol* 2004; **44**: 2301–6.

40 Werner GS, Schwarz G, Prochnau D *et al.* Paclitaxel-eluting stents for the treatment of chronic total coronary occlusions: a strategy of extensive lesion coverage with drug-eluting stents. *Catheter Cardiovasc Interv* 2006; **67**: 1–9.

41 Migliorini A, Moschi G, Vergara R *et al.* Drug-eluting stent-supported percutaneous coronary intervention for chronic total coronary occlusion. *Catheter Cardiovasc Interv* 2006; **67**: 344–8.

42 Suttorp MJ, Laarman GJ, Rahel BM *et al.* Primary Stenting of Totally Occluded Native Coronary Arteries II (PRISON II): a randomized comparison of bare metal stent implantation with sirolimus-eluting stent implantation for the treatment of total coronary occlusions. *Circulation* 2006; **114**: 921–8.

43 Rahel BM, Laarman GJ, Kelder JC *et al.* Three-year clinical outcome after primary stenting of totally occluded native coronary arteries: a randomized comparison of bare-metal stent implantation with sirolimus-eluting stent implantation for the treatment of total coronary occlusions (Primary Stenting of Totally Occluded Native Coronary Arteries [PRISON] II study). *Am Heart J* 2009; **157**: 149–55.

44 Garcia-Garcia HM, Daemen J, Kukreja N *et al.* Three-year clinical outcomes after coronary stenting of chronic total occlusion using sirolimus-eluting stents: insights from the rapamycin-eluting stent evaluated at Rotterdam cardiology hospital-(RESEARCH) registry. *Catheter Cardiovasc Interv* 2007; **70**: 635–9.

45 Shen ZJ, Garcia-Garcia HM, Garg S *et al.* Five-year clinical outcomes after coronary stenting of chronic total occlusion using sirolimus-eluting stents: insights from the rapamycin-eluting stent evaluated at Rotterdam Cardiology Hospital (Research) Registry. *Catheter Cardiovasc Interv* 2009; **74**: 979–86.

46 Han YL, Zhang J, Li Y *et al.* Long-term outcomes of drug-eluting vs bare-metal stent implantation in patients with chronic total coronary artery occlusions. *Chin Med J (Engl)* 2009; **122**: 643–7.

47 Hoye A, Ong AT, Aoki J *et al.* Drug-eluting stent implantation for chronic total occlusions: comparison between the Sirolimus- and Paclitaxel-eluting stent. *EuroIntervention* 2005; **1**: 193–7.

48 Sallam M, Spanos V, Briguori C *et al.* Predictors of

re-occlusion after successful recanalization of chronic total occlusion. *J Invasive Cardiol* 2001; **13**: 511–5.

49 Choi SW, Lee CW, Hong MK *et al*. Clinical and angiographic follow-up after long vs short stenting in unselected chronic coronary occlusions. *Clin Cardiol* 2003; **26**: 265–8.

50 Fujii K, Mintz GS, Kobayashi Y *et al*. Contribution of stent underexpansion to recurrence after sirolimus-eluting stent implantation for in-stent restenosis. *Circulation* 2004; **109**: 1085–8.

51 Fujii K, Carlier SG, Mintz GS *et al*. Stent underexpansion and residual reference segment stenosis are related to stent thrombosis after sirolimus-eluting stent implantation: an intravascular ultrasound study. *J Am Coll Cardiol* 2005; **45**: 995–8.

5 第 5 章

病例的选择和长期获益

Imran N. Ahmad，Kamran I. Muhammad & Patrick L. Whitlow
Cleveland Clinic Foundation，Cleveland，OH，USA

（吕　颖　译）

慢性完全闭塞病变的患病率

来自 9 个国家的 47 名医生组成的一个国际学组将冠状动脉慢性完全闭塞性病变（CTO）定义为，因显著动脉粥样硬化性狭窄导致严重管腔损害，时间大于 3 个月，冠脉造影没有前向血流或前向血流明显很少（心肌梗死溶栓后 TIMI 0 或 1 级）。血管造影发现的患病率取决于研究人群[1]。在一项以社区为基础的研究中发现，1/3 有明显冠状动脉疾病（coronary artery disease，CAD）的患者有 CTO 病变[2]。在退伍军人事务部 3087 名有明显 CAD 的患者中，CTO 病变的发生率 52%。此外，通过多因素分析发现，CTO 是 PCI 作为治疗策略的最强预测因素（OR：0.26，95%CI：0.22 ～ 0.31，$P < 0.0001$）[3]。SYNTAX 研究纳入的 1800 名三支病变或左主干病变患者接受了 CABG 术或 PCI 治疗，其中 27% 的患者存在 CTO 病变。然而，在 CABG 治疗注册研究的 1077 名患者中，CTO 的患病率高达 59%，提示 CTO 发生率是影响 CABG 或 PCI 或药物治疗作为血运重建策略选择的一个重要因素[4-6]。美国国家心血管资料注册系统的数据分析提供了进一步的认识。注册表中 388 个中心最近几年的 CTO-PCI 比率从 11.7% 到 13.6% 没有太大改变[7]。术者 PCI 数量分层研究显示，校正患者的差异性后，PCI 量少的术者（< 75 PCI/ 年）行 CTO-PCI 术的可能性是 PCI 量多的术者（> 200 PCI/ 年）的一半，PCI 量少的术者更可能选择 CABG 术。

CTO 预后

由于缺乏长期前瞻性数据，非再血管化 CTO 的自然病程难以充分评估。大量的回顾性研究发现，CTO 对左心室功能和生存的有害影响。在植入支架的 21 945 名患者构成的大数据库中，CTO 病变不完全血运重建和完全再血管化者校正后的 3 年生存率分别为 88.8% 和 91.4%（危险比 HR 1.35；95% CI：1.14 ～ 1.59，$P < 0.001$）[8]。在一项纳入 1417 名 STEMI 患者的研究中，有 CTO 病变的患者直接行 PCI 治疗的死亡率明显高于多支或单支血管病变而无 CTO 病变的患者。多因素分析发现，CTO 是一个强大和独立的 1 年死亡率预测因子（OR 为 3.8，95%CI：2.5 ～ 5.8，$P < 0.001$）[9]。一项 PCI 中心回顾性研究提示，成功开通 CTO 的患者生存率比 CTO-PCI 失败者高 4 倍。在配对队列中，成功开通 CTO 的患者与 CTO-PCI 失败者的死亡风险比是 4.63（95% CI：1.01 ～ 12.61，$P = 0.049$）。此外，CTO-PCI 失败后行 CABG 治疗的比例升高近 7 倍[10]。另一项对 3277 名 STEMI 患者的研究显示，直接 PCI 治疗患者中 13% 存在 CTO，存在 CTO 的患者与非 CTO 多支血管病变患者相比早期和长期生存率较低。事实上，与单支病变患者相比，CTO 患者 30 天死亡率高出 3 倍以上（HR：3.6，95% CI：2.6 ～ 4.7，$P < 0.01$）。此外，急性 ST 段抬高心肌梗死（STEMI）患者左室射血分数（EF）降低，有 CTO 者与非 CTO 者相比 EF 进一步降低[11]。在一项直接 PCI 治疗急

Chronic Total Occlusions：A Guide to Recanalization，Second Edition. Edited by Ron Waksman and Shigeru Saito.
© 2013 John Wiley & Sons，Ltd. Published 2013 by John Wiley & Sons，Ltd.

性 STEMI 的血栓抽吸子研究（TAPAS）中，1071 例 STEMI 患者中 8.4% 有 CTO 病变，可能有不良的再灌注标记，如心肌灌注血流分级 0/1 级或 ST 段不完全回落、更大的梗死面积和更高的两年心脏死亡率（HR：2.41，95% CI：1.26 ~ 4.61，$P = 0.008$）[12]。

应用负荷核素心肌灌注显像技术（MPS）的各种研究证实缺血对预后的重要性。在一项纳入 10 627 名接受 MPS 的患者的研究中，由于诱导性缺血，药物治疗组心脏死亡率升高[13]。此外，临床结果利用血运重建方法和积极的药物评估研究（the clinical outcomes utilizing revascularization and aggressive drug evaluation，COURAGE）中的核素亚组研究表明，无论 PCI 加上优化药物治疗还是单独的优化药物治疗，残留缺血多的患者死亡率较高[14]。因此，CTO 患者的预后一定程度上与缺血负荷直接相关（图 5.1）。

CTO-PCI 趋势

相比于单纯血管成形术的时代，技术的进步已经使手术操作的成功率和临床成功率得到提高（表 5.1）。临床成功通常被定义为手术操作的成功，并且 CTO-PCI 住院治疗期间没有任何主要不良心脏事件（MACE）。1992 年，埃默里大学医学院一系列病例的手术操作成功率和临床成功率分别为 69.2% 和 66%。对有症状患者的血管造影随访显示，再狭窄率高达 54%。尽管如此，在精心挑选的人群中，能够证明生存获益（99% vs 96%，

$P = 0.006$），四年内成功接受血管成形术的患者与失败者相比，减少了 CABG 的需求（87% vs 64%，$P < 0.0001$）[15]。

三项随机试验——GISSOC（Gruppo Italianio Di Studio Sullo Stent Nelle Occlusioni Coronariche）、支架在冠状动脉慢性闭塞病变（stenting in chronic coronary occlusion，SICCO）和加拿大完全闭塞病变研究（total occlusion study of Canada，TOSCA）表明，Palmaz Schatz 金属裸支架植入优于所有单独的球囊血管成形术[16-19]。虽然这些试验进行得很好，但患者仅是在冠状动脉导丝成功地通过 CTO 后才入选和随机化的。如果没有筛查和排除患者人数的相关信息，手术成功率是未知的。GISSOC 试验发现，经过 9 个月的随访，支架组再狭窄率（32% vs 68%，$P < 0.001$）、再闭塞率（8% vs 34%，$P = 0.003$）、复发性缺血（14% vs 46%，$P = 0.002$）和靶病变血运重建（5.3% vs 22%，$P = 0.038$）均低于对照组。这些研究 6 年的随访数据表明，支架组可以更好地避免 MACE 发生（76.1% vs 60.4%，$P = 0.0555$），虽然这主要是由于较少的靶病变血运重建（85.1% vs 65.5%，$P = 0.0165$）[20]。SICCO 研究中，在血管成形术中使用支架使单独血管成形术后 6 个月的再狭窄率从 74% 降低到 32%（$P < 0.001$）[19]。随访 33 个月，支架植入组的 MACE 发生率降低（24.1% vs 59.3%，OR 0.22，95%CI：0.10 ~ 0.49，$P = 0.0002$），靶血管血运重建减少（24% vs 53%，$P = 0.002$）[18]。TOSCA 试验中，随访 6 个月，支架降低的再闭塞率 44%（10.9 vs 19.5%，$P = 0.024$），

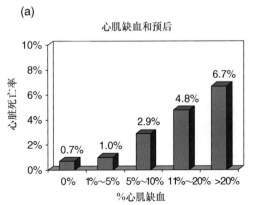

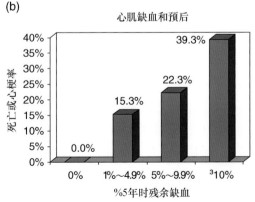

图 5.1 心肌缺血与预后。（**a**）平均随访 1.9 年，接受药物治疗的患者运动或腺苷心肌灌注负荷试验显示，由于心肌缺血导致功能异常，死亡率增加。（**b**）COURAGE 试验核素亚组研究中的数据表明，由于心肌灌注负荷测试发现增加残余心肌缺血，PCI 治疗加上优化药物治疗和单独药物治疗的患者 5 年累积事件率（死亡或 MI）增加。（a）和（b）来自文献[13]和[14]

表 5.1　不同时期的 CTO 研究。CTO 和手术未成功的定义不同

研究	n	时间跨度	技术成功	临床成功	再狭窄	CTO 的定义
Ivanhoe, *et al.* 1992[15]	480	1980—1988	69.2%（<50%残余狭窄）	66%	53.7%（包括再闭塞）	前向 0～1 级血流无时间界值
Suero, *et al.* 2001[28]	2007	1980—1999	72.3%（<40%残余狭窄）	69.9%	⁺n/a	前向 0～1 级血流无时间界值
Olivari, *et al.* 2003[24]	376	1999—2000	77.2%（<50%残余狭窄）	73.3%	n/a	前向 0～1 级血流，>30 天
Hoye, *et al.* 2005[26]	874	1992—2002	65.1%（<50%残余狭窄）	n/a	n/a	前向 0～1 级血流，>30 天
Prasad, *et al.* 2007[27]	169 459 482 152	1979—1989 1990—1996 1997—2003 2003—2005	54% 76% 75% 74% （<50%残余狭窄）	51% 72% 73% 70%	n/a	完全闭塞，无时间界值 非紧急状态
Aziz, *et al.* 2007[10]	543	2000—2004	69.4%（<30%残余狭窄）	n/a	n/a	前向 0～1 级血流，大于 3 个月
Valenti, *et al.* 2008[52]	486	2003—2006	71%（<30%残余狭窄）	n/a	n/a	前向 0 级血流，大于 3 个月
Safly, *et al.* 2008[45]	2608	1980—2004	74.6%（<40%残余狭窄）	73.2%	n/a	前向 0～1 级血流，无时间界值
Rathore, *et al.* 2009[29]	904	2002—2008	87.5%（<50%残余狭窄）	86.2%	n/a	前向 0～1 级血流，>3 个月
Thompson, *et al.* 2009[30]	636	2005—2008	*58.9% for NRO；75.2% for ERO（<50%残余狭窄）	n/a	n/a	前向 0 级血流，>3 个月
Kimura, *et al.* 2009[31]	224	2005—2008	92.4%（<40%残余狭窄）	90.6%	n/a	前向 0 级血流，>3 个月
Morino, *et al.* 2010[32]	498	2006—2007	88.6%（<50%残余狭窄）	n/a	n/a	前向 0 级血流，>3 个月

*ERO ＝有经验的逆行术者；NRO ＝非逆行术者；⁺n/a ＝不能获得

减少45%的靶血管血运重建（15.4% vs 8.4%，P＝0.03），但两组的MACE发生率相似[16]。

两项随机试验——非负荷/bene支架疾病中冠状动脉支架的应用（stenting coronary arteries in non-stress/benestent disease，SCANDSTENT）和冠状动脉完全闭塞的直接支架治疗试验Ⅱ（primary stenting of totally occluded native coronary arteries Ⅱ，PRISON Ⅱ）比较西罗莫司洗脱支架（SES）和BMS，显示SES在CTO病变中具有优势[21-22]。正如之前BMS和单纯血管成形术研究一样，这些试验没有报告手术的成功率。SCANDSTENT试验评估了SES在各种复杂冠状动脉病变中的应用。CTO亚组事后分析显示，与BMS相比，植入SES降低再狭窄率（0% vs 38%，P < 0.001）和靶血管失败率（5% vs 35%，P < 0.001）[21]。PRISON Ⅱ试验表明，与BMS组相比，SES显著降低了再狭窄率（12% vs 46%，P < 0.001）、靶血管丢失率（8% vs 24%，P＝0.003）、靶血管重建率（8% vs 22%，P＝0.009）[22]。这两项试验，加上其他12项非随机对照试验的meta分析证实，由于较少的靶血管血运重建（11.7% vs 23.9%，RR：0.40，95% CI：0.28～0.58，P < 0.001）、术后再狭窄（10.7% vs 36.8%，RR：0.25，95% CI：0.16～0.41，P < 0.001）及支架再闭塞（2.97% vs 10.4%，RR：0.30，95%CI：0.18～0.49，P < 0.001），与BMS相比，DES具有降低MACE发生率的优势（28.1% vs 13.5%，RR：0.45，95% CI：0.34～0.60，P < 0.001）[23]。

随着时间的变化，人们取得技术上的进步，首先是通过引入BMS，然后发展到DES，减少了再狭窄、靶病变血运重建和靶血管重建。尽管如此，该领域经历了一个成功率的平台期，直到日本操作者发明了便利病变交叉的专门设备和技术。1979—2002年的各种注册研究数据显示，CTO-PCI手术成功率为65%～73%[15, 24-28]。无论在哪个时期，手术结果取得的大的进步，都可能和远期预后相关。随着时间的推移，美国中部心脏研究所1980—1989年的2007名CTO-PCI患者手术成功率（斜率1%/年，P＝0.02，R^2＝49.9%）和临床成功率（斜率1.2%/年，P＝0.02，R^2＝51.5%）已经得到提高[28]。然而，Mayo Clinic的研究者发现1979—2005年的1262名CTO-PCI患者中，即

使血管成形术时代成功率比支架时代提高（51% vs 72%），但自2007年以来没有显著的改善[27]。

目前已经公布的数据显示，"日式"介入方法保证CTO-PCI领域正朝着正确的方向前进。这种方法利用特殊的冠状动脉导丝及导管，在IVUS指导下，同时应用顺行和逆行的方法，以及微导管技术。日本丰桥心脏中心2002—2008年对806名患者的904个CTO病变，采用专用导丝和新方法通过病变[29]。采用了更新的器械，硬导丝如Miracle Brothers系列3～12 g（Asahi Intecc）、刚性锥形导丝Confianza系列（Asahi Intecc）、软头的Fielder系列、亲水性护套导丝（Asahi Intecc），导管如Finecross MG（Terumo公司，东京，日本）、over-the-wire特殊器械。下列技术的使用逐年稳步增加：IVUS指导、平行导丝技术（17%）、逆行导丝技术（7.2%）、CART（控制性前向和逆向内寻径技术，9.9%），造影总成功率87.5%。随着这些新技术的引进，成功率相应地从2002年的80%提高到2004年的大约90%。由于CTO-PCI失败的主要原因是导丝无法通过病变，专注于此的手术操作可能产生更好的效果具有临床合理性。

为了验证在美国的医疗环境和术者经验下使用这些方法对手术成功率的影响，对2005—2008年两个美国医疗中心的636例CTO（514例顺行和122例逆行）进行术者手术量及逆行经验的分层[30]。有经验的逆行术者被定义为，在研究期间手术总数大于75例和逆行例数大于20例的术者。他们平均进行了197.5次CTO-PCI术，其中包括60例逆行术式。非逆行术者手术数量较低，平均CTO-PCI为24.1次，平均逆行术式少于1次。采用的技术包括各种类型的逆向导丝、直接导丝（primary wiring）、CART、对吻技术、IVUS指导和双向冠状动脉造影。非逆向手术的总手术成功率为58.9%，有经验的逆向手术者的成功率为75.2%（P < 0.0001）。此外，在将研究期划分为六个时间段后，逆向的增长幅度要大得多。CTO数目随时间增加，取得更大的成功，并且MACE事件没有增加。事实上，在最后这个时间段，他们的技术成功率约为90%，而非逆向术者没有这样的进步。两组的总MACE率相似，非逆向组4.15%，逆向组3.04%。心肌梗死和严重冠状动脉穿孔的总比率分别为2.7%和0.9%，但没有发

生与手术有关的死亡。研究者认为改善的原因是 CTO 术后的典型病例的比例增大、出席国家级别的 CTO 会议和病例早期时 CTO 专家一对一的现场督导。

最近一项前瞻性的多中心 CART 注册研究，评估 2005—2008 年共 224 名患者应用 CART 双向技术的情况[31]。CART 技术利用顺行和逆行的方法来创建一个 CTO 区域的可控内膜下夹层。这一技术避免顺行导丝在内膜下夹层延伸到远端真腔。同时，通过顺行和逆行导丝和（或）球囊扩张更容易在 CTO 处连接。在这个注册研究中，大约 65% 的患者之前经历了失败的 CTO-PCI。对顺行和逆行均有丰富经验的术者而言，总体手术成功率和临床成功率分别为 92.4% 和 90.6%。在 87.9% 的病例中逆行导丝成功地穿过了侧方通道（colateral channel），79.9% 的时候球囊通过了这些通道。在 179 例逆行导丝和球囊成功穿过侧支通道的手术中，技术成功率为 96.6%，其中 62.5% 使用 CART 技术。住院期间 MACE 发生率为 1.8%。

J-CTO 注册研究是一项多中心的 CTO 研究，包括了日本的 12 个注册中心，2006—2007 年共 498 名患者，528 处 CTO 病变[32]。初次尝试案例的整体手术成功率为 88.6%，而再次手术的成功率为 65.8%。在 25.7% 的病例中采用逆行入路，其中 74.5% 的病例逆行冠状动脉导丝成功通过侧方通道到达 CTO，成功率高达 93.9%。逆行通道冠状动脉穿孔比 CTO 动脉自身穿孔更常见（13.6% vs 7.2%，P < 0.001）。有趣的是，高达 40% 的逆行通道穿孔是 Elli Ⅲ型，对比剂从血管腔喷涌，而其余的没有任何心包的对比剂染色显影[33]。相反，几乎所有的 CTO 动脉自发穿孔都是对比剂染色显影。脂肪栓塞、球囊贴靠或螺旋线圈栓塞等止血操作后，有临床意义的心包填塞率极低（0.4%）。逆行通道穿孔无心包填塞发生。

这些注册研究和病例系列报告突出了这些新技术对 CTO 病变的治疗及其安全性。随着术者对这些技术以及专业设备的经验越来越丰富，手术的成功率可能进一步提高。

病例的选择与长期获益

根据 2009 年冠状动脉血运重建的纳入标准，当预期生存或健康结局［症状、功能状态和（或）生活质量］的获益超过手术的负面后果时，认为 CTO-PCI 是适合的[34]。当评估是否纳入一个患者时，应考虑以下三个因素：无创检测发现的缺血负荷、抗缺血药物使用的级别和症状。总的来说，最大剂量的药物治疗、无创检测显示高危和（或）加拿大心血管学会（Canadian Cardiovascular Society，CCS）心绞痛Ⅲ或Ⅳ级被认为是适应证。另外，认为无症状或无缺血负荷的患者、不耐受最大药物治疗的患者不适合行 CTO-PCI 治疗。

减轻症状

许多接受 CTO-PCI 的患者有心绞痛、呼吸困难或疲劳等症状。在英国一个纳入 543 名患者的 CTO-PCI 数据库中，超过 85% 的患者是稳定型心绞痛[10]。在 J-CTO 注册研究中，发现 70% 的患者存在心绞痛症状或在急性心肌梗死时伴随 CTO 病变。Mayo Clinic 注册超过 25 年的 CTO-PCI 病例中，71% ～ 93% 的血运重建术以胸痛为主要标志[27, 32]。意大利介入心脏协会主持的完全闭塞血管成型研究（the total occlusion angioplasty study supported by the Società Italiana di Cardiologia Invasiva，TOAT-GISE）研究表明，与失败的手术相比，成功开通 CTO 与一年内无心绞痛生存率显著改善相关（88.7% vs 75%，P = 0.008）[24]。一项小型研究，利用心血管磁共振成像（cMRI），在 CTO 药物治疗、CTO-PCI 和非 CTO-PCI 三组患者中，测定血运重建对区域心肌血流和左心室 EF 值的影响。与接受药物治疗的 CTO 患者相比，接受 PCI 治疗的患者在 6 个月内心绞痛较少发生（76% vs 17%，P < 0.05）[35]。此外，两个干预组 6 个月后的心肌血流量以及收缩力均增加。FlowCardia 法开通 CTO 研究（the FlowCardia approach to CTO recanalization，FACTOR）中的生活质量子研究评估了应用 Crosser 导管系统（FlowCardia Inc，Sunnyvale，CA）成功开通 CTO 的影响。125 名患者分别在基线和 PCI 术后 1 个月完成了西雅图心绞痛问卷（the seattle angina questionnaire，SAQ）。成功的 CTO-PCI 可以缓解心绞痛、改善身体功能、改善有症状者的生活质量[36]。

左心室功能

从早期的冠状动脉支架植入术开始，CTO-PCI 和左心室功能改善之间的相关性已被观察到。1996 年成功再通患者的一项小型研究中，通过心心室造影显示左心室的 EF 值从 49%±2% 升高到 57%±2%（$P < 0.0001$），左心室充盈压减少[37]。1998—2002 年 172 个 CTO 病变中，成功再通患者在 6 个月随访时，左心室的 EF 值由基线的 53.2%±16.3% 增加到 57.3%±20.1%（$P = 0.001$）[38]。在这项研究中，所有患者都有心绞痛或缺血负荷测试异常，是 PCI 的适应证。在先前心肌梗死患者的亚群中，左心室 EF 值没有改善，无心肌梗死组 EF 值从 59.5%±13.7% 升高到 67.3%±14.6%（$P < 0.001$）。分析表明，PCI 前侧支丰富者和成功行 CTO-PCI 的患者比侧支稀少者或再闭塞者更可能改善左心室功能。其他研究人员报告认为，虽然侧支循环在决定是否有利于血管再通的过程中可能起重要作用，但它并不一定与靶血管失败率相关。而增加支架长度和较低的 FFR 值与较高的失败率相关[39]。在 DES 时期，调查人员通过在心肌梗死 PCI 术前及 CTO-PCI 术后 5 个月 cMRI 检测心肌活性，发现收缩末期容积指数（$r = 0.46$，$P = 0.01$）和左心室 EF 值均改善（$r = 0.49$，$P = 0.01$）。此外，延迟增强 MRI 对瘢痕节段的分析显示，节段性心肌壁厚度改善，尤其是透壁梗死范围小于 25% 者（21%±15% ~ 35%±25%，$P < 0.001$）[40]。

长期生存

由于缺血越严重进行血运重建的获益越大，心脏核素灌注技术与患者预后之间的关系受到关注[41-42]。COURAGE 试验核研究中，PCI 联合最优内科治疗组比单独治疗组的缺血显著减少（33% vs 19%；$P = 0.0004$），未校正的死亡或心肌梗死的风险较低，特别是对中度至重度缺血患者[14]。一项纳入 569 名 CTO 患者的研究报道，不完全血运重建后心肌灌注成像的结果与上述结果一致。22% 的患者中至少有一处 CTO 病变。心源性死亡和心肌梗死的终点在严重灌注异常者中发生率最高。单纯缺血患者与瘢痕加缺血或仅有瘢痕的患者相比，5 年后有 50% 以上的概率达到复合终点[43]。

一项包括 13 项观察研究的荟萃分析中，1979—2006 年共纳入 7288 名患者，平均随访 6 年，比较 CTO 再通成功与再通失败，结果显示，CTO-PCI 失败患者病死率高（17.5% vs 14.3%，OR：0.56，95% CI：0.43 ~ 0.72）。此外，成功的血运重建与随后的 CABG 需求减少相关（7% vs 26.3%，OR：0.22，95% CI：0.17 ~ 0.27）。虽然 CTO-PCI 成功患者的再发心肌梗死或 MACE 发生率没有差异，但残留心绞痛或再发心绞痛率降低（30% vs 43.4%，OR：0.45，95% CI：0.30 ~ 0.67）[44]。

多个注册病例系列显示，右冠状动脉是最常见的慢性闭塞血管。然而，不同靶血管的 CTO-PCI 后生存率是不同的。一项纳入 2608 名患者的研究，比较三个不同靶血管——LAD、LCX 和 RCA 的成功率显示，只有 CTO-PCI 成功组的 5 年生存率显著提高（88.9% vs 80.2%，$P < 0.001$）[45]。

结论

根据文献回顾，需要对 CTO-PCI 适应证、技术以及患者预后的最终影响和结果等各方面进行进一步研究。目前选择 CTO-PCI 应考虑患者相关因素、解剖因素、术者经验。下列患者应考虑再血管化：有生活方式限制的症状性心绞痛、疲劳、左心室功能不全且心肌存活、严重心肌缺血引起的呼吸困难。

解剖特征可能有助于评估成功概率。成功顺行法的传统指征包括闭塞长度短、闭塞时间短、CTO 入路没有侧支、闭塞口呈锥形、弯曲度不大、轻度或无钙化、没有桥侧支和非开口闭塞[15, 24-25, 46-48]。正如许多研究者所报告的，PCI 失败的主要原因是不能用导丝或球囊穿过病变。技术和工艺的进步能够帮助术者研发 CTO-PCI 的新策略。基于知识和经验选择适当的患者，联合专业 CTO 设备，在一些机构逆行法报告的成功率超过 90%[30, 32, 48-50]。

术者的经验是影响 CTO-PCI 成功概率的一个主要因素。随着时间的推移，与手术量小的术者相比，经验丰富的术者能够在不增加 MACE 率的情况下改善成功率[30]。虽然没有正式的 CTO 培训途径，但成果优秀的中心已经采取一个或两个专家进行手术或直接督导手术的实践模式[30-31, 48]。

成功率的提高促进了 CTO-PCI 试验的更新换代。至于非随机试验的数据，目前 CTO-PCI 的支持文献源于高度选择的患者、症状、缺血负荷、左心室活力、术者经验和解剖特点。未来的 CTO-PCI 试验是随机、前瞻性和可控的。评估 STEMI 后 PCI 治疗闭塞病变中 Xience V 依维莫司洗脱支架和左心室功能（EXPLORE）的多中心临床试验是一项前瞻性研究，将直接 PCI 术后的 STEMI 患者随机化，对非 IRA 有一处 CTO 的患者在几天内择期 PCI 或药物治疗，进行长达 5 年的临床随访。主要终点包括 4 个月后 cMRI 中左心室 EF 值和左心室舒张末期容积[51]。在韩国汉城进行的药物洗脱支架植入与优化的药物治疗慢性完全闭塞患者（DECISION-CTO）试验，将比较应用 DES 的 CTO-PCI 与优化的药物治疗的长期疗效（clinicaltrials.gov 标识符 NCT01078051）。三年后的主要终点是包括死亡、心肌梗死、卒中或任何血管重建的复合终点，次要终点包括心绞痛、左心室 EF 值或任何一种急性冠状动脉综合征。三支病变的 CTO 或左主干病变患者将被排除在外。

参考文献

1　Stone GW, Kandzari DE, Mehran, R *et al*. Percutaneous recanalization of chronically occluded coronary arteries: a consensus document: part I. *Circulation* 2005; **112**: 2364.

2　Kahn J. Angiographic suitability for catheter revascularization of total coronary occlusions in patients from a community hospital setting. *Am Heart J* 1993; **126**: 561–564.

3　Christofferson RD, Lehmann KG, Martin GV *et al*. Effect of chronic total coronary occlusion on treatment strategy. *Am J Cardiol* 2005; **95**: 1088–1091.

4　Serruys PW, Morice M-C, Kappetein AP *et al*. Percutaneous coronary intervention versus coronary-artery bypass grafting for severe coronary artery disease. *New Engl J Med* 2009; **360**: 961.

5　Serruys, PW, Koolen J, Feldman TE *et al*. Optimal revascularization strategies in patients with total occlusions: 1-year results from the syntax trial. Abstracts / Cardiovascular Revascularization Medicine 2009; 195–12.

6　Mohr FW, Rastan AJ, Serruys PW *et al*. Complex coronary anatomy in coronary artery bypass graft surgery: Impact of complex coronary anatomy in modern bypass surgery? Lessons learned from the SYNTAX trial after two years. *J Thorac Cardiov Sur* 2011; **141**: 130–140.

7　Grantham, JA, Marso SP, Spertus J *et al*. Chronic Total Occlusion Angioplasty in the United States. *J Am Coll Cardiol: Cardiovascular Interventions*; 2009 **2**: 479.

8　Hannan, E *et al*. Impact of completeness of percutaneous coronary intervention revascularization on long-term outcomes in the stent era. *Circulation* 2006; **113**: 2406.

9　van der Schaaf R, Vis MM, Sjauw KD *et al*. Impact of multivessel coronary disease on long-term mortality in patients with ST-elevation myocardial infarction is due to the presence of a chronic total occlusion. *Am J Cardiol* 2006; **98**: 1165–1169.

10　Aziz S, Stables RH, Grayson AD *et al*. Percutaneous coronary intervention for chronic total occlusions: improved survival for patients with successful revascularization compared to a failed procedure. *Catheter Cardiovasc Interv* 2007; **70**: 15–20.

11　Claessen B, van der Schaaf R, Verouden NJ *et al*. Evaluation of the effect of a concurrent chronic total occlusion on long-term mortality and left ventricular function in patients after primary percutaneous coronary intervention. *J Am Coll Cardiol: Cardiovascular Interventions* 2009; **2**: 1128.

12　Lexis C, van der Horst IC, Rahel BM *et al*. Impact of chronic total occlusions on markers of reperfusion, infarct size, and long-term mortality: A substudy from the TAPAS-trial. *Catheter Cardiovasc Interv* 2011; **77**: 484–491.

13　Hachamovitch R, Hayes SW, Friedman JD *et al*. Comparison of the short-term survival benefit associated with revascularization compared with medical therapy in patients with no prior coronary artery disease undergoing stress myocardial perfusion single photon emission computed tomography. *Circulation* 2003; **107**: 2900–2907.

14　Shaw LJ, Berman DS, Maron DJ *et al*. Optimal medical therapy with or without percutaneous coronary intervention to reduce ischemic burden: results from the Clinical Outcomes Utilizing Revascularization and Aggressive Drug Evaluation (COURAGE) trial nuclear substudy. *Circulation* 2008; **117**: 1283–1291.

15　Ivanhoe RJ, Weintraub WS, Douglas JS Jr. *et al*. Percutaneous transluminal coronary angioplasty of chronic total occlusions. Primary success, restenosis, and long-term clinical follow-up. *Circulation* 1992; **85**: 106–115.

16　Buller CE, Dzavik V, Carere RG *et al*., Primary stenting versus balloon angioplasty in occluded coronary arteries: the Total Occlusion Study of Canada (TOSCA). *Circulation* 1999; **100**: 236–242.

17　Rubartelli P, Niccoli L, Verna E *et al*. Stent implantation versus balloon angioplasty in chronic coronary occlusions: results from the GISSOC trial. *J Am Coll Cardiol* 1998; **32**: 90–96.

18　Sirnes PA, Golf S, Myreng Y *et al*. Sustained benefit of stenting chronic coronary occlusion: long-term clinical follow-up of the Stenting in Chronic Coronary Occlusion (SICCO) study. *J Am Coll Cardiol* 1998; **32**: 305–310.

19　Sirnes PA, Gold S, Myreng Y *et al*. Stenting in chronic

coronary occlusion (SICCO): A randomized, controlled trial of adding stent implantation after successful angioplasty. *J Am Coll Cardiol* 1996; **28**: 1444–1451.

20 Rubartelli P, Verna E, Niccoli L *et al.* Coronary stent implantation is superior to balloon angioplasty for chronic coronary occlusions: six-year clinical follow-up of the GISSOC trial. *J Am Coll Cardiol* 2003; **41**: 1488.

21 Kelbaek H, Helqvist S, Thuesen L *et al.* Sirolimus versus bare metal stent implantation in patients with total coronary occlusions: Subgroup analysis of the Stenting Coronary Arteries in Non-Stress/Benestent Disease (SCANDSTENT) Trial. *Am Heart J* 2006; **152**: 882–886.

22 Suttorp MJ, Laarman GJ, Rahel BM *et al.* Primary Stenting of Totally Occluded Native Coronary Arteries II (PRISON II): a randomized comparison of bare metal stent implantation with sirolimus-eluting stent implantation for the treatment of total coronary occlusions. *Circulation* 2006; **114**: 921.

23 Colmenarez H, Escaned J, Fernandez C *et al.* Efficacy and safety of drug-eluting stents in chronic total coronary occlusion recanalization: a systematic review and meta-analysis. *J Am Coll Cardiol* 2010; **55**: 1854.

24 Olivari Z, Rubartelli P, Piscione F *et al.* Immediate results and one-year clinical outcome after percutaneous coronary interventions in chronic total occlusions: data from a multicenter, prospective, observational study (TOAST-GISE). *J Am Coll Cardiol* 2003; **41**: 1672–78.

25 Bell MR, Berger PB, Bresnahan *et al.* Initial and long-term outcome of 354 patients after coronary balloon angioplasty of total coronary artery occlusions. *Circulation* 1992: **85**: 1003–1011.

26 Hoye A, van Domburg RT, Sonnenschein K, Serruys PW. Percutaneous coronary intervention for chronic total occlusions: the Thoraxcenter experience 1992–2002. *Eur Heart J* 2005; **26**: 2630–2636.

27 Prasad A, Rihal CS, Lennon RJ *et al.* Trends in outcomes after percutaneous coronary intervention for chronic total occlusions: a 25-year experience from the Mayo Clinic. *J Am Coll Cardiol* 2007; **49**: 1611–1618.

28 Suero JA, Marso SP, Jones PG *et al.* Procedural outcomes and long-term survival among patients undergoing percutaneous coronary intervention of a chronic total occlusion in native coronary arteries: a 20-year experience. *J Am Coll Cardiol* 2001; **38**: 409–414.

29 Rathore S, Matsuo H, Terashima M *et al.* Procedural and in-hospital outcomes after percutaneous coronary intervention for chronic total occlusions of coronary arteries 2002 to 2008: impact of novel guidewire techniques. *JACC Interventions* 2009; **2**: 489.

30 Thompson C, Jayne JE, Robb JF *et al.* Retrograde techniques and the impact of operator volume on percutaneous intervention for coronary chronic total occlusions: An early US experience. *JACC Interventions* 2009; **2**: 834.

31 Kimura M, Katoh O, Tsuchikane E *et al.*, The Efficacy of a Bilateral Approach for Treating Lesions With Chronic Total Occlusions: The CART (Controlled Antegrade and Retrograde subintimal Tracking) Registry. *JACC Interventions* 2009: **2**: 1135.

32 Morino Y, Kimura T, Hayashi Y *et al.* In-Hospital Outcomes of Contemporary Percutaneous Coronary Intervention in Patients With Chronic Total Occlusion: Insights From the J-CTO Registry (Multicenter CTO Registry in Japan). *JACC Interventions* 2010: **3**:143.

33 Ellis SG, Ajluni S, Arnold AZ *et al.* Increased coronary perforation in the new device era. Incidence, classification, management, and outcome. *Circulation* 1994: **90**: 2725–2730.

34 Patel MR, Dehmer GJ, Hirshfeld JW *et al.* ACCF/SCAI/STS/AATS/AHA/ASNC 2009 Appropriateness Criteria for Coronary Revascularization. *J Am Coll Cardiol* 2009; **53**: 530–553.

35 Cheng ASH, Selvanayagam JB, Jerosch-Herold M *et al.* Percutaneous treatment of chronic total coronary occlusions improves regional hyperemic myocardial blood flow and contractility: insights from quantitative cardiovascular magnetic resonance imaging. *JACC Interventions* 2008; **1**: 44.

36 Grantham J, Jones PG, Cannon L, Spertus JA. Quantifying the Early Health Status Benefits of Successful Chronic Total Occlusion Recanalization: Results From the FlowCardia's Approach to Chronic Total Occlusion Recanalization (FACTOR) Trial. *Circ Cardiovasc Qual Outcomes* 2010; **3**: 284.

37 Van Belle M. Effects of stenting of recent or chronic coronary occlusions on late vessel patency and left ventricular function. *Am J Cardiol* 1997; **80**: 1150–1154.

38 Chung CM, Nakamura S, Tanaka K *et al.* Effect of recanalization of chronic total occlusions on global and regional left ventricular function in patients with or without previous myocardial infarction. *Catheter Cardiovasc Interv* 2003; **60**: 368–374.

39 Werner GS, Bahrmann P, Mutschke O *et al.* Determinants of target vessel failure in chronic total coronary occlusions after stent implantation: The influence of collateral function and coronary hemodynamics. *J Am Coll Cardiol* 2003; **42**: 219–225.

40 Baks T, van Geuns RJ, Duncker DJ *et al.* Prediction of left ventricular function after drug-eluting stent implantation for chronic total coronary occlusions. *J Am Coll Cardiol* 2006; **47**: 721.

41 Dorbala S, Hachamovitch R, Curillova Z *et al.* Incremental prognostic value of gated Rb-82 positron emission tomography myocardial perfusion imaging over clinical variables and rest LVEF. *JACC Cardiovascular Imaging* 2009; **2**: 846.

42 Hachamovitch R, Rozanski A, Hayes SW *et al.* Predicting therapeutic benefit from myocardial revascularization procedures: Are measurements of both resting left ventricular ejection fraction and stress-induced myocardial ischemia necessary? *J Nucl Cardiol* 2006; **13**: 768–778.

43 Galassi A, Werner GS, Tomasello SD *et al.* Prognostic

Value of Exercise Myocardial Scintigraphy in Patients with Coronary Chronic Total Occlusions. *J Interv Cardiol* 2010; **23**: 139–148.

44 Joyal D, Afilalo J, Rinfret S. Effectiveness of recanalization of chronic total occlusions: A systematic review and meta-analysis. *Am Heart J* 2010; **160**: 179–187.

45 Safley D, House JA, Marso SP *et al.* Improvement in survival following successful percutaneous coronary intervention of coronary chronic total occlusions: Variability by target vessel. *JACC Interventions* 2008; **1**: 295.

46 Saito S, Tanaka S, Hiroe Y *et al.* Angioplasty for chronic total occlusion by using tapered-tip guidewires. *Catheter Cardiovasc Interv* 2003; **59**: 305–11.

47 Stone GW, Kandzari DE, Mehran R *et al.* Percutaneous recanalization of chronically occluded coronary arteries: a consensus document: part II. *Circulation* 2005; **112**: 2530.

48 Di Mario C, Werner GS, Sianos G *et al.* European perspective in the recanalisation of Chronic Total Occlusions (CTO): consensus document from the EuroCTO Club. *EuroIntervention* 2007; **3**: 30.

49 Ge L, Qian JY, Liu XB *et al* Retrograde approach for the recanalization of coronary chronic total occlusion: preliminary experience of a single center. *Chinese Med J-Peking* 2010; **123**: 857–63.

50 Rathore S, Katoh O, Tuschikane E *et al.* A Novel Modification of the Retrograde Approach for the Recanalization of Chronic Total Occlusion of the Coronary Arteries: Intravascular Ultrasound-Guided Reverse Controlled Antegrade and Retrograde Tracking. *JACC Interventions* 2010; **3**: 155–164.

51 Van der Schaaf RJ, Claessen BE, Hoebers LP *et al.* Rationale and design of EXPLORE: a randomized, prospective, multicenter trial investigating the impact of recanalization of a chronic total occlusion on left ventricular function in patients after primary percutaneous coronary intervention for acute ST-elevation myocardial infarction. *Trials* 2010; **11**: 89.

52 Valenti R, Migliorini A, Signorini U *et al.* Impact of complete revascularization with percutaneous coronary intervention on survival in patients with at least one chronic total occlusion. *Eur Heart J* 2008; **29(19)**: 2336–2342.

2 第二部分

影像学

6 第6章

CT 造影：慢性完全闭塞病变中的应用

Hidehiko Hara，John R. Lesser，Nicholas Burke & Robert S. Schwartz
Minneapolis Heart Institute and Foundation，Minneapolis，MN，USA

（朱火兰 译）

引言

多层螺旋 CT（multislice computed tomography，MSCT）检查诊断不同患者人群的精准性已经得到证实[1-2]。它可通过测量斑块大小得出血管壁斑块形态和管腔狭窄程度[3]。

临床上，通过经皮冠状动脉介入（PCI）手段治疗慢性完全闭塞病变（CTO）仍然存在很大的问题，但这项技术在逐渐发展。最近的一系列观察发现，PCI 治疗的成功率已从 55% 提高到 80%。当然这与操作者的技术和经验、导丝的先进程度、CTO 的性质以及病例的特点有关[4]。CT 血管造影（CTA）的斑块成像技术的成熟和血管三维成像技术的发展，大大增加了利用 PCI 成功治疗 CTO 病变的希望。本章旨在讨论 CTA 在 CTO 治疗中的应用现状和前景。

CT 在冠状动脉疾病中的应用概述

CT 电子束（electron beam CT，EBCT）是最先诊断出冠状动脉钙化的手段[5]。钙化在 CTO 的形成过程中扮演着十分重要的角色。因此，诊断钙化的能力就显得很关键。研究发现，如果组织显示增强值大于 130 HU，往往提示冠状动脉斑块钙化[6]。有的研究发现，EBCT 通常会低估冠状动脉斑块的负荷，相比之下，现代的冠状动脉 CT

不会低估，还可以观察冠状动脉钙化的长度和分布情况[7-8]。

自从 2000 年第一代 MSCT 问世以来，CT 成像已得到长足的发展。现代 CT 能进行 64 层或更多层的扫描，性能稳定，变化较少。经过多年的验证，在评估冠状动脉病变的准确性方面，CT 评估已经得到证实[2]。在对近端冠状动脉斑块的分析上，CT 甚至可以达到与血管内超声类似的效果[9]。对于 CTO 的 PCI 治疗，MSCT 在临床上也已经得到了充分的应用[10-11]。

病理

CTO 的病理特点变化多样，往往取决于 CTO 的形成过程和堵塞机制。其中各种纤维粥样斑块和血栓都很常见[12]。急性事件中最常见的为斑块破裂导致血栓形成和血管堵塞[13]。胶原和钙化逐渐替代了原始的血栓和脂质成分（图 6.1）。CTO 近端和远端的边缘可被富含纤维组织的纤维帽覆盖，纤维帽之间是松软的内容物（图 6.2）。蛋白多糖在 CTO 斑块成分中也很重要。老年人 CTO 病变中常可以见到跟年龄相关、从脂质到钙化的内膜改变。

随着年龄的增加以及细胞炎症活动，从外膜到内膜下的斑块中的新生血管通道也会增加（图 6.3）。这些新生血管组分对内膜下斑块增生有一

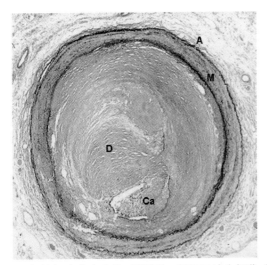

图 6.1　慢性闭塞病变中的"硬斑"。标记区域为钙化（组织病理制备过程中已部分切除）和致密纤维组织（D）。标记（M）和（A）分别为中膜和外膜。图中可见血管管腔完全闭塞（弹性蛋白染色）

定的抑制作用[14]。

CTA 的图像如何反映组织病理？

前期的研究表明，CTO 的再血管化十分重要。CTO 再血管化后，患者可获得临床预后的改善，包括症状缓解、运动负荷增加、左心室功能增加和延长生存期[15-18]。在做介入的过程中，闭塞的血管解剖上是三维的，但导丝通过闭塞病变只能在二维的图像上操作，这是导致介入治疗失败的重要原因之一（图 6.4）。

MSCT 提供的渐精准的三维解剖图像，使得 CTO 的介入治疗成功率大大升高。此外，在评估冠状动脉粥样硬化斑块时，鉴定冠状动脉粥样斑块的组成比评估管腔狭窄更困难。CTA 不单可以展现出狭窄的管腔，还可以反映血管壁和粥样硬化斑块的成分（图 6.5）。CTA 的潜力在于能在 PCI 之前直观评估 CTO 斑块，包括位置和钙化的体积、闭塞病变长度以及病变中的胆固醇负荷或纤维钙化的情况[19]（图 6.6）。

对于 CT 密度和空间分辨率，我们的期待是什么？

通过不同的钙化积分评分细则，CTA 可以清楚地分辨出钙化斑块，识别出富含脂质的斑块、纤维斑块以及可判断 CTO 斑块中钙化的严重程度。目前应用最普遍的是由 Agatston 提出的积分算法，即钙化定义为阈值大于 130 HU，面积阈值大于 1 mm²。这个积分是根据钙化斑块的面积乘以斑块密度来计算的[5]。这个积分具有预测冠心病猝死和无症状的高危患者非致死性心肌梗死预后的价值。此外，钙化是 CTO 血管重建失败的独立预测因素[20]。识别钙化是临床成功的重要预测因素之一。极重度钙化导致 CTO 图像的射束硬化和部分体积伪影形成。严重钙化与冠状动脉不良事件发生率高有关，而与斑块易损性相关性不大。

(a)
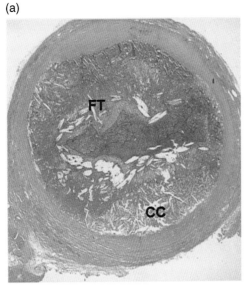

(b)
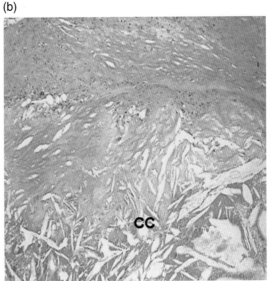

图 6.2　（a）慢性闭塞病变中的"软"斑。标记处为胆固醇结晶（CC）（胆固醇在组织病理制备过程中已部分切除）。图中可见疏松的纤维组织（FT）（苏木精-伊红染色）。（b）为（a）的放大图

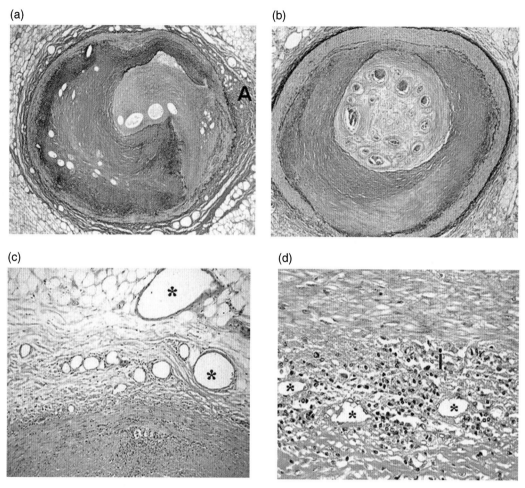

图 6.3　（a）人慢性完全闭塞毛细血管及新生血管的低能量观（A 表示外膜）。（b）与（a）类似，此图像显示闭塞的中央通道，形成新生血管通道。这种闭塞的外观往往提示由原来的血栓进展而来。（c 和 d）微小血管通道的高能量观，展示了这些通道周围的外膜毛细血管和炎症

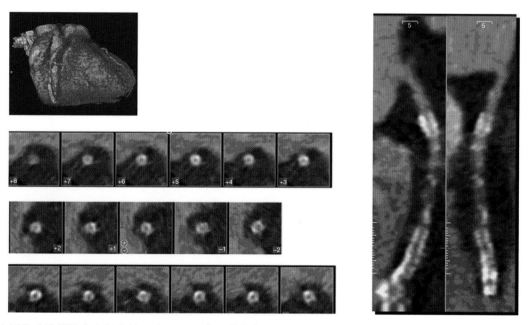

图 6.4　右冠状动脉慢性完全闭塞的心脏 CTA 图像。横截面和纵向图像显示植入支架的两个区域。斑块特征包括钙化与非钙化斑块

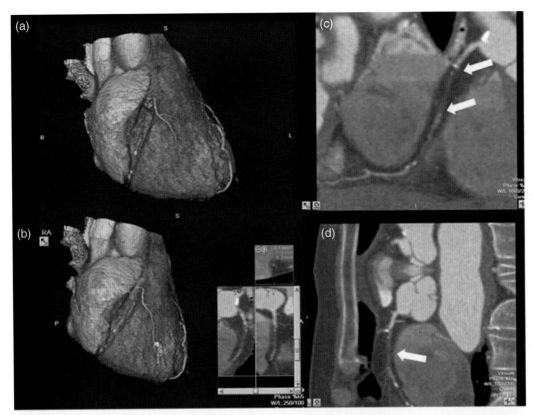

图 6.5   类似于图 6.4，心脏慢性完全闭塞病变的 CTA 图像显示钙化和非钙化斑块。箭头所指为慢性完全闭塞

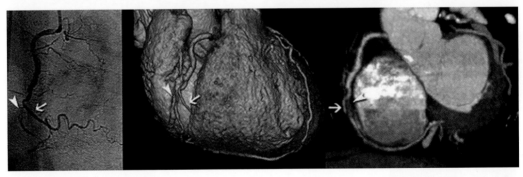

图 6.6   常规血管造影图像（左）显示右冠状动脉中段，右心室支（箭头处）远端的次全闭塞（箭头处）根据不同的 CT 图像后处理技术：容积面积（中）和最大强度投影（右）图像显示的次全闭塞（箭头处）和右室分支（箭头处）（来源：Mollet 等[3]）

此外，在介入过程中，明确 CTO 钙化斑块的位置和找出偏心钙化斑块的真腔十分重要。最近一项研究证实了 64 层螺旋 CT 对近端冠状动脉斑块体积的分类和量化的准确性。与血管内超声相比，研究者发现钙化斑块以及结构大于 2 mm 的低密度斑（脂质池）的密度至少 20 HU，均小于非钙化斑块周围组织的平均值[9]。

大多数 CT 软件可以创建冠状动脉树的三维重建图像、多平面重建以及最大强度投影图像。血管造影过程中，由于闭塞血管远端视野缺失，医生在闭塞段准确放置导丝受到限制，导致各种

技术手段实际效果不佳。而 CT 良好的空间分辨率、精确的路线图则可以给予医生精确的指导，以便在闭塞段更准确地放置导丝。

在最新的进展中，多层螺旋 CT 空间分辨率和时间分辨率会使用到更小的切片厚度和更短的旋转时间，从而减少了部分体积效应和运动伪影，改善了 CTO 成像效果。一项研究显示，16 层螺旋 CT 可以完全显示冠状动脉路径和斑块特征，提供更高分辨率的图像。因此，研究者得出结论，在螺旋 CT 引导下，CTO 病变的 PCI 治疗成功率大大提高[11]。

介入治疗的临床效果及影响

一些小型的研究表明，MSCT 在 CTO 患者 PCI 中取得了良好的效果。Yokoyama 和同事发现，由多层螺旋 CT 做出来的 23 个 CTO 病变斑块中，介入手术成功率为 91.3%[11]。研究者对 22 名患者 23 处 CTO 病变（平均年龄 69 岁 ±5 岁，17 名男性）进行了介入治疗，并在 PCI 术前进行了 16 层螺旋 CT 扫描。CTA 把所有的 CTO 段冠状动脉路线准确地展现出来，包括常规造影不能检测到明显成角的 CTO 病变（13%）。大多数病变的闭塞时间超过 3 个月（95.7%），其中 87% 的病例接受来自其他冠状动脉的 3 级侧支循环。病变长度为（15.8±10）mm，血管直径为（2.2±0.4）mm。钙斑分为三部分，包括非钙化部分、中度钙化部分、钙化完全部分。钙化斑块多数位于近端，或近端和远端。MSCT 显示 50% 的病灶为完全钙化斑块。作者认为，MSCT 应成为 CTO 介入治疗的有效工具。即使存在复杂钙化病变，也能取得很好的手术效果。

最近，Mollet 和 de Feyter 采用 16 层螺旋 CT，分析得出了 45 处 CTO 行 PCI 介入失败的独立预测因素[3]。他们发现，MSCT 的冠状动脉造影成像中，长闭塞段和严重钙化是介入失败的重要预测因素，而这两个变量都不能作为传统 CAG 的独立预测指标。同时，MSCT 期间，存在暴露在较高的辐射量的问题，（此前报道在 6.7 ～ 13.0 mSv[21-22]）。多层螺旋 CT 冠状动脉造影可以提供相应治疗策略，故可减少 CTO 的 PCI 手术时间，总辐射暴露剂量也可降低。

在最近的 64 层螺旋 CT 研究中，Kaneda、Saito 及其他人证明，在拟行 CTO 病变 PCI 治疗的患者中，已进行 MSCT 成像检测的患者介入治疗的成功率比没有做成像的患者高（87% *vs* 80%）。同时，他们认为 MSCT 图像中，不同血管的病变介入成功率有差异，在左前降支和回旋动脉的成功率为 91%（20/22 例），而右冠状动脉受到运动伪影的限制，成功率较前者低。他们的结论是，64 层螺旋 CT 是提高对 CTO 进行 PCI 治疗效果的一种很有前景的辅助手段[10]。

未来展望

MSCT 在过去十年中有了显著的发展。但临床上还需要更好的时间和空间分辨率支持。目前科学家们正在研究开发 256 层螺旋 CT 图像[23]，不断改进的新型号将会进一步改善这些参数。

结论

在 CTO 病变的 PCI 术前，进行多层螺旋 CT 冠状动脉造影术十分有用。因为这项技术不仅可以看到闭塞冠状动脉的真实的三维图像，还可以提示闭塞段的特征，如弯曲和严重钙化，而这些恰恰都是介入失败的独立预测因子。

随着这种技术的不断发展，操作上的困难会越来越少。但对于复杂的冠状动脉病变的介入治疗，如 CTO 病变的 PCI 治疗，仍然需要进一步探讨。

参考文献

1 Leber AW, Knez A, von Ziegler F *et al*. Quantification of obstructive and nonobstructive coronary lesions by 64-slice computed tomography: a comparative study with quantitative coronary angiography and intravascular ultrasound. *J Am Coll Cardiol* 2005; **46**: 147–154.

2 Raff GL, Gallagher MJ, O'Neill WW, Goldstein JA. Diagnostic accuracy of noninvasive coronary angiography using 64-slice spiral computed tomography. *J Am Coll Cardiol* 2005; **46**: 552–557.

3 Mollet NR, Hoye A, Lemos PA *et al*. Value of preprocedure multislice computed tomographic coronary angiography to predict the outcome of percutaneous recanalization of chronic total occlusions. *Am J Cardiol* 2005; **95**: 240–243.

4 Stone GW, Reifart NJ, Moussa I *et al*. Percutaneous recanalization of chronically occluded coronary arteries: a consensus document: Part II. *Circulation* 2005; **112**: 2530–2537.

5 Agatston AS, Janowitz WR, Hildner FJ, *et al*. Quantification of coronary artery calcium using ultrafast computed tomography. *J Am Coll Cardiol* 1990; **15**: 827–832.

6 Rumberger JA, Simons DB, Fitzpatrick LA *et al*. Coronary artery calcium area by electron-beam computed tomography and coronary atherosclerotic plaque area. A histopathologic correlative study. *Circulation* 1995; **92**: 2157–2162.

7 Rumberger JA, Sheedy PF, Breen JF, Schwartz RS. Electron beam computed tomographic coronary calcium score cutpoints and severity of associated angiographic lumen stenosis. *J Am Coll Cardiol* 1997; **29**: 1542–1548.

8　Rumberger JA, Sheedy PF, 3rd, Breen JF, Schwartz RS. Coronary calcium, as determined by electron beam computed tomography, and coronary disease on arteriogram. Effect of patient's sex on diagnosis. *Circulation* 1995; **91**: 1363–1367.

9　Leber AW, Becker A, Knez A *et al.* Accuracy of 64-slice computed tomography to classify and quantify plaque volumes in the proximal coronary system: a comparative study using intravascular ultrasound. *J Am Coll Cardiol* 2006; **47**: 672–677.

10　Kaneda H, Saito S, Shiono T *et al.* Sixty-four-slice computed tomography- facilitated percutaneous coronary intervention for chronic total occlusion. *Int J Cardiol* 2007; **115**: 130–132.

11　Yokoyama N, Yamamoto Y, Suzuki S *et al.* Impact of 16-slice computed tomography in percutaneous coronary intervention of chronic total occlusions. *Catheter Cardiovasc Interv* 2006; **68**: 1–7.

12　Aziz S, Ramsdale DR. Chronic total occlusions–a stiff challenge requiring a major breakthrough: is there light at the end of the tunnel? *Heart* 2005; **91**(Suppl 3): iii42–iii48.

13　Strauss BH, Segev A, Wright GA *et al.* Microvessels in chronic total occlusions: pathways for successful guidewire crossing? *J Interv Cardiol* 2005; **18**: 425–436.

14　Srivatsa SS, Edwards WD, Boos CM *et al.* Histologic correlates of angiographic chronic total coronary artery occlusions: influence of occlusion duration on neovascular channel patterns and intimal plaque composition. *J Am Coll Cardiol* 1997; **29**: 955–963.

15　Finci L, Meier B, Favre J, Righetti A, Rutishauser W. Long-term results of successful and failed angioplasty for chronic total coronary arterial occlusion. *Am J Cardiol* 1990; **66**: 660–662.

16　Puma JA, Sketch MH, Jr., Tcheng JE *et al.* Percutaneous revascularization of chronic coronary occlusions: an overview. *J Am Coll Cardiol* 1995; **26**: 1–11.

17　Rambaldi R, Hamburger JN, Geleijnse ML *et al.* Early recovery of wall motion abnormalities after recanalization of chronic totally occluded coronary arteries: a dobutamine echocardiographic, prospective, single-center experience. *Am Heart J* 1998; **136**: 831–836.

18　Suero JA, Marso SP, Jones PG *et al.* Procedural outcomes and long-term survival among patients undergoing percutaneous coronary intervention of a chronic total occlusion in native coronary arteries: a 20-year experience. *J Am Coll Cardiol* 2001; **38**: 409–414.

19　Mollet NR, Cademartiri F, de Feyter PJ. Non-invasive multislice CT coronary imaging. *Heart* 2005; **91**: 401–407.

20　Noguchi T, Miyazaki MS, *Morii I et al. Percutaneous transluminal coronary angioplasty of chronic total occlusions. Determinants of primary success and long-term clinical outcome. Catheter Cardiovasc Interv* 2000; **49**: 258–264.

21　Hunold P, Vogt FM, Schmermund A *et al.* Radiation exposure during cardiac CT: effective doses at multidetector row CT and electron-beam CT. *Radiology* 2003; **226**: 145–152.

22　Morin RL, Gerber TC, McCollough CH. Radiation dose in computed tomography of the heart. *Circulation* 2003; **107**: 917–922.

23　Mizuno N, Funabashi N, Imada M *et al.* Utility of 256-slice cone beam tomography for real four-dimensional volumetric analysis without electrocardiogram gated acquisition. *Int J Cardiol* 2007; **120**: 262–267.

7 第7章

CTO 的影像融合术和 CT 血管造影

Gary M. Idelchik[1] & Ariel Roguin[2]
[1] Trinity Clinic Cardiology，Tyler，TX，USA
[2] Rambam Medical Center and Israel Institute of Technology，Haifa，Israel

（朱火兰 译）

引言

约 30% 接受冠状动脉造影的患者存在慢性完全闭塞病变（CTO），这对于用经皮冠状动脉介入（PCI）治疗冠心病仍然是一个挑战。最近的数据表明，成功的经皮冠状动脉介入治疗 CTO 病变，可以增加左心室功能、提高生活质量。更重要的是，延长生存期[1-11]。此外，在出现 ST 段抬高型心肌梗死（STEMI）患者中，非梗死相关动脉 CTO 的存在已被证明是临床预后差、死亡率增加的独立预测因素[12-13]。

尽管随着各种技术和设备的不断开发和投入使用，对 CTO 的 PCI 治疗成功率随之升高。但这类冠心病的临床亚型的治疗仍然存在技术上的挑战，需要大量的导管室资源支持[3, 5, 14-20]。

导致 CTO 进行 PCI 失败的临床和解剖因素包括：时间 > 3 个月，中度或重度钙化，病变长度 > 15 mm，TIMI 0 级血流，CTO 呈锥形树桩形态，顺行侧支循环的存在，涉及 CTO 的血管近端迂曲和闭塞部位的侧分支开放[21-22]。然而，经皮治疗 CTO 的困难在很大程度上来源于侵入性冠状动脉造影固有的局限性，它只能提供对冠状动脉慢性闭塞血管的明显管腔的显影。

造影无法提供血管壁的重要信息，比如慢性病变长度和组成、闭塞的血管段的角度、位置以及其侧支。这些形态学信息的缺失，有 60% ~ 80% 的概率导致导丝无法穿过 CTO，是造成 PCI 治疗失败的主要原因[23-26]。

随着多层螺旋 CT 冠状动脉造影诊断的准确性（CTCA）良好的发展，它能提供冠状动脉造影不能得到的重要信息，如心外膜冠状动脉的解剖特点和狭窄[27-36]。通过对冠状动脉树的三维结构的显影，CTCA 可描述闭塞病变的轨迹、侧支的位置、残端的形态、斑块的质量和成分、钙化的分布[33-36]。此外，CTCA 提供对闭塞长度精确的测量，同时不缩短血管直径、长度和面积。还可以确定冠状动脉造影时评判病变的最佳观测角度[33-43]。

在 CTCA 的帮助下，CTO 的 PCI 治疗效果大大改善，并得到了充分证实。故建议在进行 PCI 治疗前先进行 CTCA 检查，充分利用 CTCA 提供的形态学信息，可以使导丝通过率增加，手术的成功率也大大提高[37-49]。CTCA 可以显示闭塞段的三维轨迹和形态特征。血管壁软斑块和钙化沉积与心外膜血管近端和远端的 CTO 病变的解剖，对于 CTO 独立评估十分有用，为对 CTO 病变进行 PCI 提供强有力的辅助信息。

然而，如果提供由 CTCA 和冠状动脉造影术融合叠加的信息，理论上可以进一步提高 CTO 的形态学和解剖学评估的精确性，提高导丝通过率，经皮治疗这种 CTO 病变成功率也大大提高。我们采用 AngioCt 软件评估实时混合 CTCA 和造影成像这一新方法的准确性和可行性（Shina 系统，凯撒利亚，以色列）[50]。类似的系统目前正在使用，在不久的将来会成为大多数导管室中不可缺少的组成部分。

如何进行影像融合

详细的方法和工作模式的描述前期已发表[50]。简单来说，在我们的操作中，CTCA 使用的是飞 利 浦 Brilliance 64 通 道 CT 或 者 GELightSpeed VCT 64 层螺旋 CT。轴数据库来源于重建心电门控的原始数据，随后这些数据被发送到一个远程工作站（CardioCt，Shina 系统，凯撒利亚，以色列）进行进一步的处理和分析。

各冠状动脉重建显示为一个三维（3D）冠状动脉树或弯曲的多平面重建各冠状动脉（multi-planar reformat，MPR）。AngioCt 收集和存储 CT 数据和三维重建。在我们的操作中，侵入性血管造影使用西门子 AXIOM Artis*d*TC 导管实验室，选取在心脏舒张期的 CTO 图像输入到系统中，显示在一个单独的屏幕。同角度的心外膜血管的 CTO 病变由 CTCA 衍生的三维图像显示在分屏上（图 7.1 和 7.2）。在 CT 和血管造影图像上标注

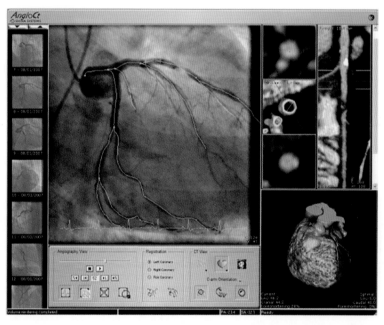

图 7.1　上图为冠状动脉造影和 CTCA 成像计算机屏幕显示的外观，以及两者的影像融合。屏幕右侧显示有创冠状动脉造影图像。屏幕的左侧是在长轴和短轴显示的动脉 CTCA 图像（血管内超声等）。屏幕的中心显示影像融合图像。在造影图像顶端的蓝线代表动脉 CTCA 重建。沿着血管标记，"滚动"造影的图像并看到相应区域的 CTCA 图像

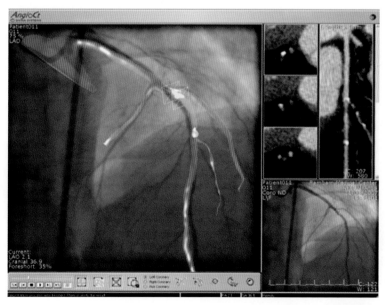

图 7.2　该联合配准图像也可以显示为在静态血管造影图像上重叠的动脉的三维重建，以便更好地显示和定位管腔狭窄和钙化区域

参考点。在 CTCA 数据再叠加和投影上加工血管造影数据（图 7.3）。AngioCt 软件可以在对应的 CTCA 的 MPR 角度滚动查看相同区域的血管造影图像，允许显示 CTO 闭塞段血管和相应的解剖和形态特征的显影。该软件还可以估测最好的 C 形臂的角度，减少 PCI 过程中的透视和血管重叠。处理过程通常需要不到 30 s。

我们对系统进行了前期验证实验，随后 AngioCt 系统被连接到西门子 AXIOM Artis dTC 血管造影系统，使用一个额外的 DICOM 数据输出信道。该连接与系统正常的工作流程并行进行，不影响临床导管室正常的数据收集和归档。这些连接可在检查室直接访问存档的 CTCA 图像。

使用融合系统对 CTO 行 PCI 的初步经验

研究人群包括连续进行冠状动脉造影和临床指导下行 CTCA 检查的患者。CT 扫描与冠状动脉造影间隔时间为 0 ～ 21 天。介入之前，CTCA 数据进行非在线的方式重建。共有 25 位 CTO 病例采用融合方式，展现其软斑块和混合斑块形态。所有的病例均成功地进行了影像融合。共同融合的图像还可以用于确定技术路径和缺失段的合成，为定位导丝方向提供最佳角度。

16 名患者成功进行再通，3 名由于重度钙化和长段闭塞而失败（图 7.1、图 7.2、图 7.3）。基于共同影像融合，6 名未行经皮冠状动脉介入治疗。其中，2 名患者需要通过双侧冠状动脉的侧动脉进入和注射，以便导丝推进过程中显示血管段。

相比在冠状动脉造影术之前仅看 CTCA 的结果，图 7.4 和图 7.5 显示了在对 CTO 病变行 PCI 过程中应用融合影像系统的先进性。在经 PCI 过程中，通过叠加融合 CTCA 和冠状动脉造影两者的信息，左前降支（LAD）动脉闭塞段以及对角支开口均得到显影，这样有助于保证导丝顺利推送，保证随后对这种复杂 CTO 病变进行球囊扩张以及支架置入操作的准确性。

结论

在 CAD 及 STEMI 的患者中，通过 PCI 治疗 CTO 病变已经被证明有显著的临床效益且死亡率降低[1-13]。由于侵入性冠状动脉造影有一定的局限性，心外膜冠状动脉血管的解剖形态，及 CTO 病变不能充分显影，经 PCI 治疗这种类型的 CTO 病变仍充满了挑战性。CTCA 可以对闭塞段的长度和角度进行评价，还可以提供血管壁以及 CTO 病变部位的钙化内容物以及软斑等相关信息[27-36]。CTCA 也可以用来确定最佳的角度，以最小的透视和血管重叠的办法，了解闭塞段相关情况，便于在 PCI 治疗过程中导丝的推进[36-43]。此前，应用 CTCA 评价冠状动脉 CTO 病变与侵入性冠状动脉造影相互独立。回顾之前 PCI 术前影像检查，并无与手术同时进行实时 CTCA 评估的实例。

在此，我们提出了实时 CTCA 和冠状动脉造影融合影像（是一种可以改善经皮介入 CTO 病变效果的新方法）。在 CTO 病变，尤其是在曲折和高度钙化病变的介入过程中，导丝从近端穿过闭塞段到远端时，CTCA 以及冠脉造影所提供的综

(a)

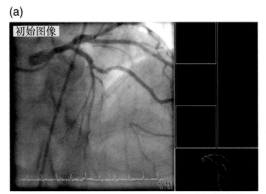

(b)

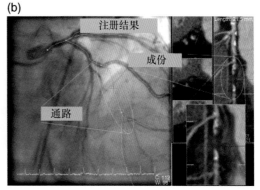

图 7.3　CTO 路径与构图。LAD 慢性完全闭塞的冠状动脉造影图像。用于 C 形臂定位下，CTCA 的三维重建在屏幕的左下方面板显示（a）。CTCA 与冠状动脉造影配准结果，AngioCt 投影冠状动脉树的 3D 图像到二维造影图像（b）。生成的投影显示了 LAD 段，并提供了一个处理 CTO 的图

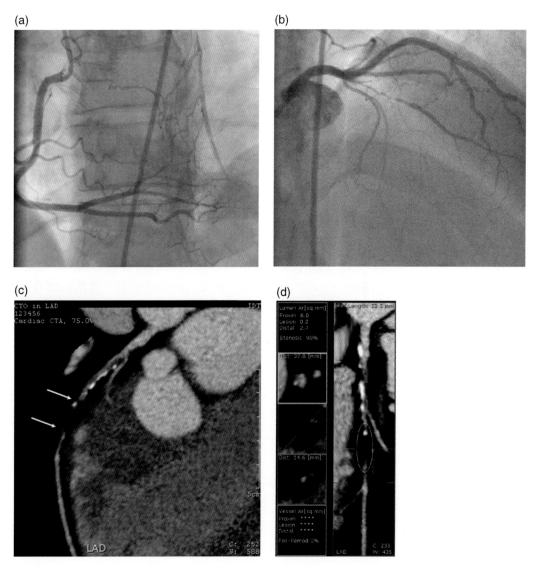

图 7.4 LAD 的 CTO 侵入性血管造影和 CTCA 成像。左冠状动脉注射显示 LAD 中段 CTO 和对角动脉严重狭窄（**a**）。右冠状动脉注射证实侧支逆行充盈前降支 CTO 远端（**b**）。CTCA 和冠状动脉树的三维曲面 MPR 图像显示前降支的闭塞远端和对角支之间的关系，同时还提供关于 CTO 长度和组成的信息（分别为 **c** 和 **d**）

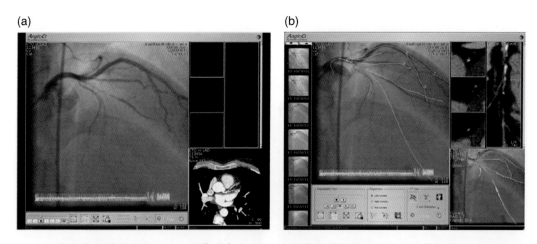

图 7.5 LAD CTO 侵入性血管造影和 CTCA 图像融合和 PCI。左冠状动脉起始段的介入造影图像显示 LAD 的 CTO（**a**）。CTCA 的三维重建和钙化的图像叠加到前降支侵入性的血管造影图像，提供改进的 CTO 和原 LAD 解剖图（**c**）。前降支 CTO 部位的 CTCA 配准展现了斑块的构成、位置以及形态（**d**）。利用联合配准提供的信息，导丝轻轻穿过到 CTO 的软斑块中，安全地向原前降支远处延伸。在 PCI 过程中，通过显影的 CTO 的组成和原动脉段，成功对闭塞血管再血管化（**e**）。LAD 的球囊成形术和随后的支架植入（**f**）。最终结果（**g**）

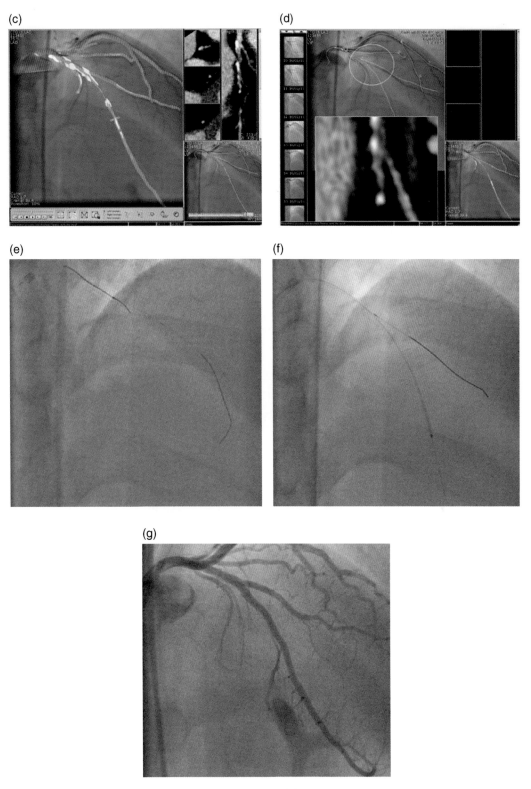

图 7.5（续）

合信息，使角度三维成化、立体化、复杂管腔的路径和 CTO 的组成部分，理论上可提高安全性以及成功率。

在 PCI 之前，积极了解 CTO 病变的组成和长度，也有助于制订、执行、调整适当的以及有针对性的介入策略，进一步提高介入的成功率。混合实时 CTCA 和侵入性血管造影两者融合影像可以提供更多的信息，减少操作时间，降低造影剂肾病的发生率，减少 CTO 病变患者接受 PCI 的辐射暴露。

目前这代影像融合软件的技术局限是，在介入的过程中，它只提供动脉的静态图像，而不是实时的动态的血管图像。另外，图像融合需要高质量的图像和明确冠状动脉血管解剖和斑块组成，因此只应用于那些能提供优质的 CTCA 扫描图像的患者。

虽然目前的数据还不足以在对 CTO 进行 PCI 之前推荐常规做 CTCA 成像检查。但随着多层螺旋 CT 技术的进步，时间和空间分辨率越来越高，使其在一个心跳的时间构架整个冠状动脉血管成像，将大大改进成像质量，适用于大多数患者。此外，随着实时动态融合图像技术和相关算法的发展，将降低 CTCA 辐射暴露，进一步增加 CTCA 联合冠状动脉造影实时混合图像融合的效果和应用，同时最小化与此相关的附加辐射暴露[51-53]。

评估使用实时 CTCA 和冠状动脉造影的影像融合术，对 CTO 病变患者行 PCI 手术治疗的效果，仍然需要较大的患者例数进行随机对照研究，以估测其成功率、术后并发症发生率、总手术时间、造影剂肾病的发生率和累积辐射剂量。

参考文献

1　Hoye A, Tanabe K, Lemos PA et al. Significant reduction in restenosis after the use of sirolimus-eluting stents in the treatment of chronic total occlusions. *J Am Coll Cardiol* 2004; **43**: 1954–8.

2　Ge L, Iakovou I, Cosgrave J et al. Immediate and mid-term outcomes of sirolimus-eluting stent implantation for chronic total occlusions. *Eur Heart J* 2005; **26**: 1056–62.

3　Colombo A, Chieffo A. Drug-eluting stent update 2007: Part III: Technique and unapproved/unsettled indications (left main, bifurcations, chronic total occlusions, small vessels and long lesions, saphenous vein grafts, acute myocardial infarctions, and multivessel disease). *Circulation* 2007; **116**: 1424–32.

4　Stone GW, Kandzari DE, Mehran R et al. Percutaneous recanalization of chronically occluded coronary arteries: A consensus document: Part I. *Circulation* 2005; **112**: 2364–72.

5　Stone GW, Reifart NJ, Moussa I et al. Percutaneous recanalization of chronically occluded coronary arteries: A consensus document: Part II. *Circulation* 2005; **112**: 2530–7.

6　Melchior JP, Doriot PA, Chatelain P et al. Improvement of left ventricular contraction and relaxation synchronism after recanalization of chronic total coronary occlusion by angioplasty. *J Am Coll Cardiol* 1987; **9**: 763–8.

7　Noguchi T, Miyazaki MS, Morii I et al. Percutaneous transluminal coronary angioplasty of chronic total occlusions. Determinants of primary success and long-term clinical outcome. *Catheter Cardiovasc Interv* 2000; **49**: 258–64.

8　Suero JA, Marso SP, Jones PG et al. Procedural outcomes and long-term survival among patients undergoing percutaneous coronary intervention of a chronic total occlusion in native coronary arteries: A 20-year experience. *J Am Coll Cardiol* 2001; **38**: 409–14.

9　Dzavik V, Carere RG, Mancini GB et al. Predictors of improvement in left ventricular function after percutaneous revascularization of occluded coronary arteries: A report from the Total Occlusion Study of Canada (TOSCA). *Am Heart J* 2001; **142**: 301–8.

10　Olivari Z, Rubartelli P, Piscione F et al. Immediate results and one-year clinical outcome after percutaneous coronary interventions in chronic total occlusions: Data from a multicenter, prospective, observational study (TOAST-GISE). *J Am Coll Cardiol* 2003; **41**:1672–78.

11　Suttorp MJ, Laarman GJ, Rahel BM et al. Primary Stenting of Totally Occluded Native Coronary Arteries II (PRISON II): A randomized comparison of bare metal stent implantation with sirolimus-eluting stent implantation for the treatment of total coronary occlusions. *Circulation* 2006; **114**: 921–28.

12　Moreno R, Conde C, Perez-Vizcayno MJ et al. Prognostic impact of a chronic occlusion in a noninfarct vessel in patients with acute myocardial infarction and multivessel dis-ease undergoing primary percutaneous coronary intervention. *J Invasive Cardiol* 2006; **18**: 16–19.

13　van der Schaaf RJ, Vis MM, Sjauw KD et al. Impact of multivessel coronary disease on long-term mortality in patients with ST-elevation myocardial infarction is due to the presence of a chronic total occlusion. *Am J Cardiol* 2006; **98**: 1165–69.

14　Matsubara T, Murata A, Kanyama H, Ogino A. IVUS-guided wiring technique: Promising approach for the chronic total occlusion. *Catheter Cardiovasc Interv* 2004; **61**: 381–86.

15　Ito S, Suzuki T, Ito T et al. Novel technique using intravascular ultrasound-guided guidewire cross in coronary intervention for uncrossable chronic total occlusions. *Circ J* 2004; **68**: 1088–92.

16　Colombo A, Mikhail GW, Michev I et al. Treating chronic total occlusions using subintimal tracking and reentry: The STAR technique. *Catheter Cardiovasc Interv* 2005; **64**: 407–411; discussion 412.

17　Stone GW, Colombo A, Teirstein PS et al. Percutaneous recanalization of chronically occluded coronary arteries: Procedural techniques, devices, and results. *Catheter Cardiovasc Interv* 2005; **66**: 217–36.

18　Surmely JF, Tsuchikane E, Katoh O et al. New concept for CTO recanalization using controlled antegrade and retrograde subintimal tracking: the CART technique. *J Invasive Cardiol* 2006; **18**: 334–38.

19　Saito S. Different strategies of retrograde approach in

coronary angioplasty for chronic total occlusion. *Catheter Cardiovasc Interv* 2008; **71**: 8–19.

20　Suzuki T, Hosokawa H, Yokoya K *et al*. Time-dependent morphologic characteristics in angiographic chronic total coronary occlusions. *Am J Cardiol* 2001; **88**: 167–169, A5–A6.

21　Puma JA, Sketch MH Jr, Tcheng JE *et al*. Percutaneous revascularization of chronic coronary occlusions: an overview. *J Am Coll Cardiol* 1995; **26**: 1–11.

22　Tan KH, Sulke N, Taub NA *et al*. Determinants of success of coronary angioplasty in patients with a chronic total occlusion: a multiple logistic regression model to improve selection of patients. *Br Heart J* 1993; **70**: 126–131.

23　Stone GW, Reifart NJ, Moussa I *et al*. Percutaneous recanalization of chronically occluded coronary arteries: a consensus document: part II. *Circulation* 2005; **112**: 2530–2537.

24　Suero JA, Marso SP, Jones PG *et al*. Procedural outcomes and long-term survival among patients undergoing percutaneous coronary intervention of a chronic total occlusion in native coronary arteries: a 20-year experience. *J Am Coll Cardiol* 2001; **38**: 409–414.

25　Hoye A, van Domburg RT, Sonnenschein K, Serruys PW. Percutaneous coronary intervention for chronic total occlusions: the Thoraxcenter experience 1992-2002. *Eur Heart J* 2005; **26**: 2630–2636.

26　Kinoshita I, Katoh O, Nariyama J *et al*.Coronary angioplasty of chronic total occlusions with bridging collateral vessels: immediate and follow-up outcome from a large single-center experience. *J Am Coll Cardiol* 1995; **26**: 409–15.

27　Leschka S, Alkadhi H, Wildermuth S. Images in cardiology. Collateral circulation in aortic coarctation shown by 64 channel multislice computed tomography angiography. *Heart* 2005; **91**: 1422.

28　Raff GL, Gallagher MJ, O'Neill WW, Goldstein JA. Diagnostic accuracy of noninvasive coronary angiography using 64-slice spiral computed tomography. *J Am Coll Cardiol* 2005; **46**: 552–557.

29　Leber AW, Knez A, von Ziegler F *et al*. Quantification of obstructive and nonobstructive coronary lesions by 64-slice computed tomography: A comparative study with quantitative coronary angiography and intravascular ultrasound. *J Am Coll Cardiol* 2005; **46**: 147–154.

30　Ehara M, Surmely JF, Kawai M *et al*. Diagnostic accuracy of 64-slice computed tomography for detecting angiographically significant coronary artery stenosis in an unselected consecutive patient population: Comparison with conventional invasive angiography. *Circ J* 2006; **70**: 564–571.

31　Budoff MJ, Dowe D, Jollis JG *et al*. Diagnostic performance of 64-multidetector row coronary computed tomographic angiography for evaluation of coronary artery stenosis in individuals without known coronary artery disease: Results from the prospective multicenter ACCURACY (Assessment by Coronary Computed Tomographic Angiography of Individuals Undergoing Invasive Coronary Angiography) trial. *J Am Coll Cardiol* 2008; **52**: 1724–1732.

32　Ehara M, Kawai M, Surmely JF *et al*. Diagnostic accuracy of coronary in-stent restenosis using 64-slice computed tomography: Comparison with invasive coronary angiography. *J Am Coll Cardiol* 2007; **49**: 951–959.

33　Schoepf UJ, Zwerner PL, Savino G *et al*. Coronary CT angiography. *Radiology* 2007; **244**: 48–63.

34　Chartrand-Lefebvre C, Cadrin-Chenevert A, Bordeleau E *et al*. Coronary computed tomography angiography: overview of technical aspects, current concepts, and perspectives. *Can Assoc Radiol J* 2007; **58**: 92–108.

35　Dowe DA. The case in favor of screening for coronary artery disease with coronary CT angiography. *J Am Coll Radiol* 2007; **4**: 289–294.

36　Orakzai SH, Orakzai RH, Nasir K, Budoff MJ. Assessment of cardiac function using multidetector row computed tomography. *J Comput Assist Tomogr* 2006; **30**: 555–563.

37　Mollet NR, Hoye A, Lemos PA *et al*.Value of preprocedure multislice computed tomographic coronary angiography to predict the outcome of percutaneous recanalization of chronic total occlusions. *Am J Cardiol* 2005; **95**: 240–243.

38　Soon KH, Cox N, Wong A *et al*. CT coronary angiography predicts the outcome of percutaneous coronary intervention of chronic total occlusion. *J Interv Cardiol* 2007; **20**: 359–366.

39　Gollapudi RR, Valencia R, Lee SS *et al*. Utility of three-dimensional reconstruction of coronary angiography to guide percutaneous coronary intervention. *Catheter Cardiovasc Interv* 2007; **69**: 479–482.

40　Greil GF, Kuettner A, Flohr T *et al*. High-resolution reconstruction of a waxed heart specimen with flat panel volume computed tomography and rapid prototyping. *J Comput Assist Tomogr* 2007; **31**: 444–448.

41　Green NE, Chen SY, Hansgen AR *et al*. Angiographic views used for percutaneous coronary interventions: a three-dimensional analysis of physician-determined vs. computer-generated views. Catheter Cardiovasc Interv. 2005; **64**:451–459.

42　Gradaus R, Mathies K, Breithardt G, Bocker D. Clinical assessment of a new real time 3D quantitative coronary angiography system: evaluation in stented vessel segments. *Catheter Cardiovasc Interv* 2006; **68**: 44–49.

43　Garcia JA, Movassaghi B, Casserly IP *et al*. Determination of optimal viewing regions for X-ray coronary angiography based on a quantitative analysis of 3D reconstructed models. *Int J Cardiovasc Imaging* 2009; **25**: 455–462.

44　Yokoyama N, Yamamoto Y, Suzuki S *et al*. Impact of 16-slice computed tomography in percutaneous coronary intervention of chronic total occlusions. *Catheter Cardiovasc Interv* 2006; **1**: 1–7.

45　Hecht HS. Applications of multislice coronary computed

tomographic angiography to percutaneous coronary intervention: how did we ever do without it? *Catheter Cardiovasc Interv* 2008; **71**: 490–503.

46　Ehara M, Surmely JF, Kawai M *et al*. Diagnostic accuracy of 64-slice computed tomography for detecting angiographically significant coronary artery stenosis in an unselected consecutive patient population: comparison with conventional invasive angiography. *Circ J* 2006; **70**: 564–571.

47　Otsuka M, Sugahara S, Nakamura M *et al*. Optimal fluoroscopic view selection for percutaneous coronary intervention by multislice computed tomography. *Int J Cardiol* 2007; **118**: e94–6.

48　Mariko Ehara, MD, Mitsuyasu Terashima, MD *et al*. Impact of multislice computed tomography to estimate difficulty in wire crossing in percutaneous coronary intervention for chronic total occlusion. *J Invasive Cardiol* 2009; **21**: 575–582.

49　García-García HM, van Mieghem CA, Gonzalo N *et al*. Computed tomography in total coronary occlusions (CTTO registry): radiation exposure and predictors of successful percutaneous intervention. *EuroInterv* 2009; **4**: 607–661.

50　Roguin A, Abadi S, Engel, A, Beyar R. Novel method for real-time hybrid cardiac CT and coronary angiography image registration: visualizing beyond luminology, proof-of-concept. *EuroInterv* 2009; **4**: 648–653.

51　d'Agostino AG, Remy-Jardin M, Khalil C *et al*. Low-dose ECG-gated 64-slices helical CT angiography of the chest: evaluation of image quality in 105 patients. *Eur Radiol* 2006; **16**: 2137–2146.

52　Kim MJ, Park CH, Choi SJ *et al*. Multidetector computed tomography chest examinations with low-kilovoltage protocols in adults: effect on image quality and radiation dose. *J Comput Assist Tomogr* 2009; **33**: 416–421.

53　Bedayat A, Rybicki FJ, Kumamaru K *et al*. Reduced exposure using asymmetric cone beam processing for wide area detector cardiac CT. *Int J Cardiovasc Imaging* 2012; **28**: 381–388.

光学相干断层成像（OCT）指导 CTO 病变的治疗

Nicola Viceconte，Rodrigo Teijeiro–Mestre，Nicolas Foin，Alistair C. Lindsay & Carlo Di Mario
Royal Brompton Hospital，London，UK

（朱舜明　译）

引言

冠状动脉慢性完全闭塞病变（CTO）PCI 是心脏介入医生面临的最大挑战之一。据估计，在已知或怀疑冠状动脉疾病的所有血管造影中，CTO 的病变大概占三分之一[1]。近年技术的进步，使以前只能药物治疗或者转外科手术治疗的患者，有了通过内科手段开通血管的机会。尽管如此，CTO 病变所面临的巨大困难让很多术者止步[2]。

对 CTO 病变进行成功 PCI 的重要步骤是充分了解病变。在这一方面，X 线冠状动脉造影内在的缺陷是，不能为术者完整显示出闭塞血管的走行，因此，硬导丝很大程度上是在进行盲目的操作。此外，我们只能从 X 线上粗略观察有无钙化，而不能观察闭塞病变的组成成分。最后，理想的支架尺寸和位置是保证长期血管通畅的因素，但是在慢性闭塞血管中，我们很难精确了解弥漫闭塞病变的情况。因此，我们非常需要新的影像技术来指导我们进行 CTO 治疗。

在这一章中，我们将重点介绍光学相干断层成像（optical coherence tomography，OCT）在 CTO 治疗中的作用，给出使用 OCT 的原则，总结目前为止的研究结果，提出未来 PCI 中可能的应用。

冠状动脉内 OCT 的规范

OCT 是相对比较新的影像工具，可以实现高分辨率断层扫描，从而揭示组织的细微结构[3]。超声从背光反射接收信息，从而形成图像[4]，而 OCT 是在红外线范围内，使用生物组织所反射的光来形成图像。光学背反射强度是测量组织间折射不连续性的指标，用于产生动脉周围的图像[5]。移动 OCT 成像控制台包含光学成像系统和计算机接口。成像探头最大直径为 0.019 英寸（包括标准的 0.014 英寸透亮弹簧圈尖端）（1 英寸 = 2.54 cm），在半透明的鞘内包含了一个光纤核心。第一个商品化的 OCT 系统（时域 TD）要求用低压球囊阻断近端的血流，然后在 OCT 探针后撤的时候，远端造影剂充盈。血细胞可引起多次光散射和大量信号衰减，因此必须在图像获得的过程中清除血细胞[6]。由于较低的速度和扫描直径，这个操作限制了测量的长度。此外，在测量的过程中往往会引起冠状动脉供血区域的心肌缺血，导致胸部不适、心律失常以及心电图改变[7]。

随后，开发了新一代 OCT 系统（频域 OCT）来克服这一局限性[8]。最明显的是，第二代 OCT 系统不需要短暂的球囊阻断靶动脉。更快的数据采集回撤速度（20 mm/s）及五倍的帧速率，使冠状动脉内的血液仅仅被造影剂暂时取代几秒钟，就能采集较长的冠状动脉信息[9]。然而，即使是 FD-OCT，深入渗透到周围组织的能力也有限（通常小于 3 mm），从而限制评估动脉壁更深层次的生物结构的可能性，如外弹性膜[10]。

另一方面，与血管内超声相比，OCT 的主要优点是获得的图像的高分辨率（表 8.1）[11-12]。虽然理论上 OCT 图像的轴向分辨率高达 3 μm，但在实际应用中，冠状动脉成像的空间分辨率在 10 ～ 15 μm [13]。因此，OCT 所产生的极佳的动脉血管壁图像，可以观察到迄今为止其他技术不能很好地观察到的组织结构，其中包括内膜中层厚度、粥样硬化斑块的纤维帽厚度，甚至个别斑块成分如脂质、钙化或纤维化组织的确切位置[10, 14]。回顾性研究正在探寻从 OCT 研究获得的信息是否可用于识别真正的"易损"斑块，而易损斑块是最可能导致后续临床事件的斑块。

OCT 在 CTO 病变支架置入术前评估中的应用

CTO 治疗中最根本的挑战是冠状动脉导丝通过病变段，这是一个非常复杂的过程，因为导丝有可能穿入内膜下并形成一个假腔，有时甚至完全穿出血管。对无残端的 CTO 病变，从起源于闭塞部位的分支进行 IVUS 回撤，可用来确定闭塞部位。与 IVUS 相比，OCT 具有相同或者更佳的识别残端的能力，但是，OCT 需要注射对比剂，使开通后导丝的定位变得复杂（图 8.1）。同样，第一根导丝进入内膜下后，IVUS 可以成功指引第二根导丝进入血管真腔（IVUS 指导下再入），使得

表 8.1　血管内超声（intravascular ultrasound，IVUS）和 OCT 的成像能力比较

	IVUS	OCT
分辨率	100 ～ 150 μm	10 ～ 15 μm
扫描直径	8 ～ 10 mm	8 ～ 10 mm
最大穿透深度	4 ～ 8 mm	1.5 ～ 3.0 mm
帧速率	30 帧 /s	160 帧 /s

IVUS 成为提高 CTO 病变成功率的有力工具[15-16]。而 OCT 成像却只能在导丝成功通过病变段，且血液能有效清除时成像。当 OCT 导管位于夹层中时，为获得 OCT 影像而注射对比剂将增加夹层延展的风险，因此限制了 OCT 的应用（图 8.2）。在 CTO 病变中，OCT 最好用于通过且扩张病变部位后。只有当成功到达远端血管，OCT 回拉成像就可以进行精确地测量一些重要的血管参数，包括病变长度、管径、血管壁是否损伤、内膜下部分的长度，以及动脉管壁的成分[17]。

CTO 长度评估及支架长度预测

药物洗脱支架（DES）治疗 CTO 可以降低血管的再狭窄和闭塞率[18]。DES 未能完全覆盖病变，尤其是 CTO 病变，将导致再狭窄率增高[19]。OCT 可以识别近端和远端足够"健康"的血管参考段，从而精确预估支架的长度。此外，OCT 可以显示

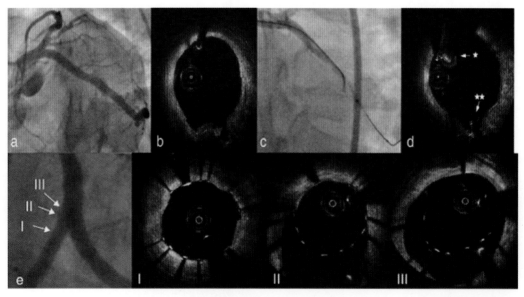

图 8.1　（**a**）起源于优势 LCx 中段的后侧支 CTO。（**b**）介入前的 OCT 精确显示 CTO 进入点的位置和形态。（**c**）Venture 导管上偏倚的导丝和 LCx 内的 OCT 探头。（**d**）Venture 导管的影像指引导丝往 OCT 探头方向。OCT 证实导丝穿刺入 CTO 进入点。（**e**）在后侧支植入支架后的造影图像和相应 OCT 图像（Ⅰ～Ⅲ）。没有最终对吻扩张前的 OCT 影像。（Ⅰ）后侧支分叉远端支架完全贴壁；（Ⅱ）在分叉平面漂浮的支架梁；（Ⅲ）分叉近端 LCx 内未贴壁的支架梁

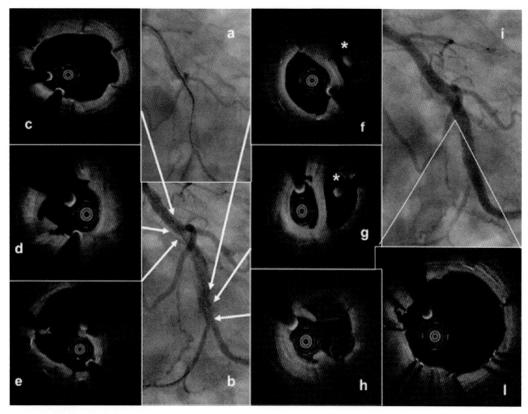

图 8.2　OCT 证实严重回旋支病变治疗过程中的假腔。Cypher 2.75×33 mm 支架 20 atm 释放，近端 3.0 后扩张 26 atm，LCx-OM 3.0 和 2.0 球囊 12 atm 对吻扩张。（a）初始图像；（b）经过治疗后；（c）近端血管 OCT；（d）支架中断，支架梁不可见；（e）LCx-OM 分叉病变；（f 和 g）血管双层管腔结构，可见第二根导丝（星号）；（h）双层管腔终止；（i）最终造影结果；（Ⅰ）最终 OCT 结果

造影以及有时 IVUS 也不能识别的影像细节，如 CTO 导丝从内膜下通过以及支架远端的情况。

　　血管的纵轴成像快照在成像后很快就能显示在 OCT 控制台底部的屏幕上，使术者能快速判断病变的长度和管腔直径。通过在长轴上沿图像移动光标，病变段的长度可以被精确到毫米进行测量。在某些特定的节段精确评估管腔横截面积（mm²），将有助于指导治疗决策。

血管壁成分评价

　　除了快速判断病变长度外，OCT 能够提供血管壁组成的精确信息，包括脂肪、纤维组织、钙化和纤维帽的存在和完整性[10, 14]。与其他病变相比，CTO 通常包括更大的斑块负荷、更长的节段，以及大量钙化的沉积[20]；因此 OCT 可以允许术者决定是否有必要对病变进行预处理（如旋磨或切割球囊）。OCT 也能对 CTO 斑块的成分进行详细分析。在外周动脉 CTO 的体外研究中，Munce 等发现病变大多数由致密的胶原和高度钙化斑块组成[21]；与冠状动脉 CTO 的病理生理学研

究所发现的斑块主要由纤维化和钙化的成分组成相符[22]。这个研究第一次证明了 OCT 发现微通道的能力；冠状动脉造影并不能常规发现直径为 100 ～ 200 μm 的小通道，而 OCT 能发现这些小通道，有助于选择导丝和通过病变。这种微通道可使对比剂渗透到明显完全闭塞血管的远端（图 8.3）。由于 OCT 较高的轴向分辨率，使发现微通道成为一个其他影像工具所不具备的独特能力。

运用 OCT 优化支架释放

　　和传统 PCI 相比，CTO PCI 伴随着更高的再闭塞率以及再次靶血管血运重建（target vessel revascularization，TVR）[23-24]。由于 CTO 病变往往较长，开通后通常需要更长的支架以覆盖病变，所以闭塞率增高并不让人意外（图 8.4）。因此，和普通 PCI 相比，CTOPCI 临床结局更差。因此，优化支架植入以降低进一步的血运重建至关重要。例如，支架贴壁不良将使支架内血栓形成风险增加[25]。CTO 病变通常是广泛弥漫性钙化和纤维组

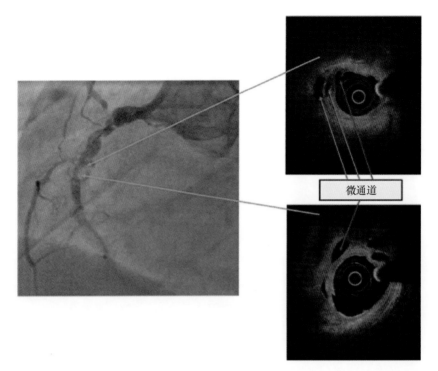

图 8.3　冠状动脉造影提示右冠状动脉近端严重功能性闭塞病变。球囊预扩张后行 OCT 检查证实直径为 0.08 ～ 0.26 mm 的多个微通道，这些发现将加速随后的导丝通过

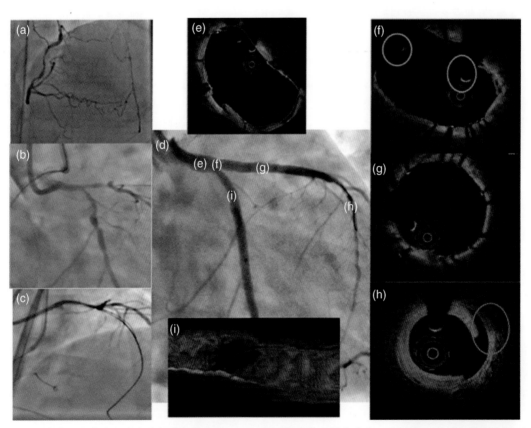

图 8.4　一个冠状动脉三支病变患者完全闭塞的前降支。（ a ）右冠状动脉近端有病变，向前降支远端提供侧支循环。（ b ）左冠状动脉严重病变。（ c ）使用 R-CART 技术，具体步骤如下：逆向（Corsair 微导管＋ Miracle 4.5 导丝）；前向 1.5×12 mm OTW 球囊＋ Confianza 导丝。（ d ）最终造影。（ e ）LM OCT 管腔面积 16.42 mm²。（ f ）OCT 上 LAD 及 LCx 导丝影像。（ g ）OCT 提示 LAD 近端管腔面积 4.57 mm²。（ h ）支架植入后 < 5 mm 的小夹层。（ i ）LAD 近端 3D 重建 OCT 图像。可以看到进入 LCx 的导丝。请注意分支开口的支架梁已被充分扩张，保持边支开放

织，这些特征复杂的病变特点使支架贴壁和覆盖变得更加困难[26]。因此，为了避免支架内血栓形成和再狭窄，必须进行适当的后扩张。

支架贴壁不良是指支架梁到血管壁之间的距离超过支架梁本身（金属和聚合物）的厚度再加上 15 μm 的边缘误差[27]，而造影只能提供有限的支架覆盖斑块信息，也无法评估支架贴壁不良。不同支架类型的 OCT 测量结果各不相同，但是，在实际操作中，术者能够很快了解贴壁不良的程度。未来的成像软件将有可能直接提示"每个支架贴壁不良率"。OCT 也能为选择正确尺寸的后扩张球囊提供参考，再次行 OCT 检查将提示是否已获得满意的支架梁贴壁。虽然病变经过充分的准备，OCT 结果也提示并不是每个患者都能达到完美的支架梁贴壁[29]。

最后，病变血管段过长，必须要一个以上的支架才能覆盖时，OCT 可确保支架重叠段充分贴壁。Tanigawa 等使用 OCT 检查 10 个支架重叠部分的661 个支架梁，发现 40% 的支架梁并没有贴壁，提示 OCT 检查能优化支架重叠段的后扩张[28]。

OCT 对 CTO PCI 成功的长期评价

尽管发生率显著下降，但支架内再狭窄（in stent restenosis，ISR）仍然是介入心脏病专家面对的棘手问题。在过去 10 年中，随着药物洗脱支架的使用越来越多，ISR 的比率已经明显下降[29]，但在挑战性病变如慢性完全闭塞中，ISR 的发生率仍然较高。由于 OCT 分辨率高，可以精确测定支架梁覆盖和 ISR 的程度等[30-31]，所以是一种评价经皮冠状动脉血管成形术的长期结果的有效工具。

迄今为止，已有几项研究使用 OCT 分析 DES 的长期有效性。例如，在 LEADERS 研究（limus eluted from a durable versus ERodable stent coating）的一个亚组中，在 9 个月随访时，和西罗莫司洗脱支架相比，biolimus 洗脱支架治疗组未覆盖的支架梁更少。另一项进一步研究中，Moore 等利用高轴向分辨率 OCT 测量两种雷帕霉素洗脱支架在 90 天内的平均新生内膜厚度，一种是聚合物涂层支架，一种是非聚合物涂层支架。虽然造影并没有表现出任何支架内再狭窄，但覆膜支架在随访中内膜覆盖明显较薄（77.2 μm vs 191.2 μm）[32-33]。因此，从长远来看，OCT 也可用于评估是否需要对再狭窄进行介入治疗。

结论

以往的研究已表明，冠状动脉内成像可以提高 CTO 再血管化的成功率，改善中长期的结果，并减少不完美支架植入。由于 IVUS 在没有血流的情况下也能获得图像，所以在 CTO 治疗方面仍是主流。OCT 提供的图像分辨率极高，为介入心脏病学专家提供了一些独特的信息，如微通道的存在、远端损伤以及支架是否完全覆盖病变。至少在欧洲和美国，OCT 和 IVUS 相比，由于其较低的穿透力，以及以上提到的其他限制，在现阶段很难期望 OCT 在 CTO 病变中大量应用。

参考文献

1　Kahn J. Angiographic suitability for catheter revascularization of total coronary occlusions in patients from a community hospital setting. *Am Heart J* 1993; **126**: 561–564.

2　Di Mario C. Ars longa, vita brevis. *JACC Cardiovasc Interv* 2009; **2**(6): 487–488.

3　Regar E, Schaar JA, Mont E *et al.* Optical coherence tomography. *Cardiovasc Radiat Med* 2003; **4**: 198–204.

4　Schoenhagen P. Understanding coronary artery disease: tomographic imaging with intravascular ultrasound. *Heart* 2002; **88**: 91–96.

5　Huang D, Swanson EA, Lin CP *et al.* Optical coherence tomography. *Science* 1991; **254**: 1178–1181.

6　Schmitt JM, Knüttel A, Yadlowsky M, Eckhaus MA. Optical-coherence tomography of a dense tissue: statistics of attenuation and backscattering. *Phys Med Biol* 1994; **39**: 1705–1720.

7　Yamaguchi T, Terashima M, Akasaka T *et al.* Safety and feasibility of an intravascular optical coherence tomography image wire system in the clinical setting. *Am J Cardiol* 2008;**101**: 562–567.

8　Imola F, Mallus MT, Ramazzotti V *et al.* Safety and feasibility of frequency domain optical coherence tomography to guide decision making in percutaneous coronary intervention. *EuroIntervention* 2010; **6**: 575–581.

9　Barlis P, Schmitt JM. Current and future developments in intracoronary optical coherence tomography imaging. *EuroIntervention* 2009; **4**: 529–533.

10　Jang I, Tearney G, MacNeill B, Takano M. In vivo characterization of coronary atherosclerotic plaque by use of optical coherence tomography. *Circulation* 2005; **111**: 1551–1555.

11 Jang I, Bouma B, Kang D, Park S. Visualization of coronary atherosclerotic plaques in patients using optical coherence tomography: comparison with intravascular ultrasound* 1. *J Am Coll Cardiol* 2002; **39**: 604–609.

12 Brezinski M, Tearney G, Weissman N. Assessing atherosclerotic plaque morphology: comparison of optical coherence tomography and high frequency intravascular ultrasound. *Heart* 1997; **77**: 397–403.

13 Regar E, Ligthart J, Bruining N, van Soest G. The diagnostic value of intracoronary optical coherence tomography. *Herz* 2011; **36**: 417–429.

14 Kume T, Akasaka T, Kawamoto T *et al*. Assessment of coronary arterial plaque by optical coherence tomography. *Am J Cardiol* 2006; **97**: 1172–5.

15 Muhammad KI, Lombardi WL, Christofferson R, Whitlow PL. Subintimal guidewire tracking during successful percutaneous therapy for chronic coronary total occlusions: Insights from an intravascular ultrasound analysis. *Cathet Cardiovasc Interv* 2012; **79**: 43–8.

16 Rathore S, Terashima M. Value of intravascular ultrasound in the management of coronary chronic total occlusions. *Cathet Cardiovasc Intervent* 2009; **74**: 873–8.

17 Diaz-Sandoval LJ, Bouma BE, Tearney GJ, Jang I-K. Optical coherence tomography as a tool for percutaneous coronary interventions. *Cathet Cardiovasc Interv* 2005; **65**: 492–496.

18 De Felice F, Fiorilli R, Parma A *et al*. 3-year clinical outcome of patients with chronic total occlusion treated with drug-eluting stents. *JACC Cardiovasc Interv* 2009; **2**:1260–1265.

19 Bennett MR. In-stent stenosis: pathology and implications for the development of drug eluting stents. *Heart* 2003; **89**: 218–224.

20 Jaffe R, Courtney B, Strauss BH. Chronic Total Occlusions (Waksman R, Saito S, eds.). Oxford, UK: Wiley-Blackwell; 2009: 1–7.

21 Munce NR, Yang VXD, Standish BA *et al*. Ex vivo imaging of chronic total occlusions using forward-looking optical coherence tomography. *Lasers Surg Med* 2007; **39**: 28–35.

22 Katsuragawa M, Fujiwara H, Miyamae M, Sasayama S. Histologic studies in percutaneous transluminal coronary angioplasty for chronic total occlusion: comparison of tapering and abrupt types of occlusion and short and long occluded segments. *JAC* 1993; **21**: 604–611.

23 Grantham JA, Marso SP, Spertus J *et al*. Chronic total occlusion angioplasty in the United States. *JACC Cardiovasc Interv* 2009; **2**: 479–486.

24 Arslan U, Balcioglu AS, Timurkaynak T, Çengel A. The Clinical Outcomes of Percutaneous Coronary Intervention in Chronic Total Coronary Occlusion. *Int Heart J* 2006; **47**: 811–819.

25 Cook S, Wenaweser P, Togni M *et al*. Incomplete Stent Apposition and Very Late Stent Thrombosis After Drug-Eluting Stent Implantation. *Circulation* 2007; **115**: 2426–34.

26 Tanigawa J, Barlis P, Di Mario C. Heavily calcified coronary lesions preclude strut apposition despite high pressure balloon dilatation and rotational atherectomy: in-vivo demonstration with optical coherence tomography. *Circ J* 2008; **72**:157–160.

27 Tyczynski P, Ferrante G, Moreno-Ambroj C *et al*. Simple versus complex approaches to treating coronary bifurcation lesions: direct assessment of stent strut apposition by optical coherence tomography. *Rev Esp Cardiol* 2010; **63**: 904–914.

28 Tanigawa J, Barlis P, Dimopoulos K, Di Mario C. Optical coherence tomography to assess malapposition in overlapping drug-eluting stents. *EuroIntervention* 2008; **3**: 580–583.

29 Dangas GD, Claessen BE, Caixeta A, *et al*. In-stent restenosis in the drug-eluting stent era. *J Am Coll Cardiol* 2010; **56**: 1897–1907.

30 Murata A, Wallace-Bradley D, Tellez A, *et al*. Accuracy of optical coherence tomography in the evaluation of neointimal coverage after stent implantation. *JACC Cardiovasc Imaging* 2010; **3**: 76–84.

31 Kang S-J, Mintz GS, Akasaka T, *et al*. Optical coherence tomographic analysis of in-stent neoatherosclerosis after drug-eluting stent implantation. *Circulation* 2011; **123**: 2954–2963.

32 Barlis P, Regar E, Serruys PW, *et al*. An optical coherence tomography study of a biodegradable vs. durable polymer-coated limus-eluting stent: a LEADERS trial substudy. *Eur Heart J*. 2010; **31**: 165–176.

33 Moore P, Barlis P, Spiro J, *et al*. A Randomized Optical Coherence Tomography Study of Coronary Stent Strut Coverage and Luminal Protrusion With Rapamycin-Eluting Stents. *JACC Cardiovasc Interv* 2009; **2**: 437–444.

IVUS 指导的 CTO-PCI

Masashi Kimura & Yasushi Asakura
Toyohashi Heart Center，Toyohashi，Japan

（朱舜明　译）

引言

逆向技术的出现，极大地改变了慢性完全闭塞病变（CTO）的治疗，不仅提高了 CTO-PCI 的成功率，而且和前向技术相比，减少了造影剂的使用量及透视时间。在这一章中，我们将讨论 IVUS 指导的前向和逆向导丝操控技术。

IVUS 在指导 CTO-PCI 中的作用

在当前 CTO 病变的导丝策略中，首先应尝试前向导丝技术；如果前向导丝技术失败，下一步应该进行平行导丝技术；如果平行导丝技术也失败，第三步应该采用逆向导丝技术（图 9.1）。IVUS 可用于以上的每一个步骤：前向导丝技术、逆向导丝技术和内膜下导丝穿刺技术。

IVUS 在前向技术中的应用

寻找 CTO 病变的入口

在操纵导丝时，IVUS 对寻找 CTO 病变的入口非常有用。在没有残端的 CTO 病变中（图 9.2），在开始进攻 CTO 病变之前，可以将另一条常规导丝送到 CTO 病变近端的分支血管中，然后，将 IVUS 导管放置在分叉处进行检查。在使用 IVUS 明确 CTO 入口病变的性质以后，可以使用较软的锥形头端导丝寻找微通道。因此，这根导丝成功地进入 CTO 病变中，而不是内膜下，从而完成再血管化。如果病变入口处有分支血管，用 IVUS 确认 CTO 病变入口处的性质，是 CTO-PCI 非常有效的第一步。但是，就像很容易进入 CTO 病变一样，第一根导丝也非常容易进入假腔。如果出现这种情况，有必要转换为平行导丝策略。

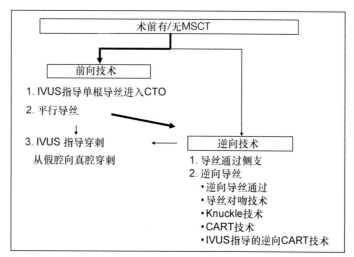

图 9.1 现今 CTO-PCI 的导丝策略

Chronic Total Occlusions：A Guide to Recanalization，Second Edition. Edited by Ron Waksman and Shigeru Saito.
© 2013 John Wiley & Sons，Ltd. Published 2013 by John Wiley & Sons，Ltd.

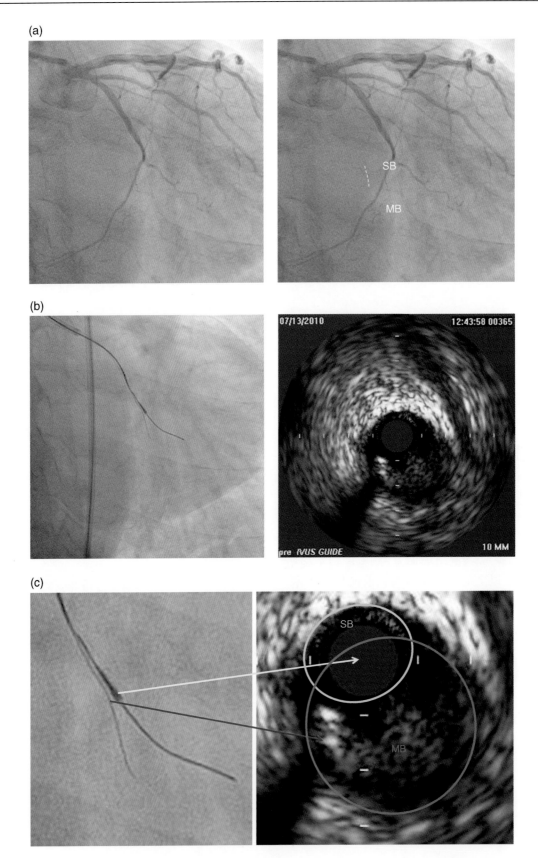

图 9.2　IVUS 指导的前向 CTO-PCI。（**a 和 b**）使用 IVUS 指导寻找 CTO 开口；（**c**）导丝位于内膜下；（**d**）IVUS 指导；（**e**）导丝进入内膜；（**f**）最终结果及随访结果

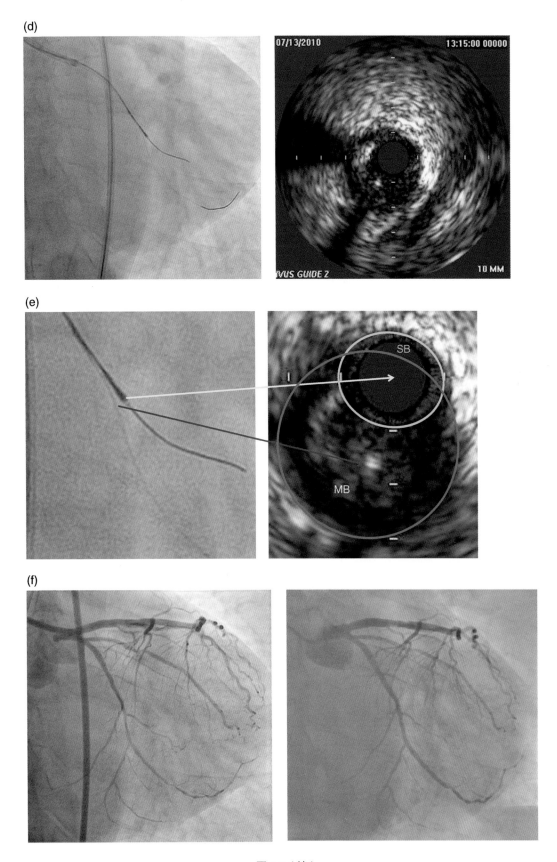

图 9.2（续）

如果平行导丝技术也不能开通 CTO，下一步应该进行 IVUS 指导的导丝操控或者转为逆向策略。如果有可用的侧支循环，推荐转换为逆向策略。如果逆向条件不理想，应该尝试 IVUS 指导的导丝操控。

从内膜下穿刺进入真腔

当逆向不能明确发现合适通道时，IVUS 指导的穿刺是最后的选择。

图 9.3 是使用 IVUS 指导的导丝操控的流程表。最常使用的 IVUS 指导导丝操控是指导丝从假腔进入真腔。IVUS 导管位于第一根在假腔中的导丝上，操控第二根导丝。由第一根位于假腔中的导丝上的 IVUS 指导，从而协助第二根导丝进入真腔。使用这种方法，可以使导丝从内膜下重新进入到远端内膜组织。但是，由于总体成功率并不是很高，这种方法仍不能完全推荐。操控第二根导丝从巨大的内膜下空间再进入远端血管真腔，往往非常困难。如果操作成功，远端血管真腔将被扩张的内膜下空间取代，导致边支血管的丢失。

造影提示右冠状动脉中段 CTO（图 9.4a，b）。从 RAO 体位可以看到血管迂曲，CTO 的入口处与右心室支形成分叉病变，提示常规的前向技术非常困难。在这种情况下，前向 IVUS 指导的技术值得尝试。将 IVUS 导管置于右心室支，操控第二根导丝（图 9.4c，d）。但是，导丝进入到假腔（图 9.4e，f）。更进一步尝试平行导丝技术，但是仍然进入假腔（图 9.4g，h）。接下来准备尝试逆向导丝技术，但是缺乏合适的侧支循环通路。IVUS 指导的穿刺作为最后的尝试方法。经第一根导丝送入 IVUS 导管进入内膜下，IVUS 影像提示，血管真腔位于 RV 分叉的 2 点钟方向，而 IVUS 导管与 CTO 开口距离较远，提示第一根导丝远离CTO 开口（图 9.4i）。在这种情况下，第二根导丝经 CTO 开口处，进入血管真腔。在 LAO 体位，第二根导丝应该位于 IVUS 导管的右侧（图 9.4j）。如图 9.4k 所示，操控导丝从入口到出口都位于血管真腔或者内膜结构中。最终结果如图 9.4l。

IVUS 指导的前向 CTO-PCI 的器械

头端较尖的硬导丝，如 Confienza/Conquest 家族导丝，能有效避免滑动，可以作为穿刺进入真腔的第二根导丝。其他导丝，包括 Miracle 家族导丝，由于具有滑过病变的能力，多用于在扩张的内膜下区域操作。尽管其他的导管在成像质量以及通过性方面更优，但是由于从头端到换能器的距离更短，以及较好的通过病变能力，Eagle Eye（火山公司，Volcano Corporation）IVUS 是最适合前向 IVUS 指导 CTO-PCI 的导管。

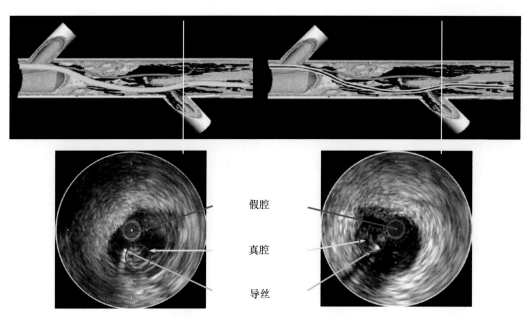

假腔

真腔

导丝

图 9.3   IVUS 指导的穿刺技术的图示

如何进行 IVUS 指导的前向 CTO-PCI

第一步，送 IVUS 导管进入直径为 1.5 ～ 2.0 mm 的球囊扩张过的假腔。接下来更重要的一步是如何操控导丝。在使用 IVUS 确认了第二根导丝的位置以后，再将 IVUS 导管向前推进几毫米。然后，第二根导丝在透视和 IVUS 的指引下，缓慢推送向前几毫米。在这个过程中，由于 IVUS 导管先前进了几毫米，所以在刚推送导丝的时候，并不能看见第二根导丝。随着继续推进导丝，

IVUS 图像上可以看到导丝出现，从而可以确认导丝位于内膜结构内。重复这个缓慢推进的过程是 IVUS 指导前向技术的重要步骤。

IVUS 指导逆向 CTO-PCI

随着 CTO 技术的进展，更多的医师尝试通过正向逆向结合的方法治疗复杂 CTO，以改善围术期的临床结果。其中，CTO 再血管化的一项技术，即控制性前向逆向内膜下寻径技术（CART），可以将内膜下寻径局限在 CTO 段，该技术得到快速发展[1-2]。结合逆向技术的应用，

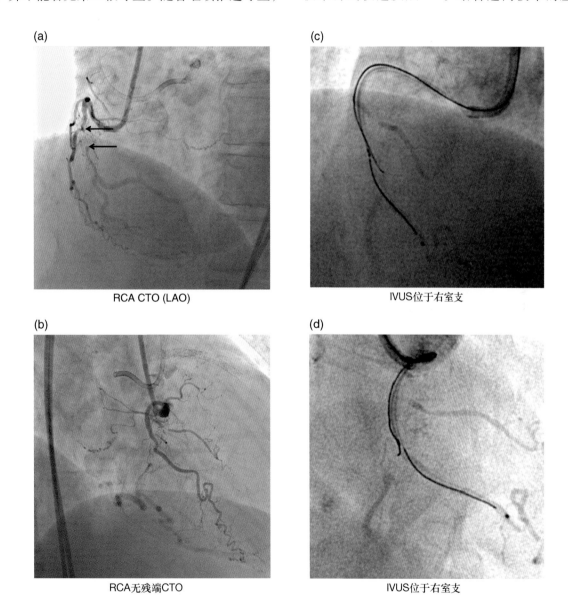

图 9.4 （**a 和 b**）造影提示 RCA 中段 CTO；（**c 和 d**）将 IVUS 导管置于 RV 支，尝试操控第二根导丝；（**e 和 f**）但是，导丝进入到假腔；（**g 和 h**）尝试平行导丝技术，仍然失败；（**i**）最后尝试 IVUS 指导的穿刺。IVUS 图像提示血管真腔位于 RV 分叉部位的 2 点钟方向；IVUS 导管完全位于 RV 支以外，提示导丝从 CTO 入口处即进入内膜下；（**j**）第二根导丝必须在 LAD 体位下，位于 IVUS 导管的右侧，才能进入 CTO；（**k**）从入口到出口，操控导丝位于血管腔或者内膜结构十分重要；（**l**）最终结果

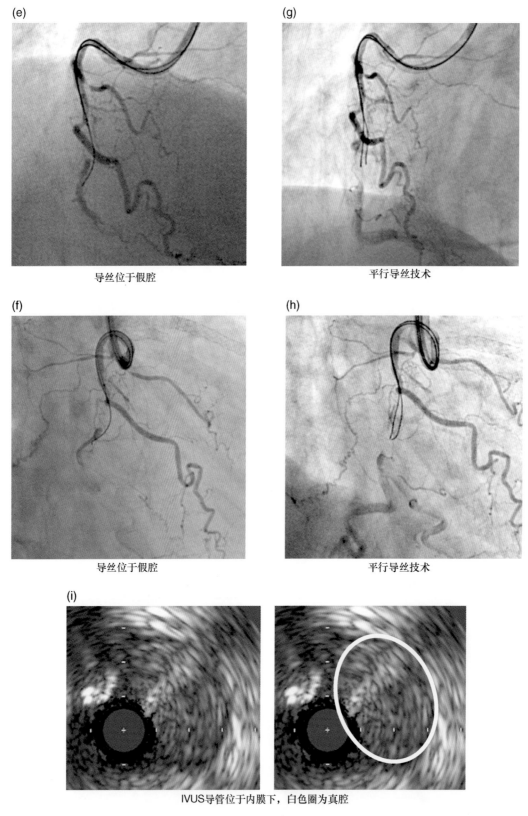

(e)

导丝位于假腔

(g)

平行导丝技术

(f)

导丝位于假腔

(h)

平行导丝技术

(i)

IVUS导管位于内膜下，白色圈为真腔

图 9.4（续）

这项技术避免了进入远端真腔的困难。使用反向CART 技术时，IVUS 对指导导丝的操作提供了非常有用的信息。

反向 CART 技术是 CART 技术的一个改良，使逆向导丝在正向球囊扩张后，通过内膜下区域。前向导丝从正向真腔穿刺进入 CTO 部位，最后进

(j)

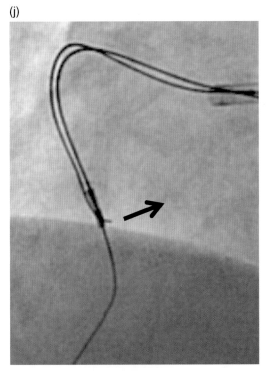

IVUS指导的穿刺

(l)

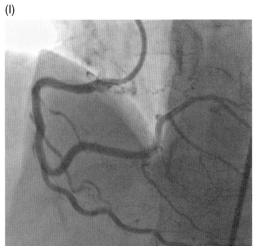

最终造影

(k)

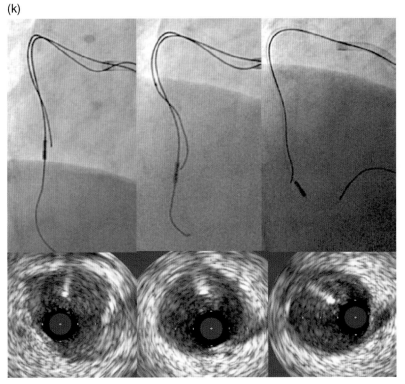

导丝始终位于真腔（内膜）

图 9.4（续）

入 CTO 部位的内膜下。同时，通过逆向送另外一根导丝进入 CTO 部位，进入 CTO 病变部位内膜下区域。当正向球囊（2.5 ～ 3.0 mm）在内膜下区域扩张，扩张造成的假腔与逆向导丝同时处于内膜下，从而形成连接。

当使用了 2.5 ～ 3.0 mm 的球囊正向扩张后，

逆向导丝仍不能通过进入正向真腔时，行 IVUS 检查将有助于观察血管直径、导丝位置和斑块的形态（图 9.5）。IVUS 对血管直径的评估将有助于选择更大的球囊。正向和逆向的导丝位置对于导丝寻径非常重要。在这个 RCA 中段的 CTO 中，正向逆向导丝在 LAO 体位看似相互重叠，但是从头位看的时候，却是分开的（图 9.6）。IVUS

影像提示正向导丝在内膜下，而逆向导丝位于真腔。造影图像提示两根导丝之间仍有钙化（白色箭头）。正向和逆向导丝的位置将影响反向 CART 的成功率（图 9.7）。在正向逆向导丝都处于真腔或者都处于内膜下的时候，IVUS 并不是必需的。同时，正向导丝处于真腔而逆向导丝处于内膜下时，IVUS 是很有帮助的；甚至在正向球囊扩张后，

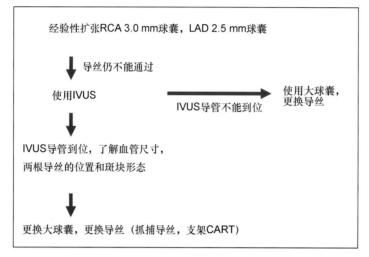

图 9.5　IVUS 指导的反向 CART 技术流程图

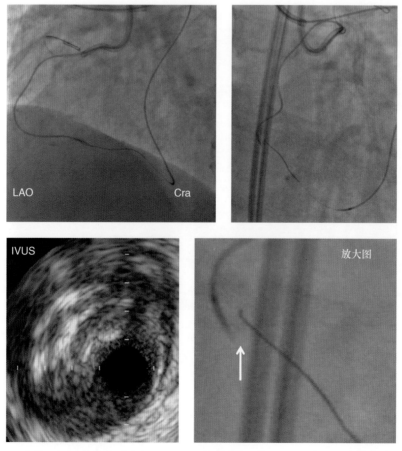

图 9.6　RCA 中段 CTO，前向和逆向导丝在 LAO 体位似乎相距很近，但是在头位却发现导丝分开

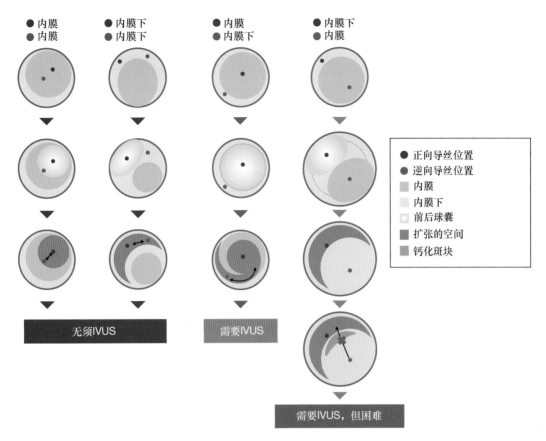

图 9.7　正向逆向导丝位于不同的位置将影响反向 CART 的成功率

导丝仍不能交汇。在这种情况下，IVUS 评估后，更大的球囊是一个比较好的选择。此外，逆向导丝位于内膜下，制造与前向导丝之间的连接比较困难，因为在正向球囊扩张后，较厚的内膜组织和钙化将影响导丝的交汇。在这种情况下，应该使用 IVUS 评估血管的直径和斑块的形态。此外，钙化病变犹如一堵石墙，为反向 CART 技术制造

了很大的困难（图 9.8）。IVUS 给我们提供了进入 CTO 病变位置的很有用的信息，包括这些在大量钙化的病变中。在钙化病变部位，反向 CART 技术由于钙化病变的存在，制造管腔之间的连接变得尤为困难（图 9.8c，d）。在病变严重钙化的时候，应该在 IVUS 评估后，选择钙化相对较轻的部位进行。

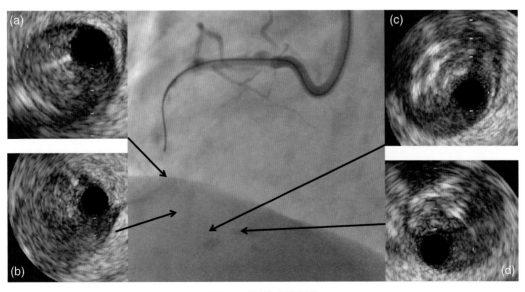

图 9.8　冠状动脉钙化

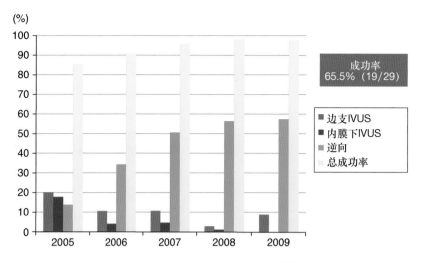

图9.9   IVUS指导对整体成功率的影响

IVUS 对整体成功率的影响

众所周知，由于逆向技术水平的提高，使CTO整体成功率大幅上升（图9.9）。现今，每年通过IVUS指导的逆向CTO开通数量逐年上升。同时，IVUS指导正向导丝从内膜下穿刺进入远端真腔技术的使用逐渐减少。这提示我们，在IVUS指导下，使用反向CART技术的逆向开通方法非常有效。应该在正向IVUS指导内膜下穿刺之前使用。

结论

IVUS指导下的正向CTO PCI虽然使用率下降，但仍然是正向开通CTO病变的重要选择之一。而IVUS指导的逆向CTO PCI也是一个必要的工具。

参考文献

1 Surmely JF, Tsuchikane E, Katoh O *et al*. New concept for CTO recanalization using controlled antegrade and retrograde subintimal tracking: the CART technique. *J Invasive Cardiol* 2006; **18**: 334–8.

2 Kimura M, Katoh O, Tsuchikane E *et al*. The efficacy of a bilateral approach for treating lesions with chronic total occlusions the CART (controlled antegrade and retrograde subintimal tracking) registry. *JACC Cardiovasc Interv* 2009; **2**: 1135–41.

IVUS 评估 CTO

Akiko Maehara， [1, 2] **Masahiko Ochiai**[3] **& Gary S. Mintz，** [1]

[1] Cardiovascular Research Foundation，New York，NY，USA

[2] Columbia University Medical Center，New York，NY，USA

[3] Showa University，Northern Yokohama Hospital，Yokohama，Japan

（朱舜明　译）

引言

CTO 病变治疗失败的主要原因是不能将导丝送过闭塞节段并进入真腔。IVUS 能够可视化横截面结果，其可视化血管大小及钙化程度及闭塞段的方向，对易化手术过程有益。IVUS 还能够解释治疗失败的机制，CTO 一些典型的 IVUS 情况能帮助我们分辨真假腔、血管内及血管外血肿。

IVUS 形态学结果

Fujii 等用 IVUS 评估了 67 例 CTO 病变正向导丝通过后的情况[1]。CTO 节段的管腔面积最大处为（14.7±5.1）mm^2，最小处为（10.3±3.6）mm^2，近端参照为（13.6±4.7）mm^2，远端参照为（8.1±3.7）mm^2，提示管腔在大部分情况下并未缩小。造影下 61% 的病变存在钙化，IVUS 可见 96% 的病变存在钙化，造影下中-重度病变钙化在 IVUS 下较造影下轻度病变更严重（203.1±90° vs 122.5±70.7°，$P < 0.0001$）。然而，在 68% 的病变中，钙化在 IVUS 下是较轻的（< 90°），造影下钝头较锥形头病变预示了开通失败[2]。通过 IVUS，钝头的病变钙化更严重；钙化角度在病变近端（91.2±78.6° vs 54.7±68.0°，$P = 0.042$）更大，病变内钙化的最大值也是更大的（91.2±78.6° vs 54.7±68.0°，$P = 0.042$）。最近，我们报道了 IVUS 评估 178 例 CTO 病变，其中（59%）包括正向导丝通过及逆向技术[3]。直径大于 0.5 mm 的边支在 89% 的近端及 85% 的远端被发现，同时双向的血栓形成，会止于边支开口处，其发现是有重要意义的。在 12.3%（22/178）的 CTO 病变中，闭塞两端的中间区域是非闭塞的（定义为管腔表面光滑，狭窄 < 70% 的管腔面积），这个多交点形式说明长 CTO 病变多发于右冠状动脉。

我们在 50 例患者中扩展了（VH）IVUS 的形态学研究[4]。VH-IVUS 通过频率及波宽来量化组织的四种构成：致密钙化、坏死核心区、纤维组织、纤维脂肪斑块。与病理解剖学分类相似，纤维斑块被定义为三个连续节段 > 10% 汇合坏死核心（necrotic core，NC）。总的来说，84% 的 CTO 病变包含了 VH 纤维斑块（图 10.1）。CTO 节段最大 NC［35.5（28.7，44.3）%］与近端参考值相近［35.6（24.1，42.1）%］，较远端更大［31.5（22.6，35.2）%，$P < 0.01$］。最大 NC 在近三分之一、中三分之一、远三分之一的 CTO 节段无显著差别。这说明 CTO 形成的两个机制：主要为 ACS 血栓形成，次要为斑块进展。Srivasta 等报道在 64 例尸检的 96 例 CTO 病变中，64% 存在严重纤维钙化斑块的形态学改变，仅有 11% 富含脂质斑块，其余（25%）是纤维钙化斑块与富含脂质斑块的混合体[5]。VH-IVUS 与尸检的区别可能来

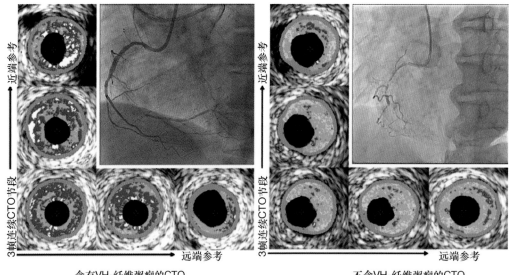

含有VH-纤维粥瘤的CTO　　　　　　　不含VH-纤维粥瘤的CTO

图 10.1　VH-IVUS 评估的两例 CTO。在左边的例子中，CTO 含有 VH-IVUS 纤维斑块并伴有（i）更多脂质核与致密钙化；（ii）近端参照 VH-IVUS 下薄纤维帽脂质斑块；（iii）远端参照厚纤维帽。这说明 CTO 是 ACS 血栓栓塞后的结果。在右边例子中，CTO 并未包含脂质核或纤维斑块，而是富含脂质的斑块和纤维组织及病变近端及远端参照病理学内膜增厚。这说明 CTO 是粥样斑块进展的结果，并不是来源于斑块破裂及血栓（Source：Yakushiji T，Maehara A，Mintz GS et al[3]）。

自于（i）选择偏倚（尸体与活人不同，能够允许我们分析斑块的组织学形态）；（ii）VH-IVUS 对坏死脂质核的高估，其可能是钙化斑块。

尽管造影不可见，但微血管在 CTO 病变中广泛存在（超过 75% 的病例）[5]。现有的 IVUS 频率是 20 ~ 45 MHz，可提供 70 ~ 200 μm 的纵向分辨率，不能探查到微血管的存在（其管腔直径为 100 ~ 200 μm）。然而，新的 OCT 用光学提供高分辨率（20 μm）。Munce 等报道用 OCT 评估 22 例体外 CTO 病变，其组织取材于 14 例截肢患者膝关节以下血管[6]。闭塞病变通过 OCT 扫描，多长轴 OCT 能得到 10 μm 的增量，横截面重新组合生成。他们发现：（i）腔内微血管的直径均超过 50 μm；（ii）均有三层血管结构；（iii）组织构成包括钙化、纤维组织、脂质。

介入中 IVUS 的发现

Park 等报道 IVUS 用来找寻 32 例 CTO 病变的近端闭塞点[7]。IVUS 导管置于闭塞旁边支内，从边支回退至主支近端血管内，来探测闭塞点。一旦血管的闭塞点被发现，第二根导丝在实时引导下对近端纤维帽进行穿刺。26 例患者（81%）CTO 病变被成功开通。一种情况下 IVUS 并不能发现 CTO 闭塞点，在 4 例患者闭塞点被找到后，

导丝不能到达远端血管。例如图 10.2 所示，这是一个有用，但是有挑战性的技术。许多 CTO 包含邻近边支血管，用来探寻 CTO 病变的闭塞点。

我们用 IVUS 比较 23 用正向开通 CTO 与 25 例逆向开通 CTO[8]。逆向开通 CTO 的方法包括：（i）闭塞节段 > 20 mm（视觉评估）；（ii）可见的连续的侧支血管；（iii）健康的侧支血供；（iv）既往 CTO 尝试失败。尽管逆向开通 CTO 长度较正向开通长度明显延长 [（45±26）mm vs（18±9）mm，P < 0.0001]，但最大钙化角度（115° ±72° vs 137° ±99°，P = 0.78）及后续支架的膨胀 [最小支架面积（5.8±2.3）mm² vs（5.0±1.3）mm²，P = 0.54] 在两组基本相同。逆向导丝开通较正向开通内膜下导丝更加常见（40% vs 9%，P = 0.02）且走行更长 [（28.9±16.8）mm vs（11±0.3）mm，P = 0.04]。然而，内膜下导丝走行仅限于 CTO 节段导丝均重入远端真腔。血管损伤包括内膜下走行、造影剂延伸、冠状动脉血肿（内膜下或内膜外），IVUS 可见冠状动脉穿孔在逆向组更加常见（68% vs 30%，P = 0.01）。内膜下走行导丝造成血肿的例子见于图 10.3 和图 10.4。

在 IVUS 指导下反向 CART 控制性前向和逆向寻径（controlled antegrade and retrograde tracking，CART）技术中，IVUS 对正向导丝的评估包括：（i）CTO 血管直径、钙化程度、分布及扩张球囊

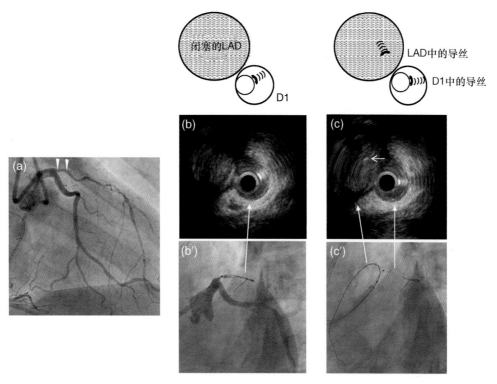

图10.2　IVUS 在边支血管对 CTO 病变近端入路的评估。（a）介入术前造影显示 LAD 齐头闭塞。IVUS 导管被放入第一对角支（D1）（白三角），回拉 IVUS 探头找到闭塞的入路 [（b）和（b′）]。在 D1 左边，闭塞的 LAD 并未有钙化病变，在 LAD 走行导丝后（c，c′），其显示导丝在 LAD 中的影子，且已进入闭塞的 LAD 斑块中

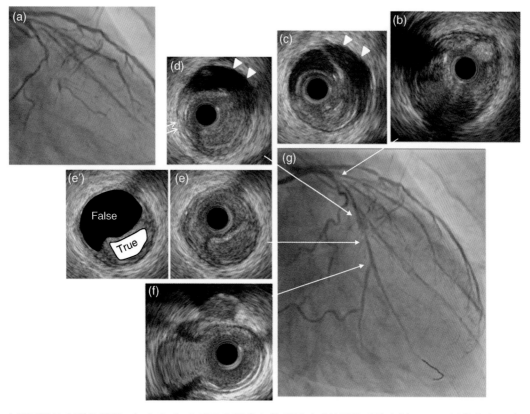

图10.3　内膜下导丝走形的例子，（a）和（g）显示造影前和导丝通过后的冠状动脉造影，IVUS 图像来自近端（b）到远端 [（c）到（f）]。（b）是 CTO 近端，（c）到（e）导丝在内膜下空间。在（c）和（d），黑色区域（白色三角）提示造影剂填充的血肿。（d）的白色箭头提示血肿透过外弹力膜，说明其是一个血管外血肿。（e，e′）显示典型的三层结构的真腔塌陷。CTO 的远端节段，导丝是在真腔内。（f）提示支架后血流好的重要保障

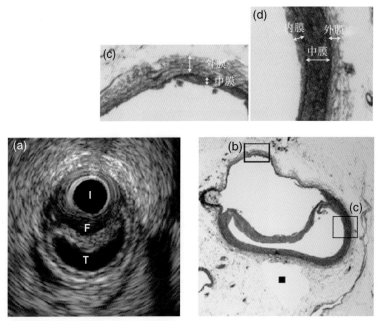

图10.4　体外真腔与假腔的例子，（**a**）显示 IVUS 下典型的真腔（T）和假腔（F）。（I）有病理图片证实这个发现（**b**）。（**c**）和（**d**）显示细节的放大（Data obtained in the CDEV3 study，Gardner *et al.*，*JACC Imaging*，2008，sponsored by InfraReDx，Inc.）

及支架大小及位置；（ii）逆向导丝在内膜下的可视化定位（图10.5）。最终，在成功通过导丝后，IVUS 对支架位置，尤其是保证远端支架一定在真腔而不是假腔至关重要。由于 CTO 病变远端血流较少，远端参照可能看起来更加弥漫性缩小，尤其在造影下。然而，IVUS 能够帮助明确远端节段，包含正常血管壁，及远端支架定位。例子可见图10.6。

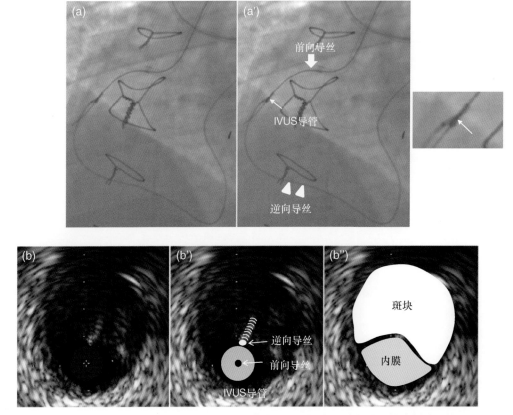

图10.5　IVUS 引导的 reverse CART，（**a**，**a′**）显示正向导丝装载 IVUS 探头，逆向导丝扩大假腔。（**b**，**b′**，**b″**）显示 IVUS 图像包括逆向导丝。使用 IVUS，我们可以评估逆向导丝的位置，及管腔大小，正向及逆向导丝最终汇合于内膜下层

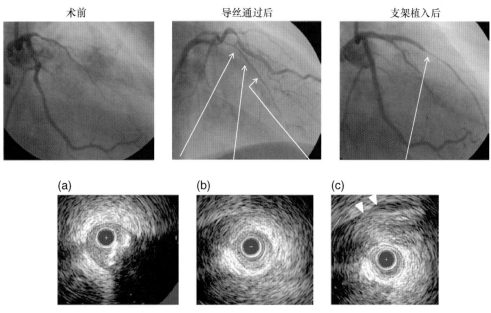

图 10.6　造影下弥散小 CTO。冠状动脉造影显示术前、导丝成功通过后及支架后图像。尽管 LAD 在造影下看起来弥散并很小，但 IVUS 显示相对偏心钙化斑块（**a**），正常血管壁节段末端（**b**）在一段肌桥中（**c**），超声衰减区域（白色箭头）。在支架术后，远端节段显得很小，但是 IVUS 下其为正常血管，因为 CTO 远端节段充盈不好，单使用造影支架远端位置不好确定

CTO 开通后 IVUS 对预后的判断

　　IVUS 对预后评估的资料较少，我们报道了一例长 CTO 患者，导丝走形内膜下导致 DES 被重叠植入假腔内。随后随访中冠状动脉多发动脉瘤。而且，另一只真腔血管植入 DES 后并未在随访中发现动脉瘤（图 10.7）[9]。Hong 等报道了 705 例患者运用 IVUS 的随访报道，发现 CTO 病变中获

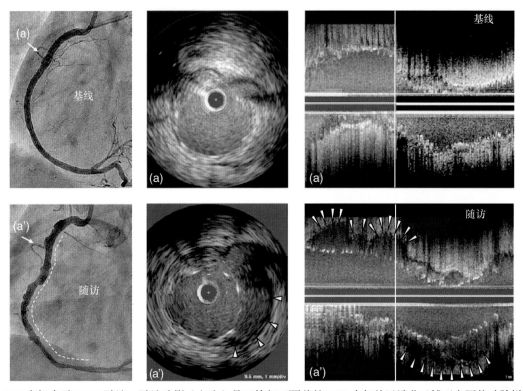

图 10.7　CTO 支架术后 IVUS 随访，随访造影（左边）是四枚相互覆盖的 DES 支架从远端分叉铺至右冠状动脉锐缘支来治疗 CTO 病变。虚线提示内膜下支架的长度，随访造影显示多发动脉瘤。横断面及纵向 IVUS 基线造影（**a**）；随访时横断面及纵向 IVUS 基线造影（**a'**）。基线及随访横断面及纵切面 IVUS 图像是从右冠状动脉同一解剖学位置开始。基线 IVUS 显示支架位置良好。在随访中，血管正向重构会导致大面积晚期支架贴壁不良（白箭头）（来源：Park Y，Park HS，Jang GL et al[8]）

得性晚期支架贴壁不良的发生率高于非 CTO 病变［27.5%（14/51）*vs* 10.9%（71/654）］；CTO 治疗是完全获得性支架血管贴壁不良的独立预测因子[10]。获得性支架血管贴壁不良的原因可能包括：（ⅰ）CTO 远端血供不良导致支架选择较小；（ⅱ）血栓在 CTO 病变中显影；（ⅲ）正性重构，尤其是 DES 支架植入假腔，是药物直接作用于外膜。相关研究尚在进一步研究中。

参考文献

1 Fujii K, Ochiai M, Mintz GS *et al*. Procedural implications of intravascular ultrasound morphologic features of chronic total coronary occlusions. *Am J Cardiol* 2006; **97**:1455–1462.

2 Morino Y, Abe M, Morimoto T *et al*. Predicting successful guidewire crossing through chronic total occlusion of native coronary lesions within 30 minutes: the J-CTO (Multicenter CTO Registry in Japan) score as a difficulty grading and time assessment tool. *JACC Cardiovasc Interv* 2011; **4**: 213–221.

3 Yakushiji T, Maehara A, Mintz GS *et al*. Different patterns of chronic total occlusions in the right and left coronary arteries: An intravascular ultrasound study. *J Am Coll Cardiol* 2012; **59**: E102–E102.

4 Guo J, Maehara A, Mintz GS *et al*. A virtual histology intravascular ultrasound analysis of coronary chronic total occlusions. *Catheter Cardiovasc Interv* 2012 doi: 10.1002/ccd.24356.

5 Srivatsa SS, Edwards WD, Boos CM *et al*. Histologic correlates of angiographic chronic total coronary artery occlusions: influence of occlusion duration on neovascular channel patterns and intimal plaque composition. *J Am Coll Cardiol* 1997; **29**: 955–963.

6 Munce NR, Yang VX, Standish BA *et al*. Ex vivo imaging of chronic total occlusions using forward-looking optical coherence tomography. *Lasers Surg Med* 2007; **39**: 28–35.

7 Tsujita K, Maehara A, Mintz GS *et al*. Intravascular ultrasound comparison of the retrograde versus antegrade approach to percutaneous intervention for chronic total coronary occlusions. *JACC Cardiovasc Interv* 2009; **2**: 846–854.

8 Park Y, Park HS, Jang GL *et al*. Intravascular ultrasound guided recanalization of stumpless chronic total occlusion. *Int J Cardiol* 2011; **148**: 174–178.

9 Tsujita K, Maehara A, Mintz GS *et al*. Cross-sectional and longitudinal positive remodeling after subintimal drug-eluting stent implantation: multiple late coronary aneurysms, stent fractures, and a newly formed stent gap between previously overlapped stents. *JACC Cardiovasc Interv* 2009; **2**:156–158.

10 Hong MK, Mintz GS, Lee CW *et al*. Late stent malapposition after drug-eluting stent implantation: an intravascular ultrasound analysis with long-term follow-up. *Circulation* 2006; **11**: 414–419.

磁导航导丝

Steve Ramcharitar & Patrick Serruys

The Thoraxcenter，Erasmus Medical Center，Rotterdam，The Netherlands

（刘小祥　译）

引言

磁导航系统（magnetic navigation system，MNS）是一种快速发展的技术，在全球已经安装了近100套[1]。起初它被应用于神经外科和心脏电生理领域[2]，目前正扩展到经皮冠状动脉介入治疗（PCI）中。在PCI中，Niobe，MNS（立体性，St Louis，MO，USA）提供了一种新颖的方法，通过精确控制在体内的磁激活导丝的尖端来穿越病变[3-4]。系统包括四个主要组成部分：①安装在透视台两侧机械位置上的两个永久可调磁铁；②一个导航软件（导航器），在输入成像数据后创建虚拟路线图和矢量；③实时荧光透视系统，在实时图像上显示虚拟路线图；④无菌触摸屏监视器放置在理想的操作台上，以便操作者控制系统。与此系统一起使用的磁导丝的标准直径为0.014 in/0.36 mm，标准长度为185 cm或300 cm[5]。该导丝头端配置有2 mm或3 mm金包埋的新型钕铁硼磁体。第一代被称为Cronus导丝，涂覆有一个亲水的锥形头端，磁体附着在其后2 cm的软盘或3 mm的中间线圈段（图11.1）[6]。这些微小磁铁放置在由MNS产生的磁场中，与它们所施加的磁场方向一致[7]。一旦尖端方向与所期望的方向一致，就可以手动推进，直到需要改变到另一个方向[8]。导丝制导的基本原理被保留在新一代的导丝中，并用于研制一种射频功能磁力导丝，用于治疗冠状动脉和外周血管闭塞病变。

磁导航导丝的现状和未来

目前市面上最新的磁力导丝家族是"Titan"系列。就像Cronus导丝一样，他们可以形成任何

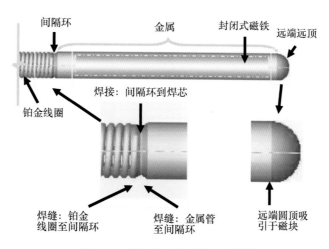

图 11.1 磁化导丝头端的基本设计

角度或直的 2 mm 或 3 mm 的磁性头端。虽然基本设计与 Cronus 导丝相同，但这些导丝在通过性方面明显更优。三点挠度试验是通过在两点上对导线进行支撑并测量将中点偏转到 4 mm 所需的力，表明它们变硬更快，以便改善装置的输送（图 11.2）。

这使泰坦导丝的轮廓更加类似于中等支撑强度的 Balance Medium Weight（BMW，Abbott Vascular Devices，Redwood，CA，USA）导丝。目前，在绝大多数的磁辅助 PCI 中都使用了 Titan 导丝，甚至包括一些慢性闭塞病变（CTOs）（只要闭塞时间不太久）。然而，当有更硬的、通过性更理想的导线出现，那么 Titan 导丝可以用作轴，头端负载具有类似于 Miracle 3 g（Asahi Intecc.，Nagoya，Japan）的特性。头端载荷测量力以 1 cm 的延伸（图 11.3）扣紧导丝。

新的飞马导丝将很快取代泰坦系列。这些导丝是不同的，因为它们在头端轴中使用镍钛合金，这使得导丝头端在磁辅助 PCI 期间能保持更好的塑形。近端轴为不锈钢提供可推性。和其他磁性导丝一样，它们被亲水涂层覆盖，以便于平滑的导丝传输。在导丝的头端，连接着 2 mm 或 3 mm 磁铁。通过改变线圈下面的镍钛合金轴的直径，可以得到不同刚度（适度或中等）的导丝。3 点偏转

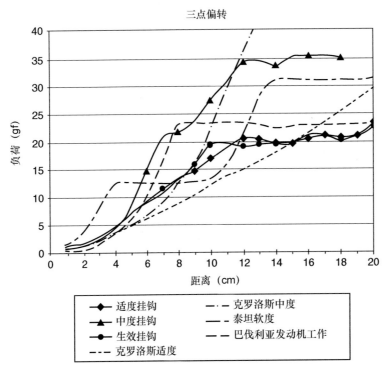

图 11.2　由三点测试确定的磁化线的横向刚度

尖端负荷@ 1cm头端	
导丝	尖端负荷（gf）
Cronus soft	1.0
Cronus moderate	1.8
Cronus assert	3.5
Titan soft	1.3
Titan super support	1.8
Titan assert	3.5
BMW	0.6
Asahi miracle 3	3.3

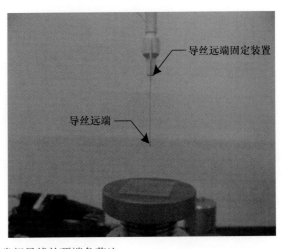

图 11.3　磁化和常规导线的顶端负荷比

测试模式表明，飞马 Moderate 和 Assert 具有相似的支撑剖面。然而，Assert 头端的 2 cm 更硬，当穿过紧密或完全闭塞病变时能传递更多的力（表11.1）。

在不久的将来，磁导航导丝将会有更多超越飞马导丝的改进。包括更多，但更小的磁铁嵌入在聚合物尖端，以便更平滑地传输和更大角度、更灵敏地磁偏转。

定向磁头的导航模式

磁体在被正确定位并与被隔离的中心相互作用时，产生一个均匀的 15 cm 球状的 0.08 T 的磁场，称为磁体积。在这个体积内，任何施加的磁场矢量都被精确地引导到安装在导丝尖端上的微小磁铁。主要血管的预设矢量可由操作者选择，并通过触摸屏监视器前进。在操作时，旋转、倾斜或平移磁铁以使磁场对准矢量的方向。期望矢量显示在实时荧光镜图像上，当磁体移动第二个矢量时，它最终会以期望矢量的相同方向来确定

所期望的磁化方向。除了预置之外，还可以从血管造影图像的二维图或使用专用的三维重建软件生成血管腔的虚拟路线图。该虚拟路线图显示为荧光透视图像上的静态中心白线。后一种方案则可以建立冠状动脉的腔内视野，以显示在矢量方向上的细微变化[9]。在将 MNS 扩展到 CTO 病变的经验中，有人说允许围绕中心轴导航的"牛眼视图"是一种特别有用的技术[6]。在这种技术中，导丝的尖端可以自动或手动定位，以模仿牛眼视图，用于目标定位。这样，CTO 病变内的微通道可以通过磁力导丝进入（图 11.4）来定位。

射频消融治疗 CTO 的理论

Serruys[10] 假设了一种具有吸引力的 CTO 策略：第一，利用磁导航引导导丝朝向闭塞病变；第二，通过光学相干断层扫描、血管内超声（IVUS）系统或多层计算机断层扫描（MSCT）横截面来保证血管内的理想定位，这是一种在血管内向前看的技术；第三，在导线的尖端需要一些

表 11.1 立体定向家族的特点

立体定向家族比较				
导丝	远端磁芯	近端磁芯	磁铁顶端长度	远端亲水涂层
Cronus	镍钛	Nitinol	2 and 3 mm	25 cm
Titan	不锈钢	Stainless steel	2 and 3 mm	10～34 cm
Pegasus	Nitinol	Stainless steel	2 and 3 mm	40 cm

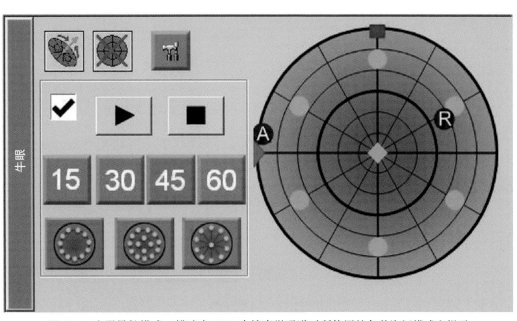

图 11.4 牛眼导航模式，描述在 CTO 中搜索微通道时所使用的各种询问模式和提示

烧蚀的能量来再通 CTO 病变。射频消融术以前报告的安全交叉 RF 线（腔内治疗，Carlsbad，CA，USA），它使用光学反射法来验证射频消融前导线的腔内位置[11]。在使用射频消融治疗 CTO 的过程中，所需的第一步是通过单电极或双极电极传递能量，以产生在有源电极和接地电极（或分散电极）之间传递的电流。此外，频率大于 100 kHz 的连续射频能量是可取的，因为这避免了神经肌肉刺激，而且不影响消融电位。射频电流的分布是由消融活动电极的大小和电极周围组织的特性决定的。有源电极和接地电极之间的电位差决定了阻抗，而当低电流是电流流动的优选路径时，向电极施加射频电压，电极的极性在给定频率下交替。在射频电流的每个周期，极性分子交替地被吸引到有源电极，然后被吸引到接地电极，从而产生热量。用生物热方程式描述了射频电流传输时温度的变化[12]：

$$T = \frac{1}{\sigma\rho c}J^2t + T_0$$

其中，T ＝最终温度（K）
　　　s ＝电导率（S/m）
　　　r ＝组织密度（kg/m³）
　　　J ＝电流密度的大小（A m²）
　　　t ＝激活时间（s）
　　　T_0 ＝初始温度（K）

此外，如果组织和电极之间的电场足够大，就会发生电弧。电弧是非常高的能量火花，认为能够在有源电极前蒸发细胞，这样做会破坏组织层，以有效地烧蚀 / 切割。理论计算表明，电弧能在微秒内将组织从 37℃加热到 100℃。用射频导丝切割过程中的电特性和尖端观察的研究表明切削 / 烧蚀过程中的两个不同阶段[13]：

第一阶段：有源电极周围的水加热并蒸发。电容性的蒸汽层（介电层）将电极和组织分开。

第二阶段：沿着电极上的点，其中的电压电势足以击穿介电层，电弧从电极跳到组织。

每个电弧在接触时迅速蒸发水、破坏组织，以使电极容易通过。如果维持蒸汽层，则发生连续电弧和稳定切削。

磁敏射频导丝

目前，这种导丝仍在定向开发，最终测试将于今年晚些时候完成。最新的原型（图 11.5）由绝缘芯线、聚合物护套中的三个间隔磁铁和通过连接射频电极的热套环绕的隔热罩组成。

其导电的镍钛诺芯导丝在近端上具有支撑性，同时在远端上是柔软、耐用的。为了将射频能量安全地输送到导丝的电极尖端，采用与芯线相同长度的聚四氟乙烯（polytetrafluoroethylene，PTFE）涂层绝缘。远端和近端部分的绝缘程度考虑导丝的功能，在远端部分仅使用非常薄的绝缘材料，以便在不影响导丝柔韧性的情况下提供足够的绝缘强度。在近端部分，绝缘层比远端部分具有更高的介电强度，因为它是由操作者手持的部分。由于 PTFE 是天然润滑的，因此不需要附加涂层。不同设计的磁体（"通孔磁铁"）具有中空的中心磁芯，沿金属丝的远端向上放置，并经过特殊处理防止腐蚀。隔热罩和护套保护它们，因为高温产生的热会导致它们退磁。射频电极由合金制造，整个金属导丝被包裹在多聚乙烷聚合物护套中，以便在不同部件之间平滑传输。其体内研究在猪模型中进行，人为造成股动脉闭塞，闭塞的长度一般为 5 ～ 8 cm，在 6 ～ 8 周内形成坚硬的近端帽并诱导形成侧支。该装置被证明能够接触和穿透近端帽并进入闭塞病变，也能够在闭塞病变内前进，穿过整个闭塞病变，并穿过远端帽到达远端动脉段。

CTO 病变的磁导航和 MSCT 协整

在 CTO 中，不能用连续介质对动脉进行成像，意味着需要一种替代的成像模式来创建三维的路线图。MSCT 具有提供可视化的闭塞冠状动脉的能力，并且可以提供导航器[14]中

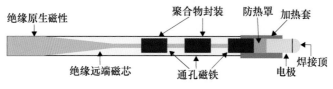

图 11.5　具有磁性的射频导丝

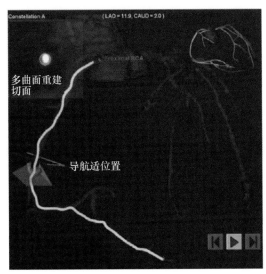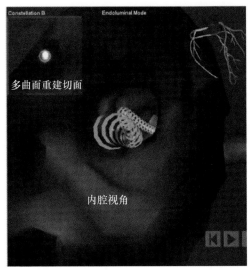

图 11.6 导航通过 MSCT 协同集成 MPR 横切面切片（在导航矢量的位置上左上象限和右侧面板相应的视图）

冠状动脉树的完整的三维路线图。在最新版本（Navigant2.11）中，可以将仅显示冠状动脉树（西门子医疗方案，福希海姆，德国）的分段 MSCT 卷导入软件中。此外，术者可以在观察模拟血管内腔的同时观察到相应的多平面重建（multi-planar reconstruction，MPR）切片的内镜视图，以及随着导丝前进的磁向量的自动更新。后者意味着术者可以完全集中注意力，跟着荧光镜图像上移动的矢量引导的导丝前进。此外，随着矢量的顺序更新，MPR 切片也与内镜视图一起更新，使得术者可以在导丝前对病变有预先的了解（图 11.6）。磁导航导丝的临床评估与 MSCT 协整的长期闭塞支架是在准备的最后阶段。

局限性

当前导丝设计的一个主要限制是磁铁被粘在导丝的尖端上，这会影响导丝顺利地通过病变的能力。在下一代的导丝中，多磁性设计将被应用于射频导丝，尝试突破这种限制。当前技术的另一个限制是，用于管理 CTO 上传的 MSCT 数据集，创建了一个容器的静态路线图，而心脏是一个跳动的动态器官。在未来，需要从 MSCT 数据集中创建一个动态的路线图，这样就可以适当地对图像进行控制，以最大限度地提高它在真正的血管腔内的可能性。

结论

磁导航是一种很有前途的 CTO 病变管理技术。在过去的五年中，磁导航导丝设计的改进已经获得与常规导丝具有可比特性的导丝。磁导航射频消融导丝的发展与 MSCT 集成软件的最新升级，使得磁导航系统更容易开发出 CTO 领域的全部潜力。

参考文献

1 Patterson MS, Schotten J, van Mieghem C *et al.* Magnetic navigation in percutaneous coronary intervention. *J Interv Cardiol* 2006; **19**: 558–565.

2 Ernst S, Ouyang F, Linder C *et al.* Initial experience with remote catheter ablation using a novel magnetic navigation system: magnetic remote catheter ablation. *Circulation* 2004; **109**: 1472–1475.

3 Faddis MN, Chen J, Osborn J *et al.* Magnetic guidance system for cardiac electrophysiology: a prospective trial of safety and efficacy in humans. *J Am Coll Cardiol* 2003; **42**: 1952–1958.

4 Hertting K, Ernst S, Stahl F *et al.* Use of the novel magnetic navigation system Niobe™ in percutaneous coronary interventions; the Hamburg experience *Eurointervention* 2005; **1**: 336–339.

5 Atmakuri SR, Lev EI, Alviar C *et al.* Initial experience with a magnetic navigation system for percutaneous coronary intervention in complex coronary artery lesions. *J Am Coll Cardiol* 2006; **47**: 515–521.

6 Tsuchida K, Garcia-Garcia HM, van der Giessen WJ *et al.* Guidewire navigation in coronary artery stenoses using a novel magnetic navigation system: first clinical experience. *Catheter Cardiovasc Interv* 2006; **67**: 356–363.

7　Ramcharitar S, Patterson MS, van Geuns RJ *et al.* A randomised controlled study comparing conventional and magnetic guidewires in a two-dimensional branching tortuous phantom simulating angulated coronary vessels. *Catheter Cardiovasc Interv* 2007; **70**: 662–668.

8　Ramcharitar S, Patterson MS, van Geuns RJ, Serruys PW. Magnetic navigation system used successfully to cross a crushed stent in a bifurcation that failed with conventional wires. *Catheter Cardiovasc Interv* 2007; **69**: 852–855.

9　Patterson M, Tanimoto S, Tsuchida K, Serruys PW. Magnetic navigation with the endo-luminal view and the X-ray overlay – Major advances in novel technology. *Nat Clin Pract Cardiovasc Med*: 2008; **5**(3).

10　Serruys PW. Fourth annual American College of Cardiology international lecture: a journey in the interventional field. *J Am Coll Cardiol* 2006; **47**: 1754–1768.

11　Werner GS, Fritzenwanger M, Prochnau D *et al.* Improvement of the primary success rate of recanalization of chronic total coronary occlusions with the SafeCross system after failed conventional wire attempts. *Clin Res Cardiol* 2007; **96**: 489–496.

12　Pearce JA. Electrosurgery, 1986. London: Chapman and Hall.

13　Honig WM. The mechanism of cutting in electrosurgery. *IEEE Trans Biomed Eng* 1975; **January**: 58–62.

14　Garcia-Garcia HM, Tsuchida K, van Mieghem C *et al.* Multi-slice computed tomography and magnetic navigation-initial experience of cutting edge new technology in the treatment of chronic total occlusions. *Eurointervention* 2008; **4**: 378–390.

3 第三部分

导丝工艺

第 12 章
转向导丝系统

Mirko Schiemann

University Hospital Frankfurt，Frankfurt，Germany

（刘仲伟　译）

冠状动脉慢性完全闭塞（CTO）仍然是冠状动脉成型术失败的原因和相对禁忌证。在接受冠状动脉造影的冠心病患者中，排除了接受 PCI 治疗者，还有约 30% 的患者罹患 CTO 病变[1]。一些专家级的介入医师 CTO 开通的成功率为 80%，与这些专家对于技术及技术带来的如冠状动脉穿孔等风险的透彻理解是密不可分的。这也提高了专业门槛。

高度迂曲的、严重钙化的、侧支成角的冠状动脉成为到达血管远端的技术限制，偏心的长的冠状动脉狭窄可导致 PCI 的失败[3]。在 Kinoshita 等的大量研究中[4]，导致手术失败的原因包括导丝不能通过病变（63%）、假腔导致的长的内膜夹层（24%）、造影剂外渗（11%）、球囊无法通过及扩张病变（2%）以及血栓形成（1.2%）。常规导丝无法通过解剖复杂的冠状动脉血管、高暴露放射剂量导致的 X 射线相关皮损以及大量使用造影剂导致的造影剂肾病均限制了治疗的有效性[5-10]。除了设备及经验的进步，使用现代的导丝及技术在开通 CTO 时的失败率仍 ≥ 25%。很多设备被开发用于这些困难和复杂的病例。由于表现出很高的并发症发生率（如夹层和穿孔），以及不能证实其比标准设备具有更高的成功率，很多设备在研发阶段就停滞了。失败的 CTO 器械包括 Magnum/Magnarail 系统[11-12]、Kensey 导管[13]、ROTACS 低速旋切导管[14] 及 Excimer 激光系统[15]。

大部分导丝的尖端可被医师塑形或在出厂时即预塑形。这些传统导丝必须在撤出后再次塑形然后再次送入。在病变长且解剖复杂的情况下，这些导丝尖端的塑形可能会消失。除了 CTO 以外，血管的迂曲、通过已释放的支架、分支、二分叉 / 三分叉等情况均限制了这些传统导丝的应用。常规导丝是用于通过非闭塞病变的，它们没有坚硬的尖端及通过 CTO 纤维帽的推送能力。专用导丝拥有更粗的核心并向尖端逐渐变尖，从而增加了硬度和支撑力。

近年来，毫无疑问，经皮 CTO 开通的成功率显著升高。一个重要的原因是出现了硬度更高、支撑力更好以及扭控力更强的导丝（如 Asahi Miracle Brothers 3 ～ 12 g 导丝）、锥形头导丝（如 Asahi Confianza 及 Confianza Pro 9 g 导丝、Abott Vascular Hi-Torque Cross-it 100-300 系列导丝）、亲水涂层导丝（如 Guidant Whisper 和 Pilot、Boston Scientific Choice PT 和 PT Graphics 导丝、Terumo Crosswire 导丝及 Confianza Pro 导丝）。疏水导丝具有更好的触觉反馈，适用于陈旧性的、纤维-钙化病变及初次穿透纤维帽。亲水导丝更为柔软，可能更容易在 CTO 病变中寻找到微通道。然而亲水导丝更容易进入内膜下，更易导致远端小血管穿孔，从而导致血管闭塞或穿孔，这些并发症也导致外科搭桥手术机会的丧失。这些导丝也更容易进入管壁较薄的滋养血管，导丝及随后的球囊扩张可导致这些血管穿孔。

一些先进手术技术的联合应用，包括逆向造影使远端血管显影以及平行导丝技术等，也是提高经皮 CTO 开通成功率的重要原因。Shinobi 导丝（Cordis）是专门为通过 CTO 病变设计的。此导丝具有单芯设计、大过渡段及硬度增加，尖端直径为 0.036 cm。导丝远端 25 cm 为特氟龙涂层。Miracle 导丝（Asahi）尖端直径为 0.036 cm 并有不同硬度可选（3 g/4.5 g/6 g/12 g）。Asahi 公司的 Neo's Rinato 导丝提供了自尖端 50～100 mm 的支撑，并在迂曲病变中表现出优越的顺滑性。Conquest 导丝（Asahi）尖端硬度为 9 g，直径为 0.023 cm。Asahi 公司的聚合物涂层 Fielder FC 导丝在迂曲血管内可轻松推送（显影段 3 mm，直径 0.036 cm，亲水涂层，核心至尖端设计）。在使用硬导丝通过 CTO 病变时应格外注意，因为这些导丝更易造成假腔、夹层及穿孔等并发症。有两种用于 CTO 开通的器械表现出良好的安全性，并得到了 FDA 的批准，即 Safe Cross-RF 导丝及 Frontrunner 导管[16]。

最早的体内应用的转向导丝来自 Medtronic 公司（1986 年），具有 5 mm 的多向转向尖端。1992 年 Pilot Cardiovascular Systems 公司展示了直径 0.036 cm、长 165 cm、具有 5 mm 转向尖端的不锈钢导丝。这个时期的转向导丝尖端存在在体内不耐用、转向关节到支撑区域的力量传递突兀及转向操作手柄人机工程设计不佳等问题。

Safe Cross-RF 导丝（Intraluminal Therapeutics）是一种可操控的 0.036 cm 中等硬度的导丝，可以与 OCT 整合。OCT 可测量导丝尖端以远的近红外光（10～30 μm 分辨率）反射[17]。OCT 利用整合在该导丝尖端的 0.018 cm 的光学纤维发出低相干光对前端组织进行反射。基于反射信号的吸收和散射特征，探测器能够分辨出斑块与正常动脉壁。该信息在屏幕上以波形的形式表现出来，让术者能够确定导丝在病变中所处的位置。当导丝尖端接近血管外壁 1 mm 的范围时，影音信号将提示术者，以便重新调整导丝方向，避免造成夹层及穿孔。导丝尖端可释放射频能（100 ms，250～500 kHz）帮助导丝通过困难 CTO 病变的纤维帽[17]。早期的飞行员研究[17-18]和之后的随机对照多中心研究[19]表明，该主动导丝能够通过 50%～60% 常规导丝尝试 10 min 无法通过的困难病变。少于 1% 的患者出现器械相关冠状动脉穿孔。在一项 32 例患者的

注册研究中，常规导丝无法通过 CTO 病变，使用该器械能够使 81% 的患者成功再通[20]，且没有发现器械相关并发症。然而，两项进一步的小型研究报道的血管再通成功率仅有 52%～60%[21-22]。在硬病变中可以采用常规导丝和 Safe Cross-RF 导丝交替使用的策略。

Frontrunner 导管（LuMend Inc, Redwood City, California）是一种手动操控的装置，其远端末端能够调整角度，范围为 25°～36°。该装置通过制造钝性微夹层的方法在组织界面前行[23]。该装置通过闭塞段时，需要探查和再血管化导管（4.5 F 的 Micro Guide 导管）的支撑。现有的 X-39 Frontrunner 外径为 0.076～0.102 cm，远端尖端为 2.8 F。该装置通过困难闭塞病变的成功率为 50%～60%[23]，在迂曲的右冠状动脉成功率略低。穿孔的发生率为 0.9%。该装置在支架内 CTO 病变有特殊的作用，因为支架能够在器械通过闭塞段时起到限制的作用[24]。夹层界面被限制在纤维钙化斑块中，其较血管外膜更坚硬且延展性更差，因此降低了血管穿孔的风险[25-26]。在 342 例患者中，穿孔的发生率为 2%，无器械相关的死亡[27]。最新的 Cordis 可操控导丝有 0.036 cm 可移动的核心，尖端为不透射线的铂合金，并附有弹性涂层以增加其耐久性。和 Cordis Wizdom Steerable 相比，手柄操作机制能够在不需要很多扭力的基础上，使导丝远端向两个方向最少改变 45°角。这使得无须过度旋转即可改变导丝方向。手柄操控机制位于不锈钢的海波管，该海波管与另一镍铬海波管焊接在一起。该装置的手柄操控机制与 USCI Commander Deflectable 导丝很相似。该导丝具有无黏性的鞘套以增加足够的侧向支撑力。潜在的一些不足之处包括：导丝活动节点附近的过渡段在极度扭曲时，无法提供像传统导丝一样的扭控能力；该导丝只有一种硬度可供选择，而且目前无法和其他系统合用来提高通过 CTO 病变的能力。

Venture Catheter（St. Jude Medical；Velocimed, Minnesota）是一种 6 F 兼容的、OTW 形式的、支持尖端转向的商业化导丝系统，导丝尖端长度 0.036 cm，可 90°转向。它可以通过改变已塑形的导丝尖端角度使导丝操控更为精确，从而使导丝更容易通过严重成角的血管或病变并且可以更容

易地控制导丝离开夹层。Naidu[28]、McNulty[2]及 McClure[30] 等的临床观察描述了 Venture Catheter 在处理回旋支、对角支及隐静脉吻合口病变的成功应用。Venture Catheter 还能在通过复杂病变时提供更有效的支撑力。但是，此 0.044 cm 的导管对于超滑导丝的操作来讲并不十分理想。在导管尖端处于转向状态时，从柔软部分向硬质部分的过渡并不平滑。而且在应用更硬的 CTO 导丝如 Confienzy、SafeCross、CiTop 及 Expander 等时，该系统的转向效果会减弱。Ovalum 公司导丝为 0.036 cm，结合了传统导丝及尖端扩张的特性，有助于楔形头导丝的使用。在 10 例患者中的应用初步经验表明其在 CTO 在血管化治疗中是安全、有效的[31]。

新型器械的指导方式还在研发中，包括前向超声[32-33]、磁性三维导丝指引[34-35] 等，OCT 指引正在进行前瞻性的研究。虽然手工导丝塑形、更换导丝及 OTW 球囊等的应用能够使通过极度成角血管更为容易，但尖端转向导丝能够在提高成功率的基础上缩短手术时间。这些新型器械和现有冠状动脉成型术器械的比较还需要进一步的随机对照试验研究。

参考文献

1 Bourassa MG, Roubin GS, Detre KM *et al* Bypass angioplasty revascularization investigation: patient screening, selection, and recruitment. *Am J Cardiol* 1995; **75**: 3C–8C.

2 Godino C, Sharp AS, Carlino M, Colombo A. Crossing CTOs-the tips, tricks, and specialist kit that can mean the difference between success and failure. *Catheter Cardiovasc Interv* 2009, **74**: 1019–46.

3 Safian RD, McCabe CH, Sipperly ME *et al*. Initial success and long-term follow-up of percutaneous transluminal coronary angioplasty in chronic total occlusions versus conventional stenoses. *Am J Cardiol* 1988; **61**: 23 G–28 G.

4 Kinoshita I, Katoh O, Nariyama J *et al*. Coronary angioplasty of chronic total occlusions with bridging collateral vessels: immediate and follow-up outcome from a large single-center experience. *J Am Coll Cardiol* 1995; **26**: 409–415.

5 Lindsay J, Apple S, Pinnow EE *et al*. Percutaneous coronary intervention-associated nephropathy foreshadows increased risk of late adverse events in patients with normal baseline serum creatinine. *Catheter Cardiovasc Interv* 2003; **59**: 338–343.

6 Wagner LK, McNeese MD, Marx MV, Siegel EL. Severe skin reactions from interventional fluoroscopy: case report and review of the literature. *Radiology* 1999; **213**: 773–776.

7 Koenig TR, Wolff D, Mettler FA, Wagner LK. Skin injuries from fluoroscopically guided procedures: part 1, characteristics of radiation injury. *AJR Am J Roentgenol* 2001; **177**: 3–11.

8 Nikolic B, Spies JB, Lundsten MJ, Abbara S. Patient radiation dose associated with uterine artery embolization. *Radiology* 2000; **214**: 121–125.

9 Nahass GT, Cornelius L. Fluoroscopy-induced radiodermatitis after transjugular intrahepatic portosystemic shunt. *Am J Gastroenterol* 1998; **93**: 1546–1549.

10 Shope TB. Radiation-induced skin injuries from fluoroscopy. *Radiographics* 1996; **16**: 1195–1199.

11 Allemann Y, Kaufmann UP, Meyer BJ *et al*. Magnum wire for percutaneous coronary balloon angioplasty in 800 total chronic occlusions. *Am J Cardiol* 1997; **80**: 634–637.

12 Pande AK, Meier B, Urban P *et al*. Magnum/Magnarail versus conventional systems for recanalization of chronic total coronary occlusions: a randomized comparison. *Am Heart J* 1992; **123**: 1182–1186.

13 Lukes P, Wihed A, Tidebrant G *et al*. Combined angioplasty with the Kensey catheter and balloon angioplasty in occlusive arterial disease. *A preliminary report. Acta Radiol* 1992; **33**: 230–233.

14 Kaltenbach M, Hartmann A, Vallbracht C. Procedural results and patient selection in recanalization of chronic coronary occlusions by low speed rotational angioplasty. *Eur Heart J* 1993; **14**: 826–830.

15 Serruys PW, Hamburger JN, Koolen JJ *et al*. Total occlusion trial with angioplasty by using laser guidewire. *The TOTAL trial. Eur Heart J* 2000; **21**: 1797–1805.

16 Stone GW, Reifart N, Moussa I *et al*. Percutaneous Recanalization of chronically occluded coronary arteries. *Circulation* 2005; **112**: 2530–2537.

17 Cordero H, Warburton KD, Underwood PL, Heuser RR. Initial experience and safety in the treatment of chronic total occlusions with fiberoptic guidance technology: optical coherent reflectometry. *Catheter Cardiovasc Interv* 2001; **54**: 180–187.

18 Shammas NW. Treatment of chronic total occlusions using optical coherent reflectometry and radiofrequency ablative energy: incremental success over conventional techniques. *J Invasive Cardiol* 2004; **16**: 58–59.

19 Baim DS, Braden G, Heuser R *et al*. Utility of the Safe-Cross-guided radiofrequency total occlusion crossing system in chronic coronary total occlusions (results from the Guided Radio Frequency Energy Ablation of Total Occlusions Registry Study). *Am J Cardiol* 2004; **94**: 853–858.

20 Braden G. Clinical experience in crossing total occlusions with the Safe-Cross system. *Am J Cardiol* 2003; **92** Suppl 6A: 66 L.

21 Hoye A, Onderwater E, Cummins P *et al*. Improved reca-

nalization of chronic total coronary occlusions using an optical coherence reflectometry-guided guidewire. *Catheter Cardiovasc Interv* 2004; **63**: 158–163.

22 Ng W, Chen W, Lee P. Initial experience and safety in the treatment of chronic total coronary occlusions with a new optical coherent reflectometry-guided radiofrequency ablation guidewire. *Am J Cardiol* 2003; **92**: 732–734.

23 Whitbourn RJ, Cincotta M, Mossop P, Selmon M. Intraluminal blunt microdissection for angioplasty of coronary chronic total occlusions. *Catheter Cardiovasc Interv* 2003; **58**: 194–198.

24 Yang YM, Mehran R, Dangas G *et al*. Successful use of the frontrunner catheter in the treatment of in-stent coronary chronic total occlusions. *Catheter Cardiovasc Interv* 2004; **63**: 462– 468.

25 Tadros P. Successful revascularization of a long chronic total occlusion of the right coronary artery utilizing the frontrunner X39 CTO catheter system. *J Invasive Cardiol* 2003; **15**: 3.

26 Simonton SC. Chronic total occlusions: a new frontier. *J Invasive Cardiol* 2004; **16**: 1–2.

27 Selmon M, Daniel M. Catheter assisted recanalization of chronic total occlusions in the coronary vasculature. *Cardiology International* 2003; **4**: 79–82.

28 Naidu SS, Wong SC. Novel intracoronary steerable support catheter for complex coronary intervention.

J Invasive Cardiol 2006; **18**: 80–81.

29 McNulty E, Cohen J, Chou T, Shunk K. A "grapple hook" technique using a deflectable tip catheter to facilitate complex proximal circumflex interventions. *Catheter Cardiovasc Interv* 2006; **67**: 46–48.

30 Mc Clure S, Wahr D, Webb J. Venture wire control catheter. *Catheter Cardiovasc Interv* 2005; **66**: 346–350.

31 Parikh KH, Shah AR, Chag MC, Segev A. Ovalum CiTop Expander: a novel guidewire for crossing coronary chronic total occlusions-first-in-man (FIM) experience. *EuroIntervention*. 2009, **5**: 206–11.

32 Demirci U, Ergun AS, Oralkan O *et al*. Forward-viewing CMUT arrays for medical imaging. *IEEE Trans Ultrason Ferroelectr Freq Control* 2004; **51**: 887–895.

33 Wang Y, Stephens DN, O'Donnell M. Optimizing the beam pattern of a forward-viewing ring-annular ultrasound array for intravascular imaging. *IEEE Trans Ultrason Ferroelectr Freq Control* 2002; **49**: 1652–1664.

34 Ernst S, Hachiya H, Chun JK, Ouyang F. Remote catheter ablation of parahisian accessory pathways using a novel magnetic navigation system--a report of two cases. *J Cardiovasc Electrophysiol* 2005; **16**: 659–662.

35 Schiemann M, Killmann R, Kleen M et al. Vascular guide wire navigation with a magnetic guidance system: experimental results in a phantom. *Radiology* 2004; **232**: 475–481.

13 第 13 章

Asahi 导丝

Shigeru Saito
Shonan Kamakura General Hospital，Kamakura，Japan

（刘仲伟　译）

引言

用于冠状动脉慢性完全闭塞（CTO）的导丝和非 CTO 病变的导丝有很大的区别。用于非 CTO 病变的导丝具有避免血管内膜损伤及在血管腔内平滑前进的特性，主要在血管腔内工作。因此，这些导丝的尖端必须是柔软的，以防刺入血管壁内。相反，用于 CTO 的导丝被设计为可进入闭塞病变组织中。这些导丝主要在组织中而不是血管腔中工作。日本 Asahi 公司在 CTO 导丝方面专注研究 20 年，如果没有这些导丝，也没有现在这些治疗 CTO 病变的介入技术。

PCI 导丝的重要参数

在研发 CTO 导丝的过程中，Asahi 公司提出了一些用于描述 CTO 导丝能力的概念，包括"尖端负荷""可塑性及记忆性""头端柔韧性""纵向支撑力""扭力传递""顺滑度""跟踪性"及"操控阻力"。

尖端负荷（尖端硬度）

我们经常使用尖端硬度这一术语。我们应如何定义尖端硬度？最简单的定义，即导丝尖端开始打折时所承受的负荷。Asahi 将尖端硬度定义为导丝开始打折时电子天平的克数读数。测量时，从导丝近端的固定位置到电子天平的距离固定为 10 mm（图 13.1a）。一般来说，用于 CTO 病变的导丝尖端硬度应超过 3 g，常规的工作导丝尖端硬度小于 1 g。

可塑性及记忆性

可塑性及记忆性对于 CTO 病变来讲尤为重要。可塑性及记忆性可由图 13.1b 中的装置测定。将待测导丝固定后，使其尖端分别顺时针及逆时针转动数次，而后将导丝拔出，测定导丝原始形态的恢复情况。Asahi 导丝具有塑形条设计，可使导丝具有良好的可塑性及记忆性。

尖端柔韧性

尖端柔韧性与尖端硬度是两个相反的概念。如果尖端柔韧度不足，导丝将很容易诱发内膜下夹层。尖端柔韧性是导丝尖端的一项功能，由如图 13.1 c 的装置测量。固定的导丝尖端露出 1 mm，由测量仪器向导丝尖端施加负荷。该负荷用于衡量导丝尖端的柔韧性。

纵向支撑力

纵向支撑力定义为能够使导丝从固定点弯曲 60° 所需施加的纵向力量。测量装置如图 13.1d 所示。从距离导丝尖端 30 mm 的位置开始测量，每 10 mm 测量一次，共测量 150 mm。

该参数对于向迂曲动脉血管内送入如球囊及支架等一些硬质器械很重要。

扭力传递

扭力传递是操控导丝尖端的最重要的参数。

Chronic Total Occlusions：A Guide to Recanalization，Second Edition. Edited by Ron Waksman and Shigeru Saito.
© 2013 John Wiley & Sons，Ltd. Published 2013 by John Wiley & Sons，Ltd.

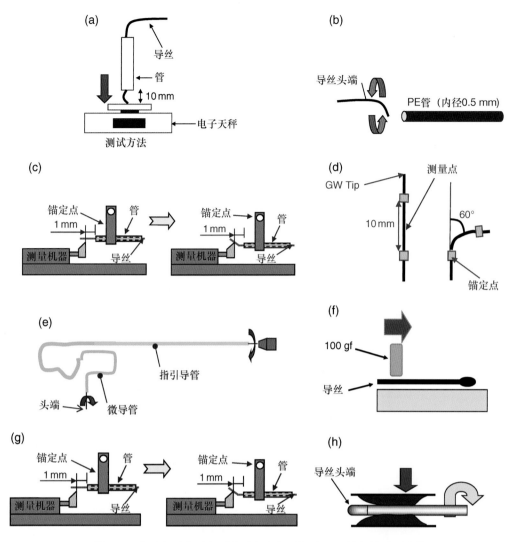

图 13.1　(a)(b)(c)(d)(e)(f)(g)(h) PCI 导丝的重要参数

将导丝置于一个迂曲的导管内，以一定的角度旋转导丝近端，测量导丝远端旋转程度（图 13.1e）。

顺滑度

导丝外层表面光滑对于导丝传递力矩以及导丝通过迂曲动脉都至关重要。通过测量 100 g 负荷下使导丝滑动的最小力量对该参数进行评估（图 13.1f）。

跟踪性

一些导丝的物理特性，如顺滑度、尖端柔韧性、纵向支撑力以及尖端硬度等决定了导丝的跟踪性。如果导丝跟踪性良好，导丝可以通过迂曲的血管到达远端。在施加一定扭力的情况下，向迂曲冠状动脉模型中送入待测导丝，测量导丝能够到达的最远距离（图 13.1g）。

操控阻力

由于 CTO 病变由混合性斑块构成，导丝的尖端会插入这些病变。由于有导丝断裂的风险，导丝在这些病变中进行操控有时很危险。以一定的力将导丝尖端固定，同时旋转导丝近端以测定操控阻力。在固定导丝尖端力量增加时旋转导丝近端，导丝尖端依然能够旋转，说明操控阻力较高。对尖端施加最大固定力，导丝尖端仍然能够自由旋转时被定义为操控阻力（图 13.1h）。

由于 CTO 病变的 Asahi 导丝产品线

Asahi 公司有一整套用于不同情况和不同解剖的 CTO 导丝产品线。表 13.1 列出了这些产品（注释：仅列出了在世界范围内可获得的导丝）。

表 **13.1**　Asahi PCI 导丝

分类	产品名称	内径（英寸）	长度（cm）	不透光段长度（cm）	头端硬度（克）	弹簧圈长度（cm）
前线病例	Light	0.014	180	3	0.5	20
	Soft	0.014	180	3	0.7	30
	Route/PROWATERflex	0.014	180	3	0.8	20
	Rinato/Prowater	0.014	180	3	0.8	20
	Marker Wire	0.014	180	3	0.7	30
	Zeroclear	0.014/0.020	180	2.5	0.7	30
前线病例	Fielder	0.014	180	3	1	12
CTO 病例	Fielder FC	0.014	180	3	0.8	11
CTO 病例	Intermediate/Medium	0.014	180	3	3.0	30
	Miracle Primo	0.014	180	3	2.5	30
	Miracle 3/Miraclebros 3	0.014	180	11	3.0	11
	Miracle 4.5/Miraclebros 4.5	0.014	180	11	4.5	11
	Miracle 6/Miraclebros 6	0.014	180	11	6.0	11
	Miracle 12/Miraclebros 12	0.014	180	11	12.0	11
	Conquest/Confianza 9	0.014/0.009	180	20	9.0	20
	Conquest 12	0.014/0.009	180	20	12.0	20
	Conquest Pro/Confianza Pro 9	0.014/0.009	180	20	9.0	20
	Conquest Pro 12/Confianza Pro 12	0.014/0.009	180	20	12.0	20
	Conquest Pro 8-20/Confiamza Pro 8-20	0.014/0.009	180	20	20.0	20
强支撑病例	Grand Slam	0.014	180	4	0.7	4
Decillion Series	产品名称	内径（英寸）	长度（cm）	不透光段长度（cm）	头端硬度（克）	弹簧圈长度（cm）
前线病例	Decillion FL	0.010	180	3	0.8	8
CTO 病例	Decillion MD	0.010	180	3	3.0	8
X-treme	**Product Name**	内径（英寸）	长度（cm）	不透光段长度（cm）	头端硬度（克）	弹簧圈长度（cm）
前线病例 & CTO 病例	X-treme	0.014/0.009	190	16	0.8	16

涂层导丝

Fielder 和 FielderFC 导丝（非锥形头）及 XT（X-treme）、XTR 和 XTA（锥形头）

在这些导丝的金属核心外均覆盖有亲水超滑的涂层。Fielder 和 Fielder FC 导丝非锥形的尖端外径为 0.036 cm。XT 锥形头直径为 0.023 cm。XTR 和 XTA 的尖端直径为 0.025 cm（图 13.2）。

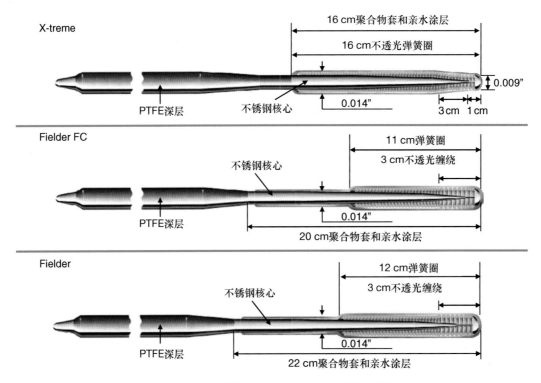

图 13.2　Asahi 公司 Plastic-Jacket 亲水导丝的结构

传统导丝

Sion 和 SionBlue

这些导丝具有独特的复杂结构，这些结构的优化有助于增加导丝远端的扭控力。SionBlue 导丝有亲水的涂层。这些导丝主要用于逆向术式中寻找侧支通道。

Miraclebros 系列

Miraclebros 系列导丝包括 Miraclebros 3、Miraclebros 4.5、Miraclebros 6 及 Miraclebros 12。这些导丝的结构特点为"单芯设计"以及"无缝接点缠绕"（图 13.3a，图 13.3b）。在单芯设计的导丝中，塑形带与远端导丝核心尖端直接相连，这种设计能够使近端纵向的力量直接传递到导丝尖端。在无缝接点缠绕设计中，远端铂弹簧圈与近端不锈钢弹簧圈直接缠绕，这种设计能够增加导丝的扭力传递（图 13.4a，图 13.4b，图 13.4c）。

Conquest（Confienza）系列

Conquest 系列尖端直径为 0.023 cm 或 0.020 cm，剩余结构与其他 Asahi 导丝无异。ConquestPro 系列导丝的弹簧圈外有亲水涂层覆盖。由于导丝的穿透力取决于导丝尖端硬度、尖端面积及尖端顺滑性，

Conquest Pro 8-12 导丝能够产生最强的穿透力。

体外化导丝

RG-3

在逆向操作中，导丝的体外化是一种连接近端和远端血管真腔的标准技术（图 13.5）。这项技术需要应用长导丝（300 cm）。以前用的是 Rota 软导丝及 Fielder FC 导丝，但是在长的体外化路径中，这些导丝与导管之间产生的摩擦力过大，使用这些导丝进行体外化并不容易。

RG-3300 cm 导丝的外径为 0.025 cm。具有亲水涂层。由于该导丝直径较小且具有亲水涂层的特性，在体外化过程中，该导丝与导管之间产生的摩擦力很小。目前一般使用该导丝进行体外化。

根据不同技术对 Asahi CTO 导丝进行分类

用于微通道技术的导丝

Fielder XT（X-treme）、XTR 及 XTA

亲水涂层的锥形头导丝适用于这项技术。XT

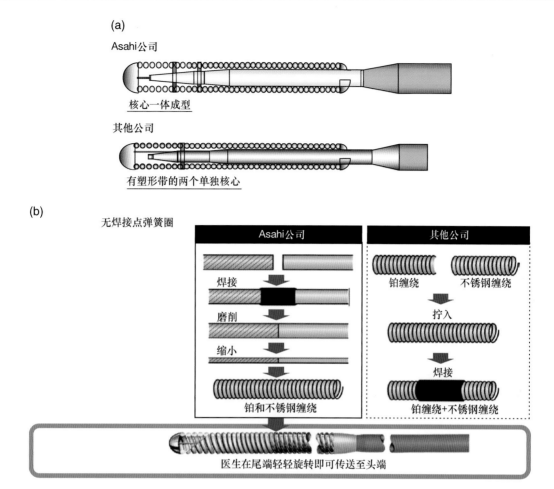

图 13.3　（a）（b）Asahi 导丝的构造

是根据此概念开发出来的第一代导丝。导丝尖端的外径仅有 0.009 英寸。然而，该导丝尖端较脆弱，无法在操作过程中使用保持尖端形态，对扭力的传递能力也较差。

由于尖端直径增加到 0.010 英寸且尖端结构的改良，XTR 导丝对扭力的传递能力大为改善。

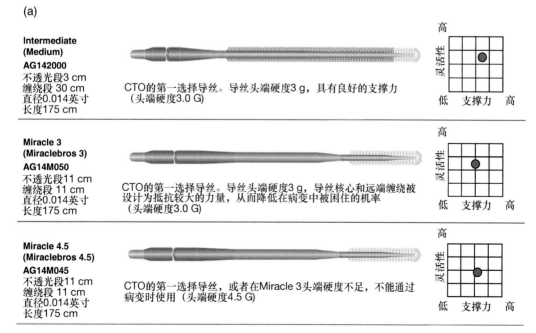

图 13.4　（a）（b）（c）Asahi 导丝的特点

(b)

Miracle 6
(Miraclebros 6)

AG14M060
不透光段11 cm
缠绕段 11 cm
直径0.014英寸
长度175 cm

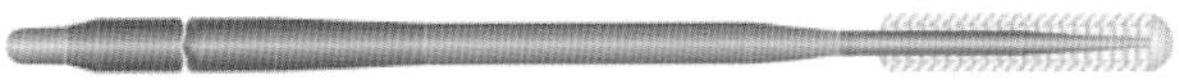

当Miracle 3或者4.5头端硬度不足，不能通过病变时使用这款导丝头端硬度为6 g，在对抗硬病变中有高效的推送力（头端硬度6.0 g）

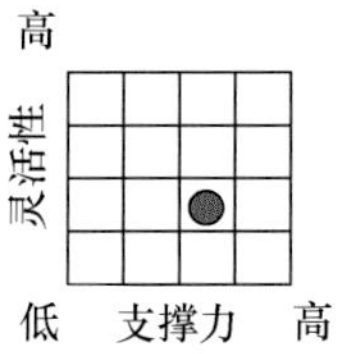

Miracle 12
(Miraclebros 12)

AG14M070
不透光段11 cm
缠绕段 11 cm
直径0.014英寸
长度175 cm

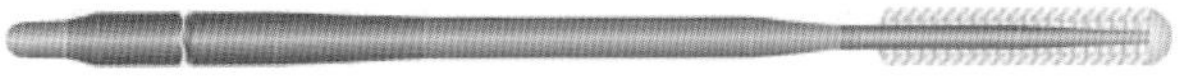

头端硬度12 g，用于复杂CTO病变，如厚、硬的纤维帽和钙化（头端硬度12.0 G）

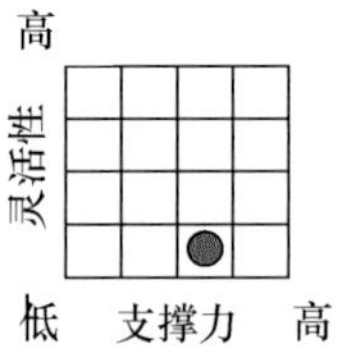

Conquest
(Confianza)

AG143090
不透光段20 cm
缠绕段 20 cm
直径0.014英寸/
头端直径0.009英寸
长度175 cm

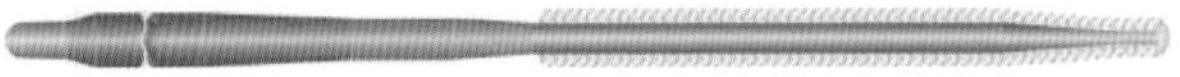

非亲水深层，锥形头端为0.009英寸，9 g的锥形头端硬度，能帮助寻找微通道和穿刺高度狭窄病变（头端硬度9.0 G）

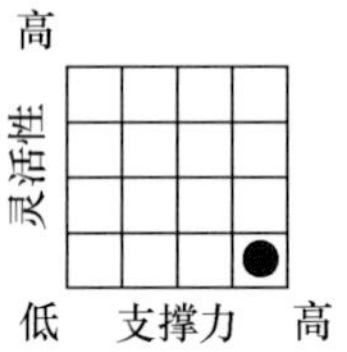

(c)

Conquest Pro
(Confianza Pro)

AGH143090
不透光段20 cm
缠绕段 20 cm
直径0.014英寸/
头端直径0.009英寸
长度175 cm

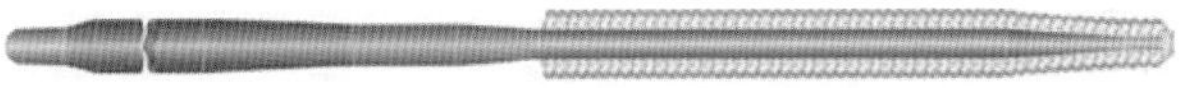

和Conquest相似的结构和头端硬度，但是缠绕段为亲水涂层，为通过病变提供更好的顺滑性，远端球样头端为非亲水涂层，能更好的咬住病变入口（头端硬度9.0 G）

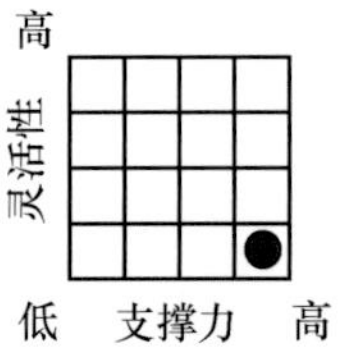

Conquest Pro 12
(confianza Pro 12)

AGH143091
不透光段20 cm
缠绕段 20 cm
直径0.014英寸/
头端直径0.009英寸
长度175 cm

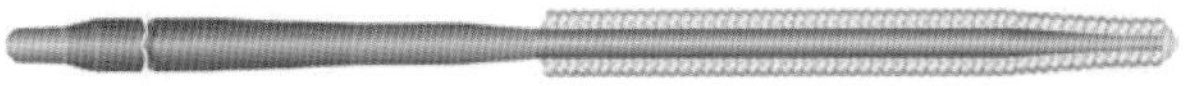

头端硬度12 g，用于复杂CTO病变，如厚、硬的纤维帽和钙化（头端硬度12.0 G）

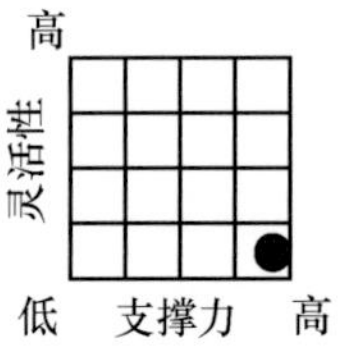

Conquest Pro 8–20
(Confianza Pro 8–20)

AGH143091
不透光段20 cm
缠绕段 20 cm
直径0.014英寸/
头端直径0.008英寸
长度175 cm

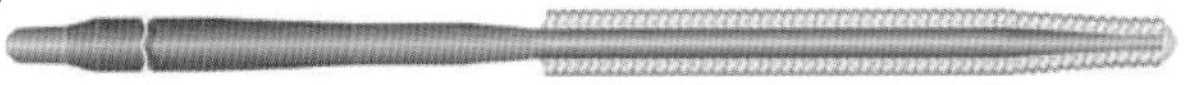

用于复杂病变，特别是严重钙化和坚硬的纤维化组织，头端硬度为20 g，锥形头端为0.008英寸，是最硬和最佳的NEO'S PTCA导丝

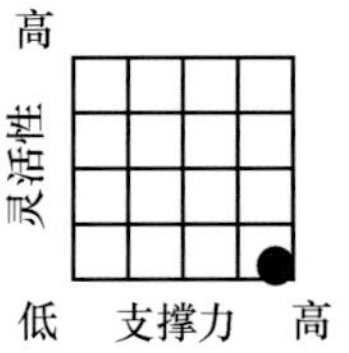

图 13.4（续）

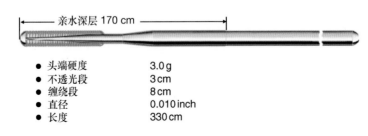

亲水深层 170 cm

- 头端硬度　　　3.0 g
- 不透光段　　　3 cm
- 缠绕段　　　　8 cm
- 直径　　　　　0.010 inch
- 长度　　　　　330 cm

图 13.5　RG-3 的结构

XTA 是该导丝系列中最新的版本。该系列导丝仍然在不断的改进中。

用于钻过技术的导丝

Miraclebros 3、Miraclebros 4.5、Miraclebros 6、Miraclebros 12 及 Miraclebros Ultimate 导丝

无论对于正向还是逆向术式，钻过技术是 CTO 病变开通过程中的必要技术。在保持较弱的前向推送力，沿顺时针或逆时针方向小于 360 度快速旋转导丝时，塑性的导丝尖端（长度＜ 1 mm）可以自行在钙化 / 坚硬斑块中找到弱点并在病变中推进。不建议进行超过 360 度的过度旋转，因为这样可能导致导丝结构的损坏。

该技术的起始导丝为 Mriaclebros 3。若无法通过病变，则可更换其他的 Miraclebros 导丝。Miracleros Ultimate 导丝是 Miraclebros 3 导丝的升级版本。导丝尖端硬度为 3 g。导丝远端为亲水涂层，增加了导丝对扭矩的传递能力以及在血管中的通过能力。

用于穿透技术的导丝

Conquest（Confienza）Pro 9、ConquestPro 12 及 8-20

穿透技术是开通 CTO 病变的次选技术。使用坚硬的导丝以穿透病变。由于金属材料的物理限制，这些导丝在迂曲的动脉血管中丧失了其跟踪性。因此，对于这些导丝需要精确操控以避免血管穿孔。

在该导丝系列中尖端硬度有 3 种类型。Conquest Pro 导丝尖端有亲水涂层。Conquest Pro 8-20 导丝外径为 0.08 英寸，头端硬度为 20 g。

用于逆向技术的导丝

Sion-blue、FielderFC、XT，XTR

选择的靶间隔支角度超过 90 度时，血管往往难以通过。笔者倾向于选择 Sion-blue 导丝（图 13.6），该导丝在这方面的表现很独特。该导丝可以很好地保持头端塑性。由于具有亲水涂层，导丝产生的摩擦力较小，扭力可通过导丝的长轴向弯曲部位传递。

Fielder XT 导丝过于脆弱。然而，有时只有 Fielder XT 导丝 0.023 cm 的尖端可以通过非常小的间隔支通道。

结论

Asahi 不仅在不断开发 PCI 导丝，并且一直在研究 PCI 导丝的各种特性，并利用这些特性创新一些手术方法。根据不同的病变和情况研发出具有不同特点的导丝。每个术者应熟悉这些导丝的特点。

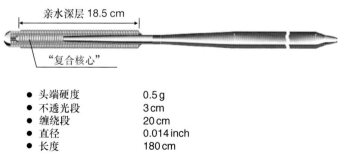

亲水深层 18.5 cm
"复合核心"

- 头端硬度　　　　0.5 g
- 不透光段　　　　3 cm
- 缠绕段　　　　　20 cm
- 直径　　　　　　0.014 inch
- 长度　　　　　　180 cm

图 13.6　Sion-blue 的结构

14 第 14 章

IVUS 指导的 CTO 再血管化

Etsuo Tsuchikane

Toyohashi Heart Center，Toyohashi，Japan

（朱舜明　译）

IVUS 是评价血管和介入治疗的影像工具之一，可以观察血管横断面的信息以及血管周围的信息。因此，IVUS 可以提供造影所不能评估的有用信息。在当今 CTO-PCI 当中，IVUS 被用于评估斑块的形态和病变的长度，以及在导丝通过及小球囊（1.5 mm）扩张后，评价血管的直径，以便于选择合适的支架大小。在 CTO-PCI 中，IVUS 并不是必需的。但是，它可以避免在萎缩的血管中选择过大的支架而导致血管破裂。IVUS 能协助导丝通过，从而提高 CTO 的开通率。这一章节中，我们将讨论 IVUS 在 CTO-PCI 中，指导操控导丝的优点。IVUS 指导的 CTO-PCI 技术分为两类：IVUS 指导导丝进入 CTO 以及 IVUS 指导的内膜下穿刺。

IVUS 指导的导丝进入 CTO 入口技术

确认 CTO 的入口

总的来说，在完全闭塞分叉病变近端，尽管缺少标记，但对侧造影能准确发现 CTO 入口的位置。如果术者能假设血管走行的路径和可能的通路，在 CTO 病变的近端寻找一个切入点并不困难。但是，在造影下，很多时候我们并不能发现 CTO 病变的入口。在这种情况下，如果边支血管足够容纳 IVUS 导管，则 IVUS 对发现 CTO 的入口非常有效（图 14.1）。使用该项技术时，IVUS 导管一开始就被送入闭塞处的边支血管中。根据一系列 IVUS 图像，IVUS 放在闭塞处，并进行冠状动脉造影。在造影上确认 IVUS 换能器位于 CTO 的入口。然后，术者小心操控导丝探寻病变的入口。这项技术也能帮助检测入口处的斑块厚度。

检测导丝进入 CTO 的位置

当近端的血管直径足够容纳 IVUS 导管和操控导丝的微导管时，我们能检测 IVUS 进入 CTO 部位的位置。这项检查在第一根导丝进入内膜下时十分有用（图 14.2）。在 CTO-PCI 中，第一根导丝往往很不幸地从一开始就进入内膜下。在这种情况下，保留第一根导丝不动，使用 IVUS 导管观察第一根导丝进入的位置。如果 IVUS 确认第一根导丝进入点位于闭塞段中心时，第二根导丝应该沿着第一根导丝继续探寻闭塞段的另一个通道。当第一根导丝位于闭塞段边缘时，这根导丝很有可能将进入内膜下。也就是说，第二根导丝要进入 CTO 病变的话，必须选择从另一个方向进入。正确的进入位置可以由边支血管的位置来确定（图 14.2）。也可以通过实时的 IVUS 检测来确定第二根导丝进入的位置。当然，进行这个操作，8 F 的指引导管是必不可少的。这项导丝操控技术应该被称为"IVUS 指导的平行导丝技术"。

IVUS 指导的内膜下穿刺

在使用标准的平行导丝技术的情况下，在复杂的 CTO 操作中，导丝有时候会扩大内膜下空间。一旦内膜下空间延展超过 CTO 病变的远端，

Chronic Total Occlusions：*A Guide to Recanalization*，Second Edition. Edited by Ron Waksman and Shigeru Saito.

© 2013 John Wiley & Sons，Ltd. Published 2013 by John Wiley & Sons，Ltd.

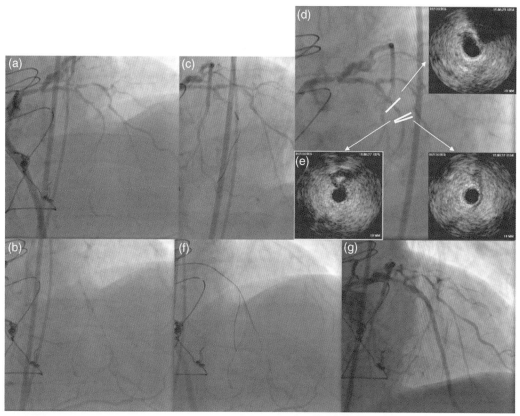

图 14.1　（a）LAD 中段 CTO；（b）LAD 中段完全闭塞，尽管已经做了对侧造影，但是仍然很难鉴别 CTO 的入口；（c）将 IVUS 导管放到远端间隔支；（d 和 e）IVUS 图像很轻松地发现 CTO 的入口；（f）IVUS 证实开口了以后，选择较硬的导丝穿刺进入近端纤维帽；（g）支架释放后的最终造影

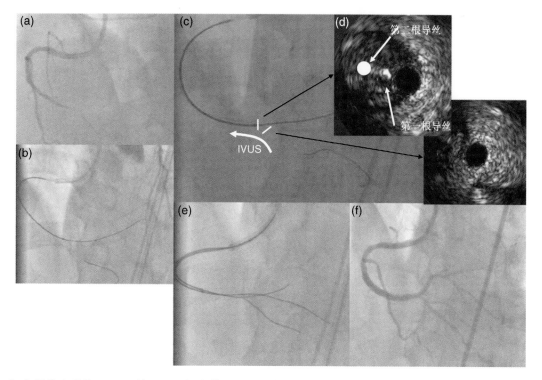

图 14.2　（a）既往失败的 RCA 远端 CTO。（b）第一根导丝尝试通过失败。（c）保留第一根导丝，送 IVUS 导管至 CTO 开口旁边的小分支。IVUS 影像清楚地提示第一根导丝进入点距离边支太近。（d）导丝很容易进入到内膜下。进入 CTO 的正确位置在分支的对面。（e）因此，有意识地将第二根导丝沿着透视下分支的对侧进入 CTO，导丝很容易进入到远端的小分支。（f）支架释放后的最终造影

那么在透视下将很难看见远端的血管真腔。在这种情况下，如果只能通过造影图像来指导，有时我们只能放弃继续手术。但是，在这种情况下，IVUS 指导将有可能取得突破。IVUS 可以通过有分支汇入（分支只来源于真腔）来区分真假腔，也能区分内膜和中膜（只包绕在真腔周围）。同时，如果导丝从假腔重新进入真腔，IVUS 也能进行确认[1]。Werner 等最先提出这一理论[2]。通过位于假腔中的第一根导丝送入 IVUS 导管，操控导丝时扩大的内膜下空间往往使远端真腔闭塞；因此，我们将不能通过造影再观察到远端血管。但是，IVUS 可以清楚地显示横截面的信息，

为第二根导丝进入真腔提供帮助。硬导丝例如 Confianza 或者 Miraclebros 12 应该被选用为第二根穿刺导丝。图 14.3 阐明了 IVUS 指导的内膜下穿刺技术。这项技术有时需要正向球囊扩张以利于推送 IVUS 导管，如果内膜下穿刺进入真腔已经成功，就不能再进行这项技术。同时，8 F 的指引导管也是进行此项操作所必需的。在成功通过导丝以后，必须使用多个支架完全覆盖扩大的内膜下区域。使用这项技术，我们能做成许多造影指导下失败的 CTO 病变[3-4]。因此，这项技术可作为正向导丝技术失败，而且没有可用的逆向血管情况下的选择之一。典型病例见图 14.4。

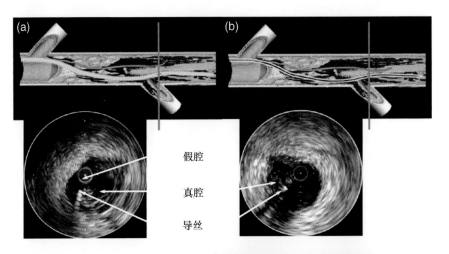

图 14.3 IVUS 指导的内膜下穿刺技术：(a) 远端的血管真腔被扩大的内膜下空间完全压缩。IVUS 导管至于内膜下，以了解局部横截面的信息。IVUS 图像提示被压缩的真腔以及导丝位于扩张的内膜下。(b) 在 IVUS 指导下，导丝被调整进入压缩的血管真腔

假腔

真腔

导丝

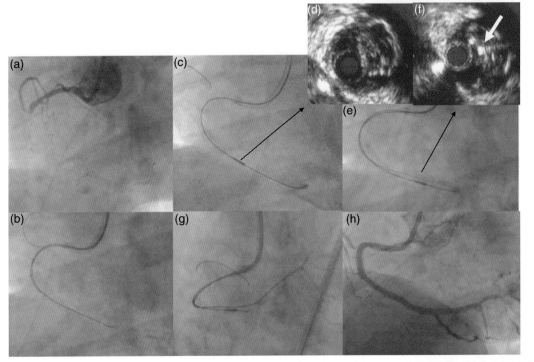

图 14.4 (a) RCA 长 CTO；(b) 通过平行导丝技术，使用硬导丝仍不能成功通过；(c) IVUS 导管沿进入假腔的导丝进入；(d) IVUS 图像提示了扩张的内膜下空间以及被压缩的血管真腔；(e 和 f) 在 IVUS 指导下，使用锥形头端硬导丝（Confianza, Asahi Intecc, Japan）成功从假腔穿刺进入真腔；(g) 导丝成功进入远端血管真腔；(h) 多个支架植入以后的造影图像

参考文献

1 Stone GW, Colombo A, Teirstein PS *et al.* Percutaneous recanalization of chronically occluded coronary arteries: procedural techniques, device, and results. *Cathet Cardiovasc Interv* 2005; **66**: 217–236.

2 Werner GS, Diedrich J, Schlz KH *et al.* Vessel reconstruction in total coronary occlusions with a long subintimal wire pathway: use of multiple stents under guidance of intravascular ultrasound. *Cathet Cardiovasc Diagn* 1997; **40**: 46–51.

3 Ito S, Suzuki T, Ito T *et al.* Novel technique using intravascular ultrasound-guided guidewire cross in coronary intervention for uncrossable chronic total occlusions. *Circ J* 2004; **68**: 1088–1092.

4 Matsubara T, Murata A, Kanyama H *et al.* IVUS-guided wiring technique: promising approach for the chronic total occlusion. *Catheter Cardiovasc Interv* 2004; **61**: 381–386.

Frontrunner CTO 技术

Chad Kliger，Steven P. Sedlis & Jeffrey D. Lorin
New York University School of Medicine，New York，NY，USA

（朱舜明　译）

慢性完全闭塞病变（CTO）是心脏介入医生所面临的技术挑战。对 CTO 病变的经皮再血管化不能成功的原因往往是常规导丝不能成功通过 CTO 病变，到达远端血管真腔。随着对 CTO 病变理解的加深，新的开通 CTO 病变的方法应运而生。Frontrunner 冠状动脉导管通过一种独特的机械系统，在闭塞血管段制造钝性夹层，使进一步介入治疗变为可能。

为了理解 Frontrunner 导管如何工作，首先应了解 CTO 病变的解剖和组织学基础。慢性冠状动脉完全闭塞多是由于病变血管反复的斑块破裂，血栓形成，导致管腔最终完全闭塞[1]。血栓和富含脂质的斑块破裂所释放出来的胆固醇酯，渐渐被胶原和钙化所取代[2]。钙化、富含胶原纤维的组织形成 CTO 近端和远端的纤维帽，而 CTO 节段内是松软的核心和机化的血栓和脂质[3]。随着时间推移，闭塞斑块的边缘逐渐变得更加纤维化和钙化[2, 4]。正是由于坚硬纤维帽的存在，使得常规导丝通过病变十分困难，再血管化变成一种挑战。

现有的通过 CTO 的器械包括进入管腔内微通道的锥形头端导丝，以及撕裂坚硬纤维帽的消融机械装置。后一种装置包括 Frontrunner 导管。Frontrunner™ 导管使用可控的钝性轻微撕裂，制造通过闭塞段的腔隙，从而使导丝通过闭塞段，进而完成血管扩张和支架植入。Frontrunner 导管所带来的钝性轻微撕裂概念利用了管腔内斑块和外膜之间弹性的差别，在选择性破坏斑块的同时，保留了完整的血管外膜弹力层[5]。

Frontrunner 导管外径为 3.1 F，由四部分组成，分别是可开合的关节状头端（图 15.1 和 15.2）、可以人工塑形的灵活的远端杆、近端用于推送和扭控的编制状杆，以及近端（由杠杆、旋转器和用于冲水润滑导管口的侧孔组成）。操控旋转子可以控制远端杆，而操控杠杆可以控制远端关节的开合。

在导入 Frontrunner 导管之前，了解靶病变以及相关的血管非常重要。在有些病例中，远端的血管并不能很好地显影，通常通过侧支循环进行双向造影使病变良好显影。一旦看清楚 CTO 病变的形态，即对远端杆部进行选择性塑形，通过旋转子控制，从而使 Frontrunner 导管通过冠状动脉血管。

当 Frontrunner 导管的远端部分在开关闭合的情况下成功进入到远端，将控制杠杆保持位于后部，直到成功推送 Frontrunner 导管到达阻力 CTO 的近端（图 15.1）。向前推送操控杆，使其位于前部，从而使远端的开关打开（图 15.2 和图 15.3），在 CTO 节段制造出一个 2.3 mm 的偏移，使组织分离并取代斑块。必要时，远端的开关还可以通过旋转，朝不同的方向进一步进行分离和撕裂。接下来，稍微后退导管，不要抓住任何组织，然后闭合远端开关。远端部分最终通过操控旋转子朝向微通道的方向，再次推送 Frontrunner 导管，并重复以上步骤。

远端咬合开关造成组织分离，逐步通过整个闭塞段，造成通过 CTO 节段管腔内或者内膜下的通道，从而可以交换常规导丝。在一些病例中，仅仅需要 Frontrunner 导管通过近端的纤维帽。一

Chronic Total Occlusions：*A Guide to Recanalization*，Second Edition. Edited by Ron Waksman and Shigeru Saito.
© 2013 John Wiley & Sons，Ltd. Published 2013 by John Wiley & Sons，Ltd.

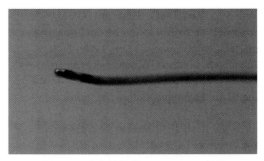

图 15.1　咬合关闭的 Frontrunner 导管

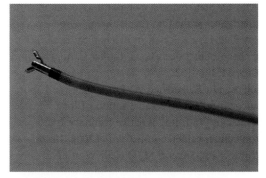

图 15.2　咬合打开的 Frontrunner 导管

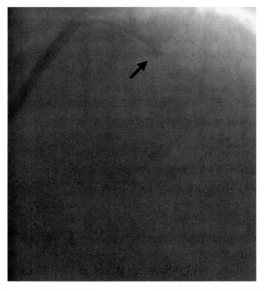

图 15.3　咬合打开的 Frontrunner 导管进入完全闭塞病变

旦导丝通过 CTO，就可以撤出 Frontrunner 导管，进一步进行血管成型和支架植入。

在 Frontrunner 导管通过内膜下的夹层，成功绕过 CTO 节段，在远端分叉处进入血管真腔后，建立导丝的通道。虽然有研究报道了在内膜下进行血管成型和支架植入，但 Frontrunner 导管由于不能成功进入远端真腔、进入内膜下，从而降低成功率，以及导致严重的血管并发症[6]。内膜下寻径和再进入方法被推荐用于既往失败的 CTO 病例，从而保留远端主要的分支[7]。这种方法能用

于右冠状动脉，可能也适用于回旋支。在前降支，内膜下夹层的延展将有可能影响远端的重要分支。如果内膜下寻径是最后的选择，Frontrunner 导管将不可能操控进入远端真腔。血管往往需要 4 ～ 6 周的时间来愈合，愈合后的血管将为下次进入远端血管真腔提供清楚的图像[8]。

在开通 CTO 之前，氯吡格雷负荷剂量加上传统的双联抗血小板治疗十分必要。而围术期选择肝素、比伐卢定抗凝，仍存在争议。在发生冠状动脉穿孔导致心包填塞时，由于可以快速通过鱼精蛋白中和，往往更多选用普通肝素。在预期多支血管植入支架的时候，成功开通 CTO 而无并发症，往往也使用糖蛋白 Ⅱ b/ Ⅲ a 抑制药[9]。

在导丝通过成功率较低，或者既往失败的病例中，使用 Frontrunner 导管的再血管化成功率为 50% ～ 77%[9-11]。LuMend 公司在一项注册研究中，选取了 107 名既往失败的 CTO 患者，报道使用 Frontrunner 导管成功为 56%[12]。这样的成功率优于现有器械策略的成功率[13-15]。

Frontrunner 导管的一项优点是：和传统的导丝通过技术相比，由于可控性更佳，具有更低的冠状动脉夹层和穿孔概率[9]。Frontrunner 导管的轻微夹层减少了使用硬导丝或者亲水涂层导丝进行危险尝试的概率，总体可控的钝性分离方法更进一步减少了对血管壁的穿刺[16]。一项多中心的研究提示：当前的穿孔率是 0.9% ～ 6%，而 2% 的穿孔需要进行心包穿刺[11-12, 15]。夹层的发生率约为 1%[11-12]。

严重的支架内再狭窄所致的 CTO，并发症的发生率更低。既往的支架提示了管腔的方向，也为血管壁提供了保护的外壳，使进入内膜下的概率降至最低，也减少了血管创伤和穿孔的概率。而且，Frontrunner 导管的远端头端装置是钝性的，在绝大部分病例中，其外径比支架梁之间的空间更大[17]。

CTO 开通失败的预测因子包括长病变、严重钙化、存在桥血管、血管大于 45 度的迂曲，以及缺少锥形头端的形态[18-19]。以上预测失败的因子并不能预测使用 Frontrunner 导管失败[10]。但是，严重钙化、扭曲以及在 CTO 病变近端的其他病变，增加了摩擦力，将机械性地阻碍 Frontrunner 导管通过。CTO 近端病变增加的摩擦力将减少传导至头端的力量，从而难以突破纤维帽，降低成功率。

Frontrunner 导管也有明显的缺陷。Frontrunner

导管体积庞大，不能通过扭曲和严重钙化的血管推送至远端血管腔。避免在小血管中应用Frontrunner 导管。使用 Frontrunner 导管最大的风险仍是冠状动脉穿孔，但是在仔细挑选的病例，合适的技术以及合适的抗凝以便于快速中和等条件下，冠状动脉穿孔的风险显著降低。Frontrunner导管并不能使心脏介入医生脱离良好的 CTO 技术，如双侧造影、耐心操控导丝、选择合适的强支撑指引导管、仔细研读造影图像、使用多根导丝、保留位于假腔的导丝、多角度观察导管和导丝的位置。

在常规的导丝偏离近端纤维帽的时候，尝试使用 Frontrunner 导管是合理的策略。在大血管以及近端的无严重钙化和扭曲的血管中，也可以尝试使用 Frontrunner 导管。长期的支架内再狭窄往往具有特别坚硬的近端纤维帽，Frontrunner 导管将有助于安全地通过纤维帽。笔者建议使用普通肝素进行抗凝，因为再出现任何穿孔都可以被快速中和。对 CTO 病变而言，一个总体的原则是，当 Frontrunner 导管不能被操控进入远端真腔时，等待 4 ～ 6 周再进行再次尝试。血管愈合后，将为下次成功进入远端真腔提供清晰的线索。

Frontrunner 导管的钝性微撕裂，选择性破坏斑块结构，是常规导丝不能开通的 CTO 病变的备选方案。

参考文献

1　Kandzari DE. The challenges of chronic total coronary occlusions: an old problem in a new perspective. *J Intervent Cardiol* 2004; **17**: 259–267.

2　Srivatsa S, Edwards WD, Boos CM *et al.* Histologic correlates of angiographic chronic total coronary artery occlusions: Influence of occlusion duration on neovascular channel patterns and intimal plaque composition. *J Am Coll Cardiol* 1997; **29**: 955–963.

3　Stone GW, Kandzari DE, Mehran R *et al.* Percutaneous recanalization of chronically occluded coronary arteries: A consensus document: Part I. *Circulation* 2005; **112**: 2364–2372.

4　Suzuki T, Hosokawa H, Yokoya K *et al.* Time-dependent morphologic characteristics in angiographic chronic total coronary occlusions. *Am J Cardiol* 2001; **88**: 167–169.

5　Yang Y-M, Mehran R, Dangas G *et al.* Successful use of the frontrunner catheter in the treatment of in-stent coronary chronic total occlusions. *Cathet Cardiovasc Intervent* 2004; **63**: 462–468.

6　Bahl VK, Kewal SC, Goswami C, Manchanda SC. Crosswire for recanalization of total occlusive coronary arteries. *Cathet Cardiovasc Diag* 1998; **45**: 323–327.

7　Colombo A, Mikhail GW, Michev I *et al.* Treating chronic total occlusions using subintimal tracking and reentry: The STAR Technique. *Cathet Cardiovasc Intervent* 2005; **64**: 407–411.

8　Lorin JD, Boglioli JR, Sedlis SP. Case report and brief review: successful revascularization of a long chronic total occlusion with blunt microdissection complicated by coronary artery dissection. *J Inv Cardiol* 2004; **16**: 673–676.

9　Orlic D, Stankovic G, Sangiorgi G *et al.* Preliminary experience with the frontrunner coronary catheter: Novel device dedicated to mechanical revascularization of chronic total occlusions. *Cathet Cardiovasc Intervent* 2005; **64**: 146–152.

10　Loli A, Liu R, Pershad A. Immediate- and short-term outcome following recanalization of long chronic total occlusions (>50 mm) of native coronary arteries with the frontrunner catheter. *J Inv Cardiol* 2006; **18**: 283–285.

11　Whitlow PL, Selmon M, O'Neill W *et al.* Treatment of uncrossable chronic total occlusions with the frontrunner: multicenter experience. *J Am Coll Cardiol* 2002; **39**(Suppl. 1): 29A.

12　Segev A, Strauss BH. Novel approaches for the treatment of chronic total coronary occlusions. *J Intervent Cardiol* 2004; **17**: 411–416.

13　Baim DS, Braden G, Heuser R *et al.* Utility of the safe-cross-guided radiofrequency total occlusion crossing system in chronic coronary total occlusions (results from the guided radio frequency energy ablation of total occlusions registry study). *Am J Cardiol* 2004; **94**: 853–858.

14　Serruys PW, Hamburger JN, Fajadet J *et al.* Total occlusion trial with angioplasty by using laser guidewire. The TOTAL trial. *Euro Ht J* 2000; **21**: 1797–1805.

15　Stone GW, Reifart NJ, Moussa I *et al.* Percutaneous recanalization of chronically occluded coronary arteries: A consensus document: Part II. *Circulation* 2005; **112**: 2530–2537.

16　Whitbourn RJ, Cincotta M, Mossop P, Selmon M. Intraluminal blunt microdissection for angioplasty of coronary chronic total occlusions. *Cathet Cardiovasc Intervent* 2003; **58**: 194–198.

17　Ho PC. Case reports: Treatment of in-stent chronic total occlusions with blunt microdissection. *J Inv Cardiol* 2005; **17**: E37–E39.

18　Leonzi O, Ettori F, Lettieri C. Coronary angioplasty in chronic total occlusion: angiography results, complications, and predictive factors. *Giornale Ital Cardiol* 1995; **25**: 807–814.

19　Noguchi T, Miyazaki S, Morii I, Daikoku S, Goto Y, Nonogi H. Percutaneous transluminal coronary angioplasty of chronic total occlusions. determinants of primary success and long-term clinical outcome. *Cathet Cardiovasc Intervent* 2000; **49**: 258–264.

通道扩张：Corsair

Masashi Kimura

Toyohashi Heart Center，Toyohashi，Japan

（邢玉洁　译）

引言

1990 年[1]，在使用大隐静脉移植的非慢性闭塞病变（CTO）的介入治疗中尝试了逆向方法。2005 年，逆向方法作为一种新技术被引入之后，间隔通道扩张技术联合定向的前向和逆向内膜下跟踪（CART）技术得到了发展[2-3]。这些技术已经显著提高了慢性闭塞病变介入治疗的成功率，解决了技术复杂性和并发症的问题。因此，我们在本章中重点介绍 Corsair 装置作为通道扩张技术在逆向方法（或联合前向和逆向方法）中的使用。

Corsair 微导管的结构

Corsair 微导管（Asahi Intecc Co. Ltd，Aichi，Japan）最初是作为侧支通道扩张发展起来的，是有利于 CTO 介入治疗的逆向方法。这是一个超导丝复合导管，结合了微导管和支撑导管的特点。

图 16.1 和图 16.2 显示了 Corsair 微导管的图

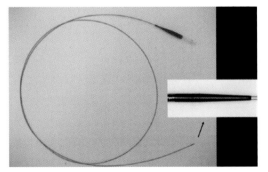

图 16.1 Corsair 导管的整体图片和导管尖端图像。一种独特的超导丝复合导管，具有微导管和支撑导管的特点

片和设计。轴包括八根细导丝缠绕着两根较粗的导丝。这种螺旋结构允许双向旋转，可传导至远端轴以通过细小扭曲的侧支通道。工作轴长度为150 cm，导管远端有 60 cm 的长度涂有亲水性聚合物以提供润滑性。导管的编织部分覆盖有聚酰胺弹性体，且轴的内腔（不包括连接器部分）涂有含氟聚合物层，以利于尖端注射和方便导丝运动。尖端含有钨粉和一个提高导管可见度的标记。导管的最大外径为 0.93 mm（2.8 F），内径为 0.45 mm，适用于 0.036 cm 的导丝。

逆向方法及 Corsair 通道扩张的作用

在逆向方法中，最合适的侧支通道是选择一根导丝并首选使用微导管，当导丝前进到对侧血管时行选择性血管造影。因此，只有导丝通过侧支通道，才能启用逆向方法和使用 CART 技术，这是该手术最重要的部分之一。

最近，已经证实在使用逆向技术时间隔支可以被作为逆向路径[2-3]。这个通道在前降支或右冠状动脉 CTO 病变中是最常见的。在 CART 注册表中[2]，间隔通道在 79% 的病例中被用作逆向入路，因为这个通道不太曲折，且心脏压塞的风险较心外膜通道低（图 16.3）。

在 CART 技术中，因为间隔通道非常细小，所以导丝成功通过后，必须使用一个小球囊（1.5 mm）以低压扩张（3 个大气压），以利于球囊或微导管进一步通过通道到达 CTO 血管的远端真腔。间隔

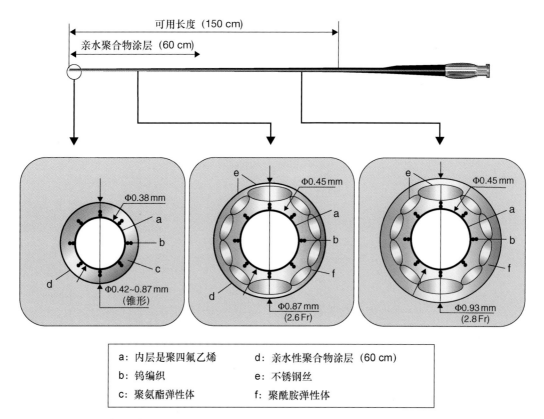

a: 内层是聚四氟乙烯   d: 亲水性聚合物涂层（60 cm）

b: 钨编织   e: 不锈钢丝

c: 聚氨酯弹性体   f: 聚酰胺弹性体

图 16.2　Corsai 导管的结构图。轴包括八根细导丝缠绕着两根较粗的导丝。这种独特的螺旋结构允许旋转传递到远端轴

移植物	6例（GEA 1, SVG 4, IMA 1）
心外膜	24例
心房	11例
间隔支	153例

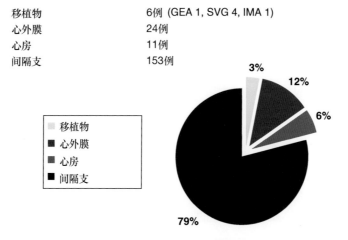

图 16.3　用于逆向的通道

扩张和 CART 技术的问世提高了 CTO 介入治疗过程中使用逆向技术的成功率[2-3]，但仍存在一些困难。间隔通道扩张有损坏间隔通道的风险，且传统的 CART 技术需要逆行球囊通路，有时因为复杂的 CTO 解剖是很困难的。此外，长时间的操作总是伴随供血动脉发生并发症的风险，如血栓的形成。为了提高目前的逆向技术成功率，一种命名为 Corsair 的新导管问世了。Corsair 微导管与其他微导管相比，具有良好的通过能力和更好的支撑力，由于其自身结构可以操控通过侧支通道，即使在扭曲的侧支通道中也是有用的。为避免通道扩展允许使用替代通道，这在 Corsair 之前的时代是不太常见的。在 Corsair 注册研究中[4]，对照组 10.8% 使用了心外膜通道，Corsair 组 15.1% 使用了心外膜通道。此外，因为 Corsair 微导管消除了通道扩张的需要，所以在使用反向 CART 技术的逆向方法中，心外膜通道常常成为侧支通道追踪的替代通道。反向 CART 技术是对 CART 技术的改进，此项技术中，正向球囊扩张创造了一个空间从而使逆向导丝向真腔近端前进。在几种可

用的逆向导丝技术中[5]，反向 CART 技术已成为 Corsair 时代最常用的，因为不需要逆向球囊入路。Corsair 微导管问世后，逆向通道及逆向通道导丝适用指标扩大到包括其他通道，如心外膜通道，尽管这个通道的特点是螺旋解剖。

Corsair 微导管成功开通复杂 CTO 病变的案例

图 16.4 所示的是用 Corsair 微导管成功开通复杂 CTO 病变的一个典型例子。患者是一名 65 岁的男性，因为右冠状动脉中段慢性完全闭塞（CTO）曾行经皮冠状动脉干预失败（a），正在承受心绞痛之苦。左冠状动脉无明显狭窄，给右冠状动脉分叉远端提供了很好的侧支循环（b）。导丝成功通过间隔通道后，Corsair 不需要扩张，很容易就进入后降支（c，箭头）。在 Corsair 的支撑下，操控逆向导丝（Miracle 3，Asahi 公司）进入闭塞段（d，箭头）。在逆向导丝指引下，Corsair 也可以进入闭塞段（e，箭头）。逆向导丝到达 CTO 近端后（f，箭头），正向球囊（3.0 mm）进行扩张（g）。然后逆向导丝就可以进入真腔近端（h，箭头），这就是反向的定向前向和逆向内膜下跟踪技术。使用 3 mm 球囊将导丝引进正向指引导管后，Corsair 也可以进入指引导管（i，箭头）。通过 Corsair 成功交换 300 cm 的导丝（Fielder FC，Asahi 公司）到达正向指引导管近端（体外化），

随后通过这根反向的 300 cm 导丝送入正向球囊（2.5 mm）（j，箭头）。然后以正向方式将导丝换成常规导丝。撤出 Corsair 后，间隔通道没有损伤（k，箭头）。支架置入后的最终血管造影显示结果很理想（l）。

Corsair 注册研究

我们在 2009 年报告了 Corsair 注册研究[4]。这个研究的目的是报告一种新型导管在使用逆向方法治疗 CTO 病变中的初步经验。穿导丝 Corsair 通道扩张——专为逆向方法而设计——在 93 处 CTO 病变中导丝使用逆向方法成功通过侧支通道。

90 处病变（96.8%）导管成功通过通道，85 处病变（94.4%）在逆向导丝上应用通道扩张成功进入闭塞段。75 处病变逆向导丝成功进入真腔近端，63 处病变（84%）通过使用通道扩张的逆向方法穿过整个闭塞段。这些结果证实了上述的优点。此外，为了评估这种导管的可行性，我们对前期的 93 处 CTO 病变进行了分析。试验组的手术和透视时间比对照组要低，且试验组逆向手术的成功率显著高于对照组（98% *vs* 92.5%，$P = 0.030$）。除了提高逆向手术的成功率外，我们还观察到使用 Corsair 微导管的其他优势，那就是透视时间和操作时间显著减少，虽然目前的研究中对比剂剂量没有显著差异。

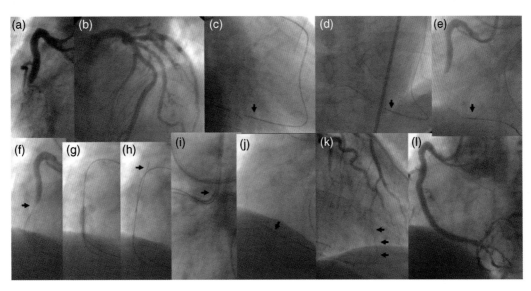

图 16.4　使用 Corsair 微导管成功开通复杂 CTO 病变的一个典型案例

并发症

在 Corsair 注册研究中观察到逆向方法有两个主要并发症。一个是涉及供体动脉的并发症，其他则属于侧支通道。有两名患者导管的尖端被严重地卡在钙化闭塞里面，但成功经皮拔出，且无任何并发症。第一个案例发生在 300 cm 的逆行导丝体外化后，一个 1.5 mm 的球囊沿导丝正向进入扩张病变，然后尖端释放，并通过推送正向微导管被撤出。在第二个案例中，折断的尖端缠绕在逆行导丝上，因此允许它与导丝一起撤出。除了前面描述的 Corsair 微导管的优点外，这个导管也有一定的局限性。Corsair 微导管在插入和移除时需要小心操控。一个方向积累的扭矩过大可能会破坏导管本身。因此，如果导管卡住了，特别是卡在严重钙化闭塞病变中，术者应停止在相同方向转动导管，使用一种不需要 Corsair 微导管的替代策略。Corsair 的尖端可能会被困在钙化斑块中。同样积累过多的扭矩可能会破坏导管的基本结构，使导丝所在的腔隙塌陷，从而使 Corsair 和导丝都很难移除。在钙化 CTO 病变中不推荐激进的操作，防止 Corsair 相关的并发症发生。

Corsair 的正向使用

如上所述，Corsair 微导管最初用作在逆向方法中扩张间隔通道。这种导管也可以在正向方法中使用。这个导管有两种作用，就是在正向方法过程中起支持和穿透作用。Corsair 具有相当于传统微导管的导丝操控性和进入闭塞尖端的良好通过能力，该装置还具有顺着导丝穿过通道的良好性能，尤其是在导丝成功通过侧支通道后。

结论

Corsair 微导管能够提高传统逆向方法的成功率。在侧支通道追踪方面，Corsair 具有良好的通过能力，不需要任何扩张，从而减少通道损伤的风险。关于逆行导丝，Corsair 为操控导丝进入闭塞入口提供很好的支撑。总的来说，Corsair 微导管可以促进和安全地扩大逆向方法的使用。

参考文献

1 Kahn JK, Hartzler GO. Retrograde coronary angioplasty of isolated arterial segments through saphenous vein bypass grafts. *Cathet Cardiovasc Diagn* 1990; **20**: 88–93.

2 Kimura M, Katoh O, Tsuchikane E *et al*. The efficacy of a bilateral approach for treating lesions with chronic total occlusions the CART (controlled antegrade and retrograde subintimal tracking) registry. *JACC Cardiovasc Interv* 2009; **2**: 1135–41.

3 Surmely JF, Tsuchikane E, Katoh O *et al*. New concept for CTO recanalization using controlled antegrade and retrograde subintimal tracking: the CART technique. *J Invasive Cardiol* 2006; **18**: 334–8.

4 Tsuchikane E, Katoh O, Kimura M *et al*. The first clinical experience with a novel catheter for collateral channel tracking in retrograde approach for chronic coronary total occlusions. *JACC Cardiovasc Interv* 2009; **3**: 165–71.

5 Saito S. Different strategies of retrograde approach in coronary angioplasty for chronic total occlusion. *Catheter Cardiovasc Interv* 2008; **71**: 8–19.

4 第四部分
导丝技术

17 第 17 章

Tornus 导管

Hideaki Kaneda

Shonan Kamakura General Hospital，Kanagawa，Japan

（邢玉洁 译）

引言

尽管使用药物洗脱支架实现了再狭窄的显著减少，但临床疗效因手术失败受到阻碍（无法在亚群患者执行支架植入）。手术失败主要是由于导丝不能通过病变（主要是闭塞段）、严重冠状动脉狭窄如严重钙化或慢性完全闭塞（CTO），有时是因为常规球囊通过受阻或微导管无法前进。已经提出一些技术以创造更好的支持。指引导管深插进入冠状动脉[1-2]和平行导丝技术[3]已经是众所周知的，可增加支撑力。最近报告了一种新技术——球囊锚定技术[4-5]。

钙化斑块消融的技术是另一种选择。尽管高速经皮腔内旋切消融术对这些病变是有效的[6]，但要求旋磨导丝（Boston Scientific，Natick，MA）要通过病变（或将指引导丝交换为旋磨导丝），这不一定总能够成功。准分子激光导管在这些情况下可能有帮助，但这项技术因为性价比不高，在实践中仍然受到限制[7-8]。

最近，研发了一种新的穿透导管（Tornus，Asahi Intecc，Japan；Abbott Vascular，Redwood City，CA），当球囊导管或微导管在导丝成功通过后无法穿过病变时，这种导管可以使球囊通过（随后扩张病变）[9]。Tornus 导管有一个独特的功能，可以在狭窄的病变部位通过螺旋效应扩大血管通道。

设备描述

Tornus 导管由三部分组成：带有表面涂层的主轴、聚合物套管和枢纽型连接器（图 17.1）。该导管的内腔含有疏水涂层，以提供更大的润滑性。主轴是一个空心的不锈钢线圈，一般用右手顺时针方向旋转。八根不锈钢丝编织成线圈，外径为 0.70 mm（2.1 Fr），内径为 0.41～0.46 mm，可以兼容一根 0.014 英寸的指引导丝。尖端末端 1 mm 处有一个铂金标记，方便透视识别导管尖端［直径 0.62 mm（1.9 Fr）］。这个套管可以防止血液从轴的间隙倒吸，防止夹紧 Y 型连接器阀门引起的轴碎裂，作为一种终止过多旋转导管而导致导管轴断裂的安全指示器（见下文）。

最近，较大尺寸的导管（Tornus 88 Flex；2.6 Fr）问世，为扭曲的解剖结构提供强有力的支撑和通过性。

穿透和移除

为了穿透严重的狭窄（推进导管），Tornus 导管应逆时针方向旋转（拧）。任何时刻应使用扭矩控制装置，避免 Tornus 导管和导丝一起旋转。为了避免过量的扭矩，都建议用一只手旋转 Tornus 导管，单向最大旋转不超过 20 次。有时可能发生扭矩传递延迟，表现为近端停止旋转后远端仍继续旋转。如果 Tornus 导管即使逆时针旋转也不前进，应释放 Tornus 导管以允许倒回，避免轴断裂（见下

Chronic Total Occlusions：A Guide to Recanalization，Second Edition. Edited by Ron Waksman and Shigeru Saito.
© 2013 John Wiley & Sons，Ltd. Published 2013 by John Wiley & Sons，Ltd.

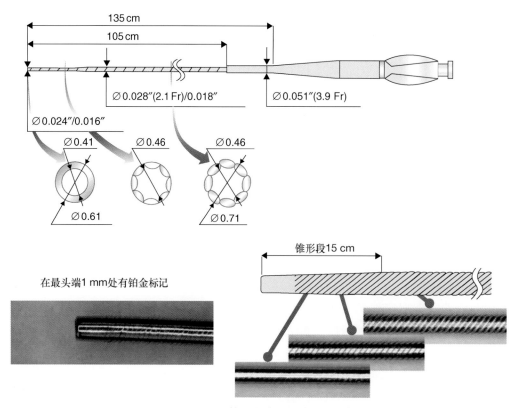

图 17.1　Tornus 导管的全貌和导管尖端的截面图

文）。应注意确保 Tornus 导管倒回时导丝的安全。

移除 Tornus 导管时，应仔细顺时针方向旋转，直到导管进入指引导管。需要用延长导丝或 300 cm 交换导丝，以确保导丝没有和 Tornus 导管一起撤出。不应使用所谓的 "Nanto 法"（即用扩张装置向导管中心的指引导丝腔施加压力）[10]。

轴断裂

当轴的尖端被卡住时，过度的旋转力度可能导致轴在远端断裂，如图 17.2c 所示。为了避免这种断裂，轴套的近端轴是锥形的，可以使其在动态旋转中是最弱的部分，这个最弱部分的近端段将首先被损坏（图 17.2a）。覆盖轴最薄弱部分的套管是加厚的。轴结构的可视性可能受血液影响（图 17.2b）。如果安全套管有任何破损，请停止旋转并仔细交换 Tornus 导管。

Tornus 的另一种用法

Tornus 导管不仅用于穿透病变（导丝成功通过后），在导丝通过前也是有用的。因为与传统的

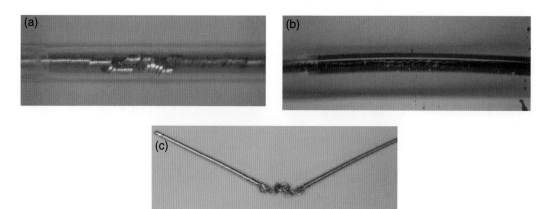

图 17.2　轴断裂的例子：（a）首先在套管处观察到轴断裂（最薄弱段）；（b）轴结构的可视性可能受血液影响；（c）轴近端断裂后如果继续旋转，则远端轴断裂

球囊相比，Tornus 导管可以给导丝操控提供更强的支撑力，当需要强支撑力导丝才能通过时，它是有用的，如治疗 CTO 病变时[11]。但是，处理时间应该尽量缩短，以避免导丝腔内血栓形成。应给予 Tornus 导管特殊护理（每次交换时擦拭指引导丝表面），因为血栓可能会影响其性能。

可能的并发症

在推进 Tornus 导管前，确保导丝在真腔是非常重要的。随着设备改进，更多的完全闭塞是用导丝穿过，尽管不一定总能找到真正的腔内入口，冠状动脉造影也不明显。Tornus 导管可扩大假腔，导致冠状动脉穿孔、支架植入假腔、远端夹层或分支闭塞。为了避免这些并发症，可能需要血管内超声仔细检查，保证支架置入前导丝是在真腔通道内。

如果发生在冠状动脉，轴破裂会有血管损坏的危险。然而，如果仔细监测近端的安全系统，可能会避免该危险（见上文），此外，在旋转时应在透视下监测导管尖端。

经桡动脉途径

尽管经桡动脉途径的好处在过去的十年中已经得到普遍认可，例如改善患者舒适度和减少穿刺点出血并发症[12-13]，但指引导管尺寸小导致支撑力不够，可能会限制其在一些复杂病变中的有效性，包括 CTO 病变[14]。Tornus 导管即使在指引导管支撑力不够时，仍能通过病变，这可能会改善经桡动脉途径治疗 CTO 病变的结果。

病例报告

一位 79 岁的男性患者，2005 年 9 月有心肌梗死病史，表现为心绞痛。他的冠心病危险因素包括高脂血症和糖尿病（口服药物治疗）。冠状动脉造影显示右冠状动脉（RCA）近端完全闭塞（图 17.3a）。2005 年 9 月尝试开通右冠状动脉 CTO。

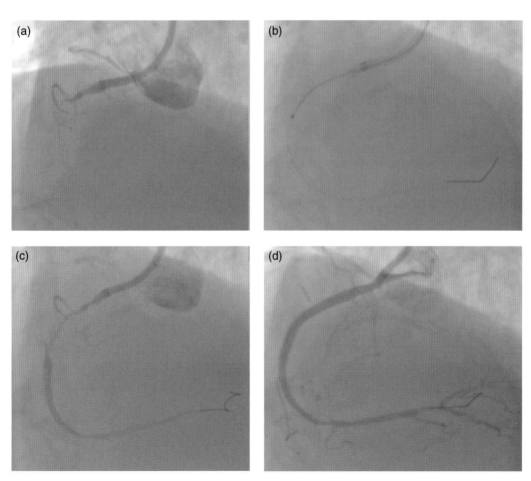

图 17.3　病例报告：冠状动脉造影显示患者右冠状动脉近端部分完全闭塞（a）。在 Tornus 导管穿透后（b），球囊导管通过 CTO 病变（c），成功植入西罗莫司洗脱支架（d）

给予肝素 10000 单位后，右冠状动脉选用带侧孔的 7 FrSAL（短头的左 Amplatz，short amplatz left）1.5 指引导管，经右桡动脉入路。在一个 1.5 mm×20 mm 球囊（Ryujin-OTW，泰尔茂，日本）的辅助下，导丝（Runthrough-intermediate，Terumo，Japan）成功通过病变。但是，由于导管支撑力不够，球囊导管无法通过 CTO 病变。在用 Tornus 导管穿透后（图 17.3b），球囊导管通过 CTO 病变（图 17.3c），最终成功植入西罗莫司药物洗脱支架（图 17.3d，Cypher，3.0 mm×33 mm，Cordis，Johnson and Johnson Interventional Systems，Warren，NJ）。

总之，Tornus 导管具有通过螺旋效应扩大狭窄病变处血管通道的独特功能，当导丝成功通过，但球囊或微导管均不能通过时，Tornus 导管能使球囊通过（随后扩张病变）。Tornus 导管可以改善包括 CTO 病变在内的复杂病变亚群的治疗结果。

致谢

笔者感谢 Heidi N. Bonneau，RN，MS 对此篇文章的专业评审。

参考文献

1 Peels HO, van Boven AJ, den Heijer P *et al*. Deep seating of six French guiding catheters for delivery of new Palmaz-Schatz stents. *Cathet Cardiovasc Diagn* 1996; **38**: 210–213.

2 Bartorelli AL, Lavarra F, Trabattoni D *et al*. Successful stent delivery with deep seating of 6 French guiding catheters in difficult coronary anatomy. *Catheter Cardiovasc Interv* 1999; **48**: 279–284.

3 Saucedo JF, Muller DW, Moscucci M. Facilitated advancement of the Palmaz-Schatz stent delivery system with the use of an adjacent 0.018″ stiff wire. *Cathet Cardiovasc Diagn* 1996; **39**: 106–110.

4 Fujita S, Tamai H, Kyo E *et al*. New technique for superior guiding catheter support during advancement of a balloon in coronary angioplasty: the anchor technique. *Catheter Cardiovasc Interv*. 2003; **59**: 482–488.

5 Hirokami M, Saito S, Muto H. Anchoring technique to improve guiding catheter support in coronary angioplasty of chronic total occlusions. *Catheter Cardiovasc Interv* 2006; **67**: 366–371.

6 Moussa I, Di Mario C, Moses J *et al*. Coronary stenting after rotational atherectomy in calcified and complex lesions. Angiographic and clinical follow-up results. *Circulation* 1997; **96**: 128–136.

7 Litvack F, Eigler N, Margolis J *et al*. Percutaneous excimer laser coronary angioplasty: results in the first consecutive 3,000 patients. The ELCA Investigators. *J Am Coll Cardiol* 1994; **23**: 323–329.

8 Bilodeau L, Fretz EB, Taeymans Y *et al*. Novel use of a high-energy excimer laser catheter for calcified and complex coronary artery lesions. *Catheter Cardiovasc Interv* 2004; **62**: 155–161.

9 Tsuchikane E, Katoh O, Shimogami M *et al*. First clinical experience of a novel penetration catheter for patients with severe coronary artery stenosis. *Catheter Cardiovasc Interv* 2005; **65**: 368–373.

10 Nanto S, Ohara T, Shimonagata T *et al*. A technique for changing a PTCA balloon catheter over a regular-length guidewire. *Cathet Cardiovasc Diagn* 1994; **32**: 274–277.

11 Ali MI, Butman S, Heuser R. Crossing a chronic total occlusion using combination therapy with Tornus and FlowCardia. *J Invasive Cardiol* 2006; **18**: E258–E260.

12 Saito S, Miyake S, Hosokawa G *et al*. Transradial coronary intervention in Japanese patients. *Catheter Cardiovasc Interv* 1999; **46**: 37–41.

13 Saito S, Tanaka S, Hiroe Y *et al*. Comparative study on transradial approach vs. transfemoral approach in primary stent implantation for patients with acute myocardial infarction: results of the test for myocardial infarction by prospective unicenter randomization for access sites (TEMPURA) trial. *Catheter Cardiovasc Interv* 2003; **59**: 26–33.

14 Takahashi S, Saito S, Tanaka S *et al*. New method to increase a backup support of a 6 French guiding coronary catheter. *Catheter Cardiovasc Interv* 2004; **63**: 452–456.

前向导丝开通技术

Nicolaus Reifart

Johann Wolfgang Goethe University，Frankfurt，Germany

（刘富强　译）

步骤 1：准备工作

病例的选择和术者的经验是 CTO 开通的先决条件。对于有经验的 CTO 专家而言，CTO 的唯一禁忌证就是病变远端不清。是否可进行手术，术者需要对自身技术的理解及是否能达到 80% 以上的成功率有很好的判断。如果病例复杂程度超出了自己的能力，建议请更有经验的医生进行手术。

总之，不建议在造影发现 CTO 病变时立即进行干预，应该制订合理的计划，保证有 2 小时的轻松讨论时间。

术者最重要的准备工作就是逐帧仔细阅读造影结果，回顾闭塞血管的可能走行及侧支循环血管的位置，构建冠状动脉血管的轮廓，闭塞血管的入口和出口。鉴别血管功能性微通道和血管外桥侧支非常重要，因为在血管外的桥侧支粗暴的导丝操作可能使远端血管闭塞。微通道和血管外桥侧支的鉴别主要依靠多体位造影和对侧造影，但是真正血管走行经常是非常不明显的，直到导丝通过后才能明确。使用第二根导管进行对侧造影对正向闭塞远端血管不能显影的 CTO 是至关重要的。通常我们是在同侧腹股沟位置在 6 F 鞘管旁中外 5 ～ 10 mm 处进行穿刺，置入 4 F 或 5 F 鞘管后再置入 7 F 鞘管。手术结束后在 2 个鞘管被拔出时通常使用人工按压的方法进行止血以减少血管并发症，不推荐使用血管缝合器处理同一部位 2 个穿刺点的情况。

过度的肝素化和 Ⅱ b、Ⅲ a 抑制药的使用可能会增加导丝穿出后发生心包填塞的概率。

造影剂的剂量应该在术前进行评估，因为复杂病变可能分散术者对造影剂用量的注意力，目前推荐的造影剂使用量计算方法为（4 ～ 6 ）× 肌酐清除率（ml）。

将微导管插入供血血管侧支进行超选造影可以减少造影剂使用，这种方法可将每次造影剂剂量减少至 1 cc。

步骤 2：路径和指引导管

尽管桡动脉路径比较方便，但 90% 的术者喜欢用股动脉路径，因为可以使用更大的指引导管。股动脉出血并发症的发生率高于桡动脉（2.3% *vs* 0.05%），但和非 CTO 病变的发生率类似。对于闭塞病变，良好的同轴性及能够同时容纳几根导丝、锚定球囊、一根微导管如 Cosair，甚至 IVUS 导管，这些条件是至关重要的。这些条件只有 7 F 或 8 F 指引导管可以实现。值得注意的是 50% 的 EuroCTO 俱乐部成员使用 6 F 指引导管。左冠状动脉系统中，术者更喜欢用（Voda left，Extra backup，Geometric left，Left support）超强指引导管。右冠状动脉系统中，术者更偏向于使用 AL 0.75-2 指引导管，高位开口右冠状动脉使用 hockey stick 指引导管，前向开口使用 Judkins 指引导管，向上开口的使用 IMA 或 SCR 指引导管。对于右冠状动脉，我们强烈建议使用有侧孔的指引导管，避免强力推造影剂导致主动脉夹层或冠状动脉螺旋夹层等并发症。

Chronic Total Occlusions：A Guide to Recanalization，Second Edition. Edited by Ron Waksman and Shigeru Saito.
© 2013 John Wiley & Sons，Ltd. Published 2013 by John Wiley & Sons，Ltd.

一旦出现开口夹层，必须更换指引导管，使用软导丝轻柔通过夹层病变处，同时在进行下一步 CTO 治疗前将夹层修复（图 18.1）。

髂动脉或腹主动脉迂曲会明显增强指引导管和导丝的推送性和旋转性，这会影响术者对导丝头端的感觉，在 CTO 操作中是不能容忍的。通常的方法是使用 8～10 Fr 长鞘拉直血管。另外一种方法是在同侧腹股沟置入另外一根 5 F 长鞘加 0.036 强支撑导丝来拉直血管（图 18.2）。

步骤 3：导丝选择

熟练的术者通常会使用 OTW 球囊或微导管来交换导丝、导丝塑形、增加导丝操控性。

20 年前我们开通 CTO 喜欢使用硬导丝，如 0.0014 或 0.0018 Guidant Intermediate，或 Standard 导丝，10 年前我们喜欢使用中等硬度可操控性更好的 Asahi 导丝（如 0.0014 in Miracle 3～12 g）及 Crossit 系列、Confianza 系列导丝。更多的术者偏向于导丝逐步升级策略，比如首选 Miracle 3 g，接着 6 g 甚至 12 g，最后可能是 Confianza 系列导丝。现在也有许多术者导丝选择策略呈跳跃式，由初始的中等硬度导丝直接到很尖很硬的导丝。几年前大部分术者倾向于使用"滑"导丝，如 Terumo 公司的 Crosswire 导丝、波科公司的 PT Graphics 系列导丝、Abbott 公司的 Whisper、Pilot（50，150，

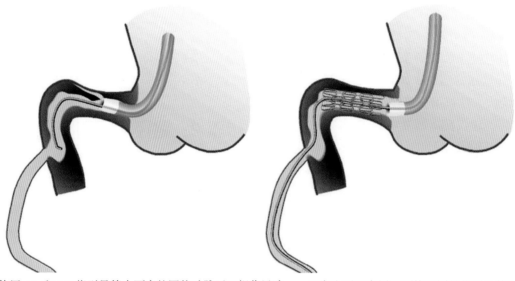

图 18.1　使用 AL 和 8 F 指引导管有更高的冠状动脉开口损伤风险，一旦发生开口夹层，更换不同的指引导管和软导丝小心通过夹层，并在下一步操作之前处理好病变

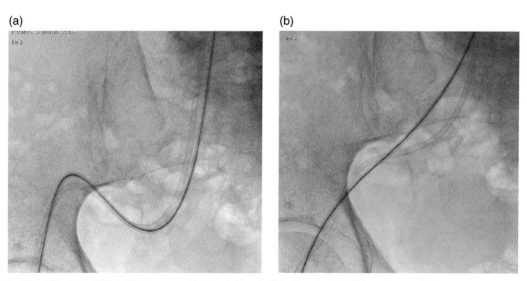

图 18.2　髂动脉迂曲：（**a**）图使用常规 0.0035 导丝，在第一根鞘加第二根平行鞘仍不能充分拉直血管；（**b**）图使用加硬导丝在第二根鞘后拉直血管

200）以及 Asahi 公司的 Fielder 导丝。尽管这些导丝带有亲水涂层，可以快速通过 28% 的 CTO 病变[4]，但这些锥形头硬导丝容易进入内膜下或者斑块内等假腔导致夹层。目前锥形头软导丝逐渐获得术者的关注，EuroCTO 注册统计 Miracle 3 导丝使用率由 2008 年 32% 降到 2010 年的 17%（图 18.3）[4]。现在最流行的导丝策略是首选亲水锥形头软导丝 Fielder XT，据统计成功率在 39%。第二种常用的导丝策略就是早期使用锥形头硬导丝如 Confianza 9 pro，这种方法特别适用于没有迂曲的陈旧性钙化病变，能避免软导丝导致夹层扩大的情况。一旦亲水锥形头软导丝 Fielder XT 开通失败，立即升级为 Confianza 9 pro 或 Miracle 6 g 等硬导丝，当使用这些导丝突破纤维帽后，再降级为软导丝。笔者的策略是如果 CTO 头端是锥形头，不是陈旧性病变，钙化不重的话，首选 Fielder XT 导丝；如果病变较陈旧、迂曲，笔者会选用 Miracle 3 ～ 12 导丝；如果病变为钝头、较陈旧、迂曲，选用 Pilot 150 导丝；Confianza 9 pro 首选用于钙化重、钝头、陈旧性 CTO 病变。软导丝 Whisper LS 和 Fielder FC 常用于逆向通过病变，之后再交换为更硬的导丝。

步骤 4：导丝塑形

导丝的塑形应该考虑到血管直径、弯曲度及病变硬度。最简单的塑形方法是将导丝插入金属导引针并轻柔地弯曲导丝头端避免导丝折断。如果导丝计划从冠状动脉开口到达闭塞部位，必须考虑近端血管弯曲程度，通常需要进行双弯塑形：第一弯帮助导丝通过病变部位，一般在导丝头端 2 mm 处塑 30 ～ 45° 小到中等大小弯；第二弯是帮助导丝避开侧支到达病变部位，一般在导丝头端 5 ～ 10 mm 处塑一个大弯。一旦 OTW 球囊或微导管达到病变位置，第二弯就会拉直或进行导丝交换。

别的导丝形状在图 18.4 中描述。

步骤 5：单导丝操控技术

30% 的 CTO 病变可以使用锥形头软导丝通过病变，如 Fielder XT 导丝，因为大部分病变不是很长的。当病变时间较长时，穿刺近端纤维帽是非常困难的。在这些情况下，软导丝经常易滑动，不能准确固定在想到达的穿刺点。Confianza Pro 9 或 Confianza Pro 12 常用于比较直的血管，Miracle 6 ～ 12 用于弯曲血管。在血管内轴向运动以及保持导丝头端平直对操作很重要。

寻找近端穿刺点

许多陈旧性病变残端常常是钝头，纤维帽厚、硬且常伴有钙化。如果病变是开口病变或者是发出分支后闭塞的话，辨认病变残端是非常困难的，这时在侧支放入 IVUS 导管协助辨认 CTO 入口是很有帮助的。也有一些技术可以协助暴露进入点。

- 边支技术（Side-branch technique）：有锥

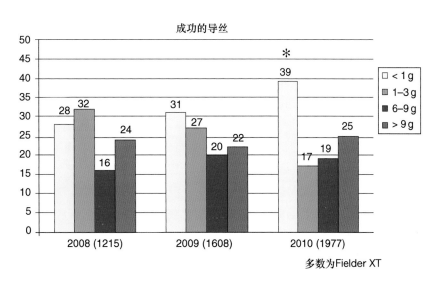

图 18.3 EuroCTO 俱乐部对不同导丝的选择变化：中等硬度导丝成功率由原来的 32% 下降为 17%，亲水软导丝由原来的 28% 升高到 39%，使用锥形头硬导丝基本变化不大

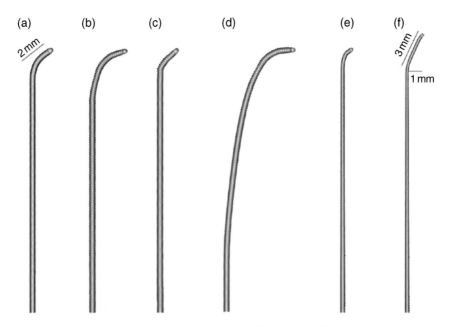

图 18.4　CTO 导丝塑型:(a)导丝头端 2～3 mm 30～45°塑形为基本塑形;(b)大弯塑形,用于假腔后寻找真腔;(c)用于导丝的精确操作;(d)用于寻找侧支;(e)适合于锥形头硬导丝建立新通道或者寻找微通道;(f)适用于锥形头导丝穿刺硬纤维斑块

形残端的 CTO 常较钝头 CTO 容易开通。伴有侧支的无残端 CTO 即使在 IVUS 指引下仍很难辨认出穿刺点,在转化为逆向策略时我们可以尝试使用球囊扩张侧支破坏近端纤维帽,再进行血管开通。这种技术有 30%～40% 的开通率,但有内膜下夹层的风险,需要锥形头引导丝重返真腔。

● 芝麻开门技术:有时在侧支放入导丝不仅可以作为路标对侧支进行保护,同时可以改变分叉的角度,暴露小的 CTO 血管残端[5]。

一旦导丝通过近端纤维帽,应该交换软导丝如 Fielder XT、Pilot 50 等。

导丝找到进入点,使用扭转器轻微缓慢推送,导丝将滑入管腔。操控导丝应该顺时针和逆时针配合旋转。遇到阻力后剧烈推送可能使导丝进入假腔。因此缓慢、轻柔操作十分重要。我们建议使用左手拇指和示指推送和后退导丝,右手拇指和示指旋转导丝。单独右手操作导丝有时可以的,但对导丝控制能力减弱。旋转导丝很重要,因为这能使您感受导丝头端前进的阻力。过度的旋转可能会导致更大的假腔,降低找到真腔的概率。

如果 CTO 残端是锥形头的话,若导丝阻力小,往往在血管真腔可能性大,但如果 CTO 残端是钝头或者长病变,若导丝阻力小,导丝在内膜下可能性大。有两种方法鉴别真假腔:①向前推送导丝 1～2 mm,如果导丝在假腔,可以体会到像刺一样不同的感觉,阻力明显,但导丝在假腔中走得较远同时连续旋转时,这种感觉将会消失。②轻柔旋转导丝,仔细观察导丝头端。只要导丝头端没有反馈,很容易向前推进,导丝在真腔的可能性大,也不能排除在巨大假腔内。判断假腔的要领就在于重复旋转操作导丝时出现异常导丝反馈。如果导丝远端很容易在不同方向移动,但不在同一方向,这是一种导丝穿出血管的信号,要求仔细探出口。因此不同方位造影获得准确的冠状动脉血管走行非常重要。

许多没有经验的术者喜欢微导管跟进导丝头端很近,不能确定真腔时喜欢超选造影。笔者非常不同意这种做法,因为内膜下微导管造影可能毁掉整个操作。内膜下造影剂治疗不仅阻挡了视线,同时可能破坏侧支。

一旦导丝进入远端侧支,使用第二根导丝(平行钢丝技术)或者使用球囊做路标或阻挡侧支就容易成功(图 18.5)。

没有简单的 CTO,这需要不断地实践并从失败中获得经验。CTO 管腔内残余管腔或者是血管再生后的微通道,导丝一般比较容易通过,但是也有血管破裂的风险。钙化和支架内闭塞可有明确的血管路径。但是如果钙化看似直的,也要小心操作,因为也有可能微通道不是直的。

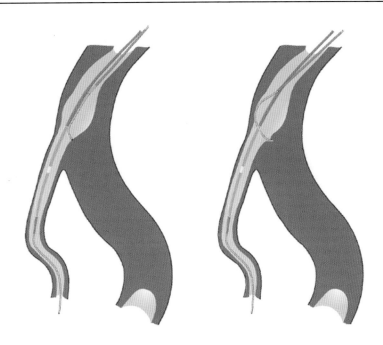

图 18.5　球囊堵塞侧支避免导丝滑入侧支

如果导丝在血管外缘，导丝易在拐弯处进入内膜下（图 18.6），所以导丝最好能走行于血管内缘。

步骤 6：平行钢丝技术

一旦导丝头端进入假腔，使用这根导丝往往很难回到真腔。在进一步扩大假腔前，最好使用另外一根导丝或者对导丝进行重新塑形。持续导丝操作后阻力减低，常给人导丝很快能通过的错觉，其实导丝极有可能在内膜下。在扩大的假腔里，前向开通非常困难。平行钢丝技术是减少假腔或穿孔最好的方法。1995 年 Reifart 和 Katoh 教授第一次应用这项技术在造成假腔后成功开通

CTO[6]。

如图 18.7 所示，这项技术包括置入第二根导丝（一般来说，第二根导丝要比第一根导丝硬或者是锥形头端），沿着第一根导丝平行进入，第二根导丝以第一根导丝为参考。第二根导丝头端沿着第一根导丝体部前进，并且多角度透视观察确保第二根导丝位置是在第一根导丝附近，而不是围绕第一根钢丝，这非常重要。

有经验的术者能感觉到两根导丝的接触，像第二根导丝在第一根导丝上滑行。为了避免导丝缠绕，使用支撑导管或者球囊将第二根导丝引入病变位置。如果发生缠绕，第二根导丝应该回退到导丝没有缠绕的位置重新进入并前行。

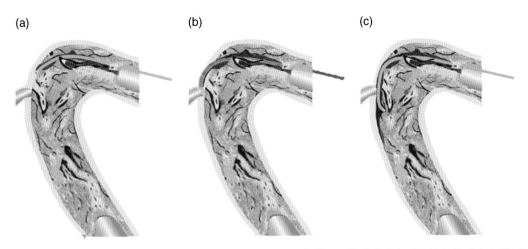

(a)　　　　　　(b)　　　　　　(c)

图 18.6　导丝在拐弯处的操作：在拐弯前在血管内，但在拐弯处血管外缘走行时，导丝易进入内膜下

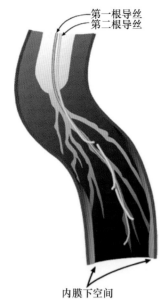

图 18.7　平行钢丝技术导丝操作路径

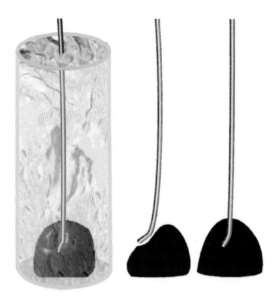

图 18.8　凸面远端纤维帽穿刺示意图：最佳穿刺点在纤维帽中央

这项技术的另一个优势就是第一根导丝将血管拉直，第二根导丝更容易进入正确的进入点。笔者第二根导丝更喜欢用 Confianza Pro 9，因为与别的导丝相比有更低的阻力，有更好的穿刺点。

步骤 7：远端纤维帽穿刺

凸面远端纤维帽的最佳穿刺点是在纤维帽中央，如果导丝位于管腔侧方，需要导丝选择不同的路径。许多大于 3 年的 CTO 的远端是逐渐变细，没有很好的远端纤维帽穿刺点。如果导丝不再引导到远端管腔的通道中，即使是很硬的导丝，成功的概率也很低。这时应该回退导丝重新尝试寻找更好的路径，减少造成更大假腔的风险。在弯曲的血管中，避免穿孔严重后果的最佳穿刺点是邻近血管心肌侧，大部分需要平行钢丝技术才能成功。

最近，许多有经验的术者在远端纤维帽穿刺失败后会更换更低硬度的导丝进行穿刺。如 Fielder XT 或者 Pilot 50 等损伤小的亲水导丝常被用于寻找远端真腔，就像 "Ministar" 甚至 "Microstar" 技术穿刺一样。

步骤 8：导丝互参照技术及其他

作为平行钢丝的第二根导丝沿着第一根导丝前行接近真腔，但有时仍在假腔，这时应该回撤第一根导丝再沿着第二根导丝前进，以尝试轻微调整方向寻找真腔，然后停止在第二根导丝远端成为参照导丝，再次操控第二根导丝直到到达血管真腔。这种导丝交替运动被称为跷跷板技术或者导丝互参照技术，一般两根导丝需要在两根 OTW 导管或一根导丝加另一根有微导管支撑的导丝提供支撑。

有时可能需要三根或以上的导丝。

重返真腔技术

鉴别导丝在血管腔还是在内膜下非常困难，我们经常在不自知的情况下导丝进入假腔后又重返真腔。因此谨慎地重返真腔而不是寻找正确的真腔往往也是成功的。使用硬锥形头导丝通过内膜下向真腔穿刺看起来更为可靠，但是为了节约时间，提高效率，许多术者更喜欢带有亲水涂层的锥形导丝形成夹层，通过侧支或侧支时重返真腔，即 STAR 技术[7]。另外有些人尝试在假腔内超选造影[8]，这些技术会造成侧支的丢失，同时也不能保证重返真腔，同时造影剂可以压缩远端真腔，使后续操作更加困难，所以我们不推荐这些方法。

球囊扩张前工作

有时尽管导丝按照预期的路径很容易地到达

血管远端，但也应该使用多个体位或者对侧造影确定导丝在真腔内，再进行球囊扩张。

步骤 9：停止前向操作的时机

当出现以下几种情况时应该停止前向操作：形成大的假腔、远端血管消失（通常是由侧支被夹层压闭）、造影剂剂量过大（超过 8× 肌酐清除率 ml）、导丝操作超过 2 小时。值得注意的是，4～6 周后有经验的术者在第二次尝试开通血管过程中仍有 70% 的成功率，可以是前向或者逆向尝试，当然这时前向操作可能需要更长的时间。

参考文献

1 Wijns W, Kolh P, Danchin N *et al*. Guidelines on myocardial revascularization: The Task Force on Myocardial Revascularization of the European Society of Cardiology (ESC) and the European Association for Cardio-Thoracic Surgery (EACTS). *Eur Heart J* 2010; **31**: 2501–55.

2 Laskey WK, Jenkins C, Selzer F *et al*. Volume-to-creatinine clearance ratio: a pharmacokinetically based risk factor for prediction of early creatinine increase after percutaneous coronary intervention. *J Am Coll Cardiol* 2007; **50**: 584–90.

3 Jolly SS, Amlani S, Hamon M *et al*. Radial versus femoral access for coronary angiography or intervention and the impact on major bleeding and ischemic events: a systematic review and meta-analysis of randomized trials. *Am Heart J* 2009; **157**: 132–40.

4 Reifart N. Changes of strategies and results in chronic total occlusions: Insights from the EuroCTO club registry. Congress of the Russian Scientific Association of Interventional Cardiology, 2011.

5 Saito S. Open Sesame Technique for chronic total occlusion. *Catheter Cardiovasc Interv* 2010; **75**: 690–4.

6 Reifart N. The parallel wire technique for chronic total occlusions. Interventional Course Frankfurt 1995; p. personal communication.

7 Colombo A, Mikhail GW, Michev I *et al*. Treating chronic total occlusions using subintimal tracking and reentry: the STAR technique. *Catheter Cardiovasc Interv* 2005; **64**: 407–11, discussion 412.

8 Carlino M, Godino C, Latib A *et al*. Subintimal tracking and re-entry technique with contrast guidance: a safer approach. *Catheter Cardiovasc Interv* 2008; **72**: 790–6.

19 第 19 章

双导丝技术在慢性完全闭塞病变治疗中的应用

Yves Louvard，Thierry Lefèvre & Marie–Claude Morice
Institut Cardiovasculaire Paris Sud，Massy，France

（刘富强　译）

近几年，慢性完全闭塞病变再血管化的成功率明显提高，这归功于新的导丝出现以及日本学者建立的新技术。CTO 病变的解剖学和组织病理学进展也对 CTO 的再血管化有重要的作用。至少为术者提供了手术过程中必需的精神动力（坚定的决心和清晰的目光）。

为了提高 CTO 再血管化成功率，应一帧一帧仔细回顾造影图像，建立完整的冠状动脉走形，明确闭塞段的准确入口和出口、近端血管的扭曲程度、钙化的位置、病变长度、边支情况、桥侧支情况、远端出口的大小（这些都是已知的导致失败的因素）[1-4]。

在 CTO 开通过程中经常用到两根导丝或更多的导丝，下面我们将讨论两根导丝的使用技巧。

第二根导丝在指引导管稳定性中的应用（导丝锚定技术）

当指引导管不稳定时，第一根导丝（如 BMW 导丝）可以置入近端边支来稳定导管[5-7]，然后使用专用导丝通过病变（图 19.1）。

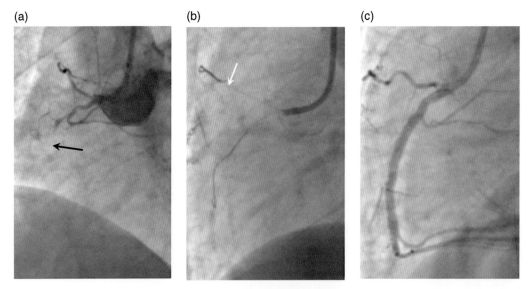

图 19.1　导丝锚定技术示例。指引导管稳定性差，专用导丝不能通过病变，使用 BMW 导丝放入近端边支后（白箭头）使用 whisper 导丝通过病变

Chronic Total Occlusions：A Guide to Recanalization，Second Edition. Edited by Ron Waksman and Shigeru Saito.
© 2013 John Wiley & Sons，Ltd. Published 2013 by John Wiley & Sons，Ltd.

第二根导丝用于边支保护

边支保护是 CTO 再血管化中的常见问题，我们的数据统计展示，1400 处 CTO 病变约有 31% 的病变，特别是病变比较长，有重要边支的病例（图 19.2）。这些边支尽可能在植入支架前或者预扩张时置入保护导丝，避免边支的丢失。

第二根导丝用于矫正冠状动脉近端迂曲

尽管硬的 CTO 专用导丝可以提供优良的旋转

控制，但近端血管迂曲可使术者失去对导丝远端的控制。这些邻近冠状动脉开口的迂曲有必要使用长鞘或者 0.035 in 的硬导丝。这些迂曲同样存在于血管的近心端，甚至在闭塞部位的近端。

除了使用第二根硬导丝处理外，还可使用微导管或者球囊帮助术者提高导丝操控性。

不同性能导丝在 CTO 开通中的应用

闭塞血管的组织硬度从入口到出口是显著不同的[8]。因此，经常需要不同类型的导丝通过病变。

目前，锥形头软导丝首选用于大部分病例，最

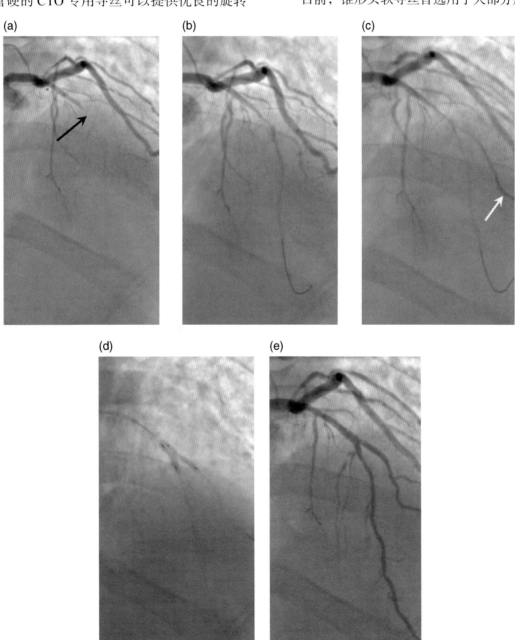

图 19.2　第二根导丝在分叉病变中的应用。（a）前降支中段 CTO；（b）whisper 导丝通过病变，Maverick 22 mm 球囊进行预扩张；（c）BMW 导丝置于对角支；（d）球囊与支架进行对吻；（e）最后结果

好在病变近端使用微导管支撑，这优于球囊支撑。

这种类型的导丝在笔者所在机构明显提高了血管开通率[9]，并认为这些导丝可以顺着闭塞血管内肉眼不可见的微通道走形。在许多病例中，使用工作导丝将微导管导引到闭塞段位置是非常必要的。钙化的存在是导丝通过失败的重要原因，但是这些导丝有时能够横穿过严重的钙化病变部位。

因闭塞近端的纤维帽接受的是体内系统压力，而远端纤维帽接受的是来自侧支的压力，所以近端纤维帽一般较远端纤维帽硬。因此，我们经常使用硬导丝穿刺近端纤维帽之后使用软导丝穿刺远端纤维帽。

一旦看见有前向血流，特别是在远端可见夹层时，将硬导丝更换为软导丝寻找远端血管真腔是有利的，不管是亲水导丝还是非亲水导丝。多根导丝操作时，最好使用球囊或者微导管进行辅助。

双导丝或多导丝平行钢丝技术

在闭塞血管段辨别导丝在真腔还是在假腔是非常困难的。从技术层面讲，从假腔重返真腔是艰难的。当一根导丝在假腔时，最好不动这根导丝，使用第二根导丝塑不同形状去寻找真腔。有时需要三根导丝（图 19.3）。平行钢丝技术最好使用 7～8 F 的指引导管，需要两根微导管或者球囊支撑。

边支技术

在出现假腔的情况下，使用第二根导丝到达边支是很有必要的。这需要使用对侧造影或者微导管原位造影来证实导丝在真腔（图 19.4）。这种情况下使用小球囊沿小边支进行扩张，保留导丝在边支，后使用第二根导丝逐步开通主支血管，这是一种有效的方法。扩张边支的风险是在球囊扩张后形成“边支捷径（滑坡）”，导丝反复进入边支，远端血管闭塞。

边支导丝置入后，第二根穿刺导丝应该对着血管脊方向进行操作。

IVUS 指导

当闭塞段入口或者重返真腔点不能确定时，第二根导丝在 IVUS 图像指引下重返真腔[10]。IVUS 非常适用于那些发出边支后闭塞的病变，边支可置入 IVUS 导管。IVUS 导管置于闭塞段近端，同时使用 CTO 专用导丝穿刺闭塞血管，这些在 6 F 指引导管内就可以完成。

如果要加用微导管，则需要 7 F 指引导管才能容纳（图 19.5）。IVUS 可以确定 CTO 起始的准确位置，但是不能提供远端穿刺点的信息。导丝重返真腔也可以使用 IVUS 指导，这时 IVUS 导管需要推到夹层内，同时使用第二根导丝定位真腔，使用软导丝引导，用硬导丝进行穿刺。在这种情况下，IVUS 可以提供导丝在假腔的位置，也可以看到真腔的位置。IVUS 也可以放于闭塞段近端，指引逆向导丝通过闭塞部位。

逆向技术中导丝的使用

逆向通路经常是左右双向的[11-14]。逆向通路一般是通过间隔侧支循环形成，由前降支到右冠状动脉，或者由右冠状动脉到前降支，少数情况前降支通过间隔支再回到前降支，或者是心外膜

(a) 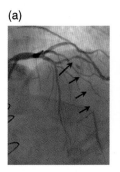 (b) 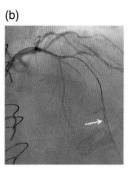 (c) 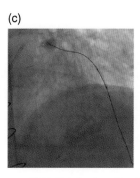 (d)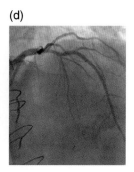

图 19.3 平行钢丝技术。(a) 前降支中段 CTO；(b) Miracle 4.5 导丝进入假腔，进入第二根导丝 Miracle 6 寻找真腔；(c) Miracle 6 成功找到真腔；(d) 最终结果

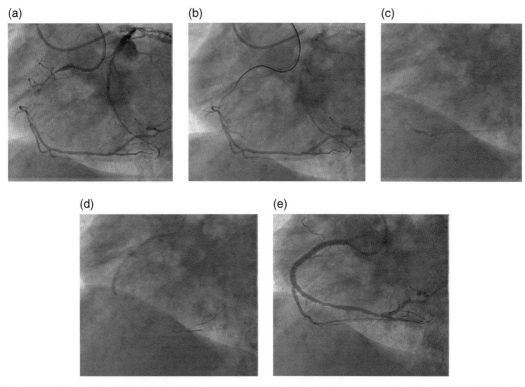

图 19.4　（a）右冠状动脉状动脉 CTO，双侧造影，Miracle 6 导丝进入假腔；（b）对侧造影引导下进入第二根 ASAHI medium 导丝；（c）导丝位于边支，使用 OTW 球囊进行超选造影；（d）第二根导丝进入主支；（e）最终结果

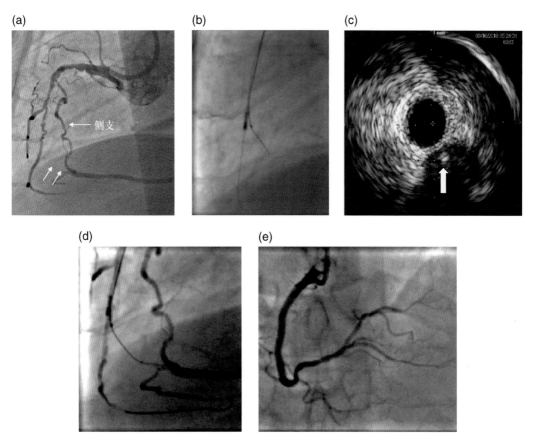

图 19.5　右冠状动脉近端陈旧性 CTO。20 年后近端再通，但第 2 段闭塞有重要的同侧侧支血管。（a）右冠状动脉中段闭塞没有好的落脚点（使用 7 F AL 2 指引导管）；（b）IVUS 导管置入边支，锥形头软导丝在微导管支撑下准备穿刺病变近端；（c）IVUS 指导下的导丝穿刺；（d）软导丝到达闭塞远端；（e）最终结果

血管（从前降支绕过心尖部到右冠状动脉，从回旋支到达右冠状动脉，从同侧的左房室沟，或者心房动脉，对角支到钝缘支，甚至左心室后支到后降支）。

微导管和 Corsair 导管通过间隔侧支血管时，不需要进行侧支的预扩张。常规工作导丝引导微导管到达侧支血管开口，然后进行造影确定位置，再更换特殊导丝通过侧支血管。这种专用导丝应该具有良好的旋转操控性，适应血管的短头端塑形。

逆向方法到达闭塞血管远端有许多优点：

● 导丝可作为血管路标指引正向导丝方向。
● 它也可以将微导管送到血管远端进行微导管造影（图 19.6）。
● 逆向导丝（可以是软、锥形头、亲水导丝）可以进入病变与前向导丝汇合。
● 可以沿逆向导丝进入一个球囊，从病变远端扩张，形成合适空间利于前向导丝进入（CART 技术）。
● 可以将逆向软亲水导丝做成一个环状（knuckle 技术）通过病变位置，再沿正向导丝进入球囊扩张，利于逆向导丝进入正向（reverse CART 技术）。
● 当逆向导丝成功通过病变后，再进一步进入正向指引导管中（图 19.7），正向使用球囊将逆向导丝限制在指引导管中，以利于交换逆向微导管为逆向球囊扩张，使正向导丝通过病变。
● 推送微导管到指引导管中，交换 > 3 m 的

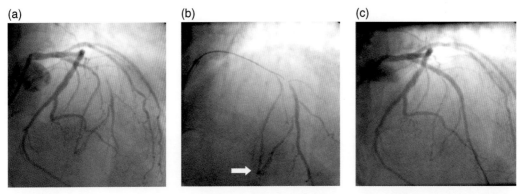

图 19.6 前降支中段 CTO。（a）远端血管通过间隔支环路显影；（b）微导管进入第一间隔支进行造影指导；（c）最终结果

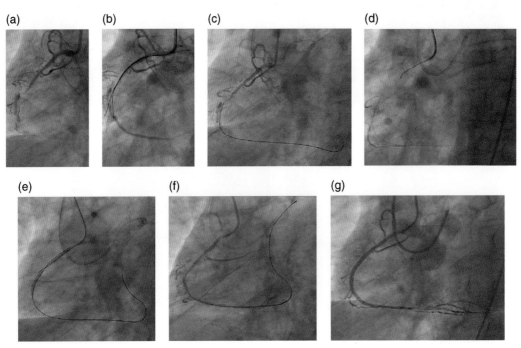

图 19.7 （a）右冠状动脉状动脉 CTO，4 周前尝试形成假腔；（b）两根 Miracle 6 在假腔；（c）开始逆向尝试，使用 Miracle 6 通过远端纤维帽；（d）逆向微导管超选造影证实在真腔；（e，f，g）在正向球囊锚定下逆向扩张

导丝（强支撑、亲水、专用导丝或者旋磨导丝），通过正向指引导管 Y 阀体外化，后续可通过逆向导丝在正向路径完成整个手术，注意将微导管置于侧支近端，保护侧支血管。

- 有时逆向导丝很难进入正向指引导管中，可以使用抓捕器在主动脉对逆向导丝进行抓捕。如果是桡动脉路径，也可以在锁骨下动脉中进行抓捕。

伴侣导丝

在复杂的病变中，经常在血管腔内置入第二根导丝建立轨道，方便支架通过，这种技术称为伴侣导丝技术。在球囊或支架通过病变，以及在支架远端再置入支架时，这种技术非常有用（图 19.8）。第二根导丝相当于一根轨道，方便支架通过钙化或另一个支架。

锚定球囊技术

当导丝通过病变，但球囊不能通过时，我们可以将第二根导丝置入边支，在边支进行球囊扩张，这样可以锚定指引导管，增加支撑力，有利于球囊通过病变（图 19.9）。这种技术也可以用于支架不能通过复杂病变的情况。6 F 的指引导管智能容纳 2 个球囊，如果需要更多器械通过，只能选择 7 F 指引导管。这种技术也有许多用途，如在逆向导丝中置入球囊压迫正向导丝，以利于正向球囊或支架的进入。

支架锚定技术

有时远端球囊或支架不能通过时，可能会用到支架锚定技术，就是在近端置入一枚支架，将第二根导丝限制在支架下面，增加支撑力，利于远端支架或球囊通过。

总结

CTO 病变的成功开通依赖于熟练掌握各种导丝的使用方法。这些方法包括：①在病变近端，进入多根导丝可以增加指引导管支撑力，改变病变硬度和迂曲度，标记夹层，保护边支；②在病变远端，可以通过远端血管床进入病变，或者找到血管真腔。

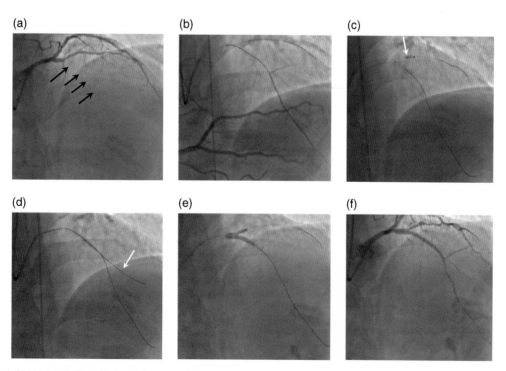

图 19.8　边支保护及伴侣导丝技术示例。(a) 前降支中段 CTO，之前置入支架，分叉后闭塞；(b) Miracle 6 导丝成功通过病变；(c) 在边支球囊锚定下，Maverick 2 1.5 mm 球囊仍不能通过病变；(d) 使用 Athlete wire 作为伴侣导丝；(e) 主支支架后分叉处球囊对吻；(f) 最终结果

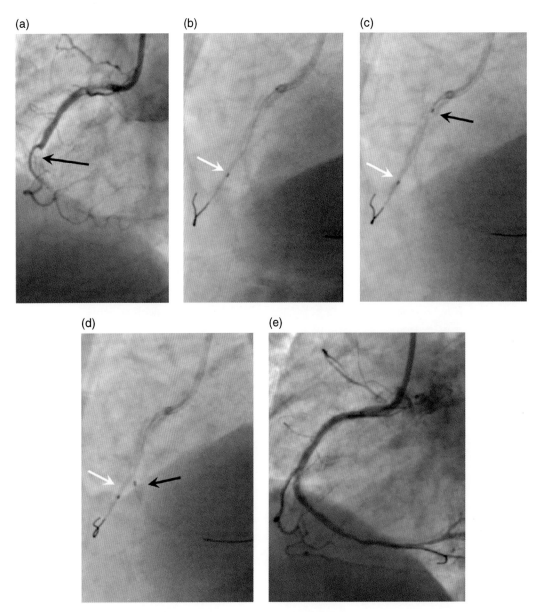

图 19.9　球囊锚定技术示例。（ a ）右冠状动脉 CTO；（ b ）（ c ）（ d ）球囊锚定边支后，主支 Maverick 1.5×15 mm 球囊通过；（ e ）最终结果

　　这些技术的实现依赖于对 CTO 导丝性能的熟悉和掌握，以及在前述的各种情况下发展起来的各种技术。

参考文献

1　Di Mario C, Werner GS, Sianos G et al. for the EuroCTO club. Europeran perspective in the recanalisation of Chronic Total Occlusions (CTO): consensus document from the EuroCTO Club. EuroInterv 2007; **3**: 30–43.

2　Stone GW, Colombo A, Teirstein PS et al. Percutaneous recanalization of chronically occluded coronary arteries: procedural techniques, devices, and results. Catheter Cardiovasc Interv 2005; **66**: 217–36.

3　Kinoshita I, Katoh O, Nariyama J et al. Coronary angio-

4　Noguchi T, Miyazaki MDS, Morii I et al. Percutaneous transluminal coronary angioplasty of chronic total occlusions: determinants of primary success and long-term outcome. Cathet Cardiovasc Intervent 2000; **49**: 258–264.

plasty of chronic total occlusions with bridging collateral vessels: immediate and follow-up outcome from a large single-center experience. J Am Coll Cardiol 1995; **26**: 409–415.

5　Hirokami M, Saito S, Muto H. Anchoring technique to improve guiding catheter support in coronary angioplasty of chronic total occlusions. Catheter Cardiovasc Interv 2006 Mar; **67**: 366–71.

6　Hamood H, Makhoul N, Grenadir E et al. Anchor wire technique improves device deliverability during PCI of CTOs and other complex subsets. Acute Card Care 2006; **8**: 139–42.

7　Hirokami M, Saito S, Muto H. Anchoring technique to

improve guiding catheter support in coronary angioplasty of chronic total occlusions. *Catheter Cardiovasc Interv* 2006 Mar; **67**: 366–71.

8　Suzuki T, Hosokawa H, Yokoya K *et al*. Time-dependent morphologic characteristics in angiographic chronic total coronary occlusions. *Am J Cardiol* 2001; **88**: 167–169.

9　Hayashida K, Louvard Y, Khand A *et al*. Risk factors for procedural failure of Percutaneous Coronary Intervention for Chronic Total Occlusion. Impact of novel guide wire "Fielder XT". *XX Ies Journées Européennes de la Société Française de Cardiologie* 2011 (abstract supp); **3**: 24.

10　Fujii K, Ochiai M, Mintz GS *et al*. Procedural implications of intravascular ultrasound morphologic features of chronic total coronary occlusions. *Am J Cardiol* 2006; **97**: 1455–62.

11　Surmely JF, Tsuchikane E, Katoh O *et al*. New concept for CTO recanalization using controlled antegrade and retrograde subintimal tracking: the CART technique. *J Invasive Cardiol* 2006; **18**: 334–8.

12　Surmely JF, Katoh O, Tsuchikane E *et al*. Coronary septal collaterals as an access for the retrograde approach in the percutaneous treatment of coronary chronic total occlusions. *Catheter Cardiovasc Interv* 2007; **69**: 826–32.

13　Matsumi J, Saito S. Progress in the retrograde approach for chronic total coronary artery occlusion: a case with successful angioplasty using CART and reverse-anchoring techniques 3 years after failed PCI via a retrograde approach. *Catheter Cardiovasc Interv* 2008; **71**: 810–4.

14　Saito S. Different strategies of retrograde approach in coronary angioplasty for chronic total occlusion. *Catheter Cardiovasc Interv* 2008; **71**: 8–19.

20 第 20 章

平行导丝技术

Sudhir Rathore[1] & Takahiko Suzuki[2]
[1] St George's Hospital NHS Trust，London，UK
[2] Toyohashi Heart Centre，Toyohashi，Japan

（刘富强 译）

引言

CTO 病变的经皮冠状动脉介入治疗是介入心血管领域的最前沿技术。CTO 的成功率逐渐提高，但是仍处于较低水平，最主要的原因就是导丝不能通过病变[1-6]。近年来专用导丝、高级技术的出现，临床技术的提高对 CTO-PCI 有很大的促进作用。使用单导丝正向技术，成功率在 50% ~ 70%[5-6]。

在标准的正向策略中，通常使用一些软头导丝、亲水软导丝或者带有聚合物的锥形头软导丝进行初次尝试。一旦这些方法失败，导丝可能逐渐升级为带有亲水涂层的硬锥形头导丝。

在穿刺近端纤维帽后，导丝经常容易进入内膜下形成假腔。重复的导丝操作可能导致远端夹层延伸甚至出现壁外血肿[4, 7]。另外一个原因是，病变远端纤维帽穿刺困难，导丝容易在这些位置滑入内膜下。当导丝在血管远端时，调整导丝方向很困难，也明显增加了并发症出现的风险，这些问题导致了平行钢丝技术的发展。近年来的研究表明平行钢丝的使用提高了 CTO 的再通率[9-10]。

平行钢丝技术

平行钢丝有两个目的：在 CTO 体部导丝方向调整及远端纤维帽穿刺。平行钢丝技术明显提高既往单导丝前向技术失败后的再次尝试成功率[8-9]。

使用平行钢丝技术的一个重要前提条件是远端血管的可视性。使用多个垂直体位造影，仔细观察导丝与远端血管的相对位置以及第二根导丝的相对位置。如果没有同侧侧支，对侧造影是必需的。在形成大的内膜下夹层前转为平行钢丝非常重要，因为严重的内膜下夹层明显降低第二根导丝的成功率。

技术介绍

当导丝进入一个错误的通道或者内膜下，保留这根导丝在原地不动作为路标，第二根导丝沿着第一根导丝平行进入远端（图 20.1）。这种技术最主要的缺点就是两根导丝缠绕，为了避免缠绕，使用支撑导管及合适的导丝、合理的操作是很有必要的。

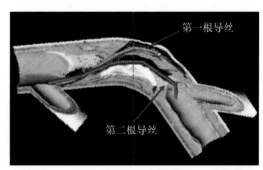

图 20.1 平行钢丝技术示意图。若果第一根导丝进入内膜下形成假腔，保留导丝在假腔，使用另一根新导丝进入真腔常常能够成功

Chronic Total Occlusions：*A Guide to Recanalization*，Second Edition. Edited by Ron Waksman and Shigeru Saito.
© 2013 John Wiley & Sons，Ltd. Published 2013 by John Wiley & Sons，Ltd.

支撑导管的使用及正确位置

笔者使用 OTW 球囊或者微导管都可以。通常把支撑导管推送至 CTO 纤维帽的近端就可以。笔者更喜欢使用 Transit（Johnson & Johnson）、Finecross（Terumo），或 Corsair（Asahi）的微导管，因为它们的头端顺应性好，导丝操控性更佳。支撑导管的使用可以保证第二根导丝的操控性，也能在不丢失位置的情况下对导丝头端进行重新塑形。

导丝的选择和操控

第二根导丝一般顺着第一根导丝轨迹前进，辨别两根导丝头端的相对位置很重要。同时，小心两根导丝不要在 CTO 里相互太纠缠，这会导致导丝缠绕。第二根导丝应该较第一根导丝硬，并有更好的扭转能力。这些特点能够保证第二根导丝的操控性，减少导丝缠绕。第二根导丝我们经常使用 Miracle 12 g，或者 Confianza Pro（9/12 g）导丝。因为第二根导丝是顺着第一根导丝前进的，所以尽量避免过度旋转。最佳的旋转方法是顺时针旋转 45 ～ 90°，然后逆时旋转 45 ～ 90°。第二

根导丝前进后应该多个体位投照，确保导丝在正确的位置（图 20.2）。

平行钢丝技术的应用

平行钢丝技术在 CTO 再通过程的不同阶段使用。

CTO 内交换导丝

当使用单导丝技术开通血管时，我们经常需要替换另外一根不同特点（增加硬度、亲水涂层、锥形头端导丝）或者改变导丝头端形状的导丝。但使用新导丝通过原导丝的通道是非常困难的。当我们必须替换导丝时有必要使用平行导丝技术减少进入新的假腔或穿孔的风险。

在 CTO 体部寻找新的通道

在第一根导丝进入假腔或者内膜下时，这根导丝在 CTO 体部重新寻找到真腔很困难。重复导丝操作常引起导丝滑到同样的内膜下位置。这时，

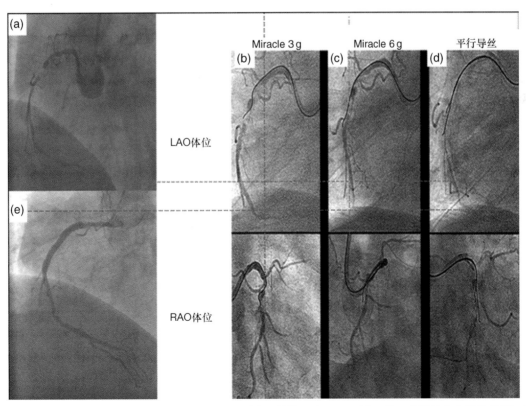

图 20.2　平行钢丝技术在右冠状动脉短 CTO 中的应用示例。造影显示 CTO 远端血管，以及整个血管的轮廓。（a）第一根导丝穿过 CTO 体部但不能穿入 CTO 远端纤维帽，滑向一侧进入内膜下（b 和 c），用另一根更硬的锐角弯导丝做平行钢丝技术，控制导丝方向。通过垂直体位透视第二根导丝 Miracle 12 g 头端塑成不同的弯角，通过同样的路径到达远端纤维帽（d）。第二根导丝进入右冠状动脉远端真腔。最后支架植入后结果（e）

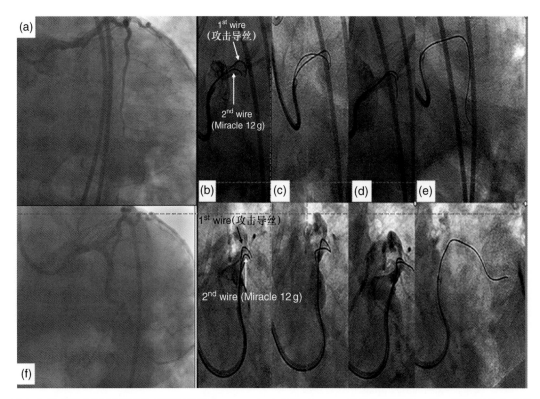

图 20.3　逆向失败后使用平行钢丝技术开通回旋支 CTO。(a) 回旋支 CTO 基础造影情况。第一根导丝进入内膜下，新的通道不容易建立，使用第二根导丝在 CTO 体部进行方向调整。更硬的导丝 Miracle 12 以第一根导丝为参照，被用于寻找真腔 [(b) (c) (d)]，第二根导丝到达远端真腔 (e)。支架植入术后最终结果 (f)

保留第一根导丝在内膜下不动，可阻止第二根导丝进入相同的内膜下路径，第二根导丝也较容易沿别的路径通过 CTO 病变。不管是通过真正的平行钢丝，还是与第一根导丝方向背离的途径都可以矫正第二根导丝的走行方向（图 20.3）。

远端纤维帽穿刺

远端纤维帽一般是圆顶型的。当导丝头端到达圆顶型远端纤维帽时，经常不能穿过它到达远端血管真腔，而是滑到内膜下。这种情况下，我们应该把第一根导丝保留在内膜下，使用第二根导丝塑不同的弯（急折弯），沿同样的路径到达远端纤维帽。同样这也适用于远端纤维帽为锥形头的 CTO，这种情况更难穿刺成功。远端血管的可视性、与第一根导丝的关系、使用更硬的导丝、不同的头端塑形都可以增加穿刺的成功率。

平行钢丝技术不管病变特点如何，适用于所有 CTO 病变。笔者所在中心 2002—2008 年完成了 904 例 CTO 的血管重建，65% 使用单导丝技术成功开通，30% 使用平行钢丝技术，这种技术使手术成功率提高 10%[10]。IVUS 指引技术和逆向技术使近年来的手术成功率提高到 90% 以上。平行钢丝技术的好处包括减少射线暴露时间、节约导丝交换时间、缩短反复尝试时间、减少造影确认导丝位置的时间。

总结

在 CTO 介入过程中，当第一根导丝进入内膜下，平行钢丝技术应该用于进入远端真腔，平行钢丝技术明显提高了正向 CTO 再血管化的成功率。

参考文献

1　Stone GW, Rutherford BD, McConahay DR *et al*. Procedural outcome of angioplasty for chronic total occlusion: an analysis of 971 lesions in 905 patients. *J Am Coll Cardiol* 1990; **15**: 849–856.

2　Bell MR, Berger PB, Bresnahan JF *et al*. Initial and long term outcome of 354 patients after coronary balloon angioplasty of total coronary artery occlusions. *Circulation* 1992; **85**: 1003–11.

3　Ishizaka N, Issiki T, Saeki F *et al*. Angiographic follow up successful percutaneous coronary angioplasty of chronic total coronary occlusion: experience of 110 consecutive patients. *Am Heart J* 1994; **127**; 8–12.

4 Kinoshita I, Katoh O, Nariyama J *et al.* Coronary angioplasty of chronic total occlusions with bridging collaterals vessels: immediate and follow up outcome from a large single-centre experience. *J Am Coll Cardiol* 1995; **26**: 409–15.

5 Suero J, Marso SP, Jones PG *et al.* Procedural outcomes and long term survival among patients undergoing percutaneous coronary intervention of a chronic total occlusion in native coronary arteries: a 20 year experience. *J Am Coll Cardiol* 2001; **38**: 409–14.

6 Noguchi T, Miyazaki S, Morii I *et al.* Percutaneous transluminal angioplasty of chronic total occlusions. Determinants of primary success and long term clinical outcome. *Catheter Cardiovasc Interv* 2000; **49**: 258–64.

7 Kimura BJ, Tsimikas S, Bhargava V *et al.* Subintimal wire position during angioplasty of a chronic total coronary occlusion: detection and subsequent procedural guidance by intravascular ultrasound. *Catheter Cardiovasc Diagn* 1995; **35**: 262–265.

8 Horisaki T, Surmely JF, Suzuki T. Contact wire technique: a possible strategy for parallel wire technique. *J Invasive Cardiol* 2007; **19**: E263–4.

9 Rathore S, Matsuo H, Katoh O *et al.* Procedural and in hospital outcomes after percuatneous coronary intervention for chronic total occlusions of coronary arteries 2002 to 2008: Impact of novel guide wire techniques. *J Am Coll Cardiol Interv* 2009; **2**: 489–497.

第 21 章

CTO 的导丝操作

Shigeru Saito

Shonan Kamakura General Hospital，Kamakura，Japan

（张学军　译）

引言

即使引进了革命性的新器械，传统的导丝技术对于日本医生来说也是必不可少的，掌握这些技术是提高 CTO 病变 PCI 成功率的关键。我们还必须承认 Asahi Intecc 公司不断研发用于复杂 CTO 病变的导丝所做的贡献。常规的导丝技术分为"钻""扎"或"微通道跟踪"。对于辅助技术，我们有双或三导丝技术、侧支技术或"芝麻开门"技术。当使用这些不同的技术时，最重要的是要清楚地识别远端血管解剖结构。如果只有对侧造影能清楚地显示远端解剖，则必须进行双侧同时血管造影。导丝顶端的触觉反馈是很重要的，但是不要过分相信这些感觉，因为当硬导丝进入假腔或使用亲水性塑料护套导丝时，这种感觉会消失。

CTO 导丝的独特物理性能

CTO 导丝具有与普通软导丝不同的整体特性。每个人都必须熟悉这些差异。

扭矩传递

通常硬导丝比软导丝的扭矩传递更好，然而，在近端扭曲的血管病变中，较硬的导丝将失去比普通导丝更多的扭矩传递的能力。图 21.1a 和图 21.1b 显示了体外实验。为了保持 CTO 导丝的扭矩传递良好，在血管迂曲的情况下，通过插入支撑力强的长导管来矫正迂曲动脉是非常有必要的。否则，扭矩传递将丢失，PCI 将失败。

尖端硬度

导丝尖端对病变的负荷通常随导丝从微导管尖端延伸的长度而改变。CTO 导丝和普通导丝的这种变化是不同的。对于 CTO 导丝，如果其伸出的长度缩短，尖端压力显著增加，如图 21.1 c 和图 21.1d 所示。因此，我们必须在导丝从微导管延伸的长度缩短时非常小心，以免对病变施加太大的压力。

如何为导丝尖端塑形

假设 CTO 病变完全等于动脉腔大小，这样我们可以很容易地理解，导丝尖端弯曲应尽可能短。这个短尖端弯曲可以发现并前行通过 CTO 病变的最软部分。通常我们使第二弯曲距离尖端 3 ～ 6 mm（图 21.2a，图 21.2b）。第二个弯曲的作用是引导导丝通过 CTO 病变近端的动脉弯曲。尖端弯曲的最短可能长度是由导丝尖端处弹簧线圈的焊接长度决定的，通常这个长度大于 1 mm。这意味着我们可以做的最短的弯头是 1 mm 或更长。然而，Fielder XT 导丝的情况不同，它是专门设计的用于逆行方法通过螺旋曲折的小血管的导丝。它的焊接的长度小于 1 mm。因此，我们可以在这个导丝的尖端做一个非常小的弯曲。

使用 OTW 系统

如上所述，CTO 导丝的尖端载荷（尖端硬度）

Chronic Total Occlusions：*A Guide to Recanalization*，Second Edition. Edited by Ron Waksman and Shigeru Saito.
© 2013 John Wiley & Sons，Ltd. Published 2013 by John Wiley & Sons，Ltd.

(a)

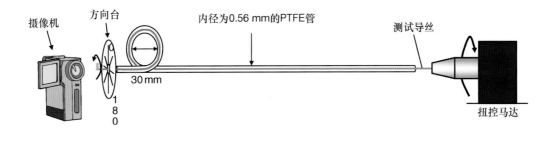

(b)

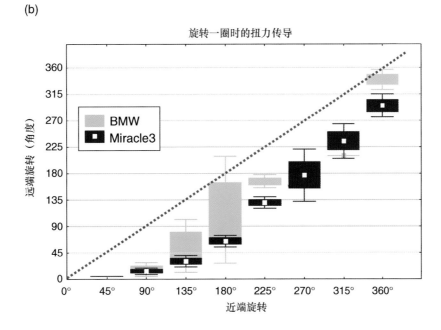

(c)

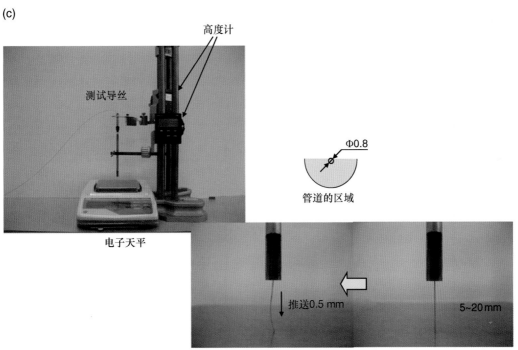

图 21.1　（a）扭力测量；（b）在弯曲血管中扭力的丢失；（c）测量从微导管伸出的导丝尖端硬度；（d）微导管对导丝尖端硬度的影响

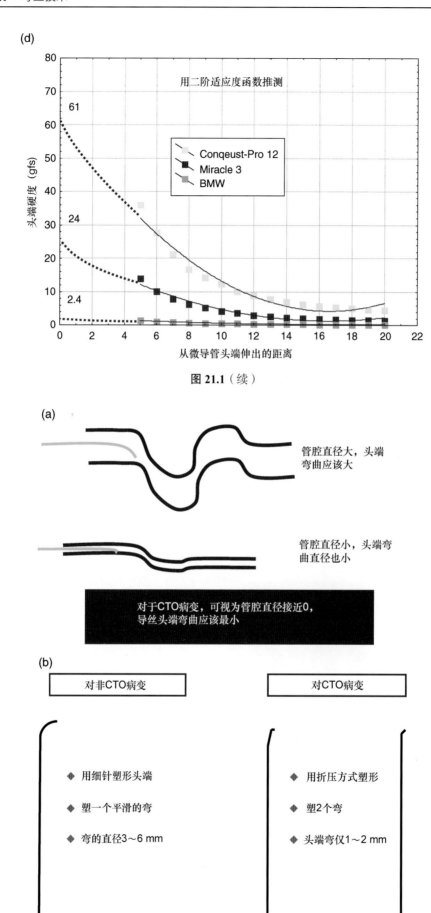

图 21.1（续）

图 21.2 （a）和（b）如何塑形导丝头端

随着从 OTW 系统的尖端延伸的长度而改变。我们可以利用这一特性，根据每个病变情况调整尖端硬度。如果我们想要增加硬度，我们将 OTW 的尖端更靠近导丝尖端。当我们想要改变导丝的形状时，甚至想要换一个不同硬度的导丝，我们很容易从其中拿出导丝进行这些操作。因此，在 CTO 病变的 PCI 中使用 OTW 系统是必不可少的。如果将一个小尺寸的 OTW 球囊导管与微导管进行比较，使用后者更有利，因为它的尖端比前者柔软，这意味着微导管更容易实现与病变更好的同轴。

如何操控导丝

"钻"的技术是导丝小心地顶在斑块上相对快的顺时针和逆时针转动，导丝就像钻头一样向着目标向前移动。"扎"的技术是操作者用导丝尖端对准目标，没有明显的顺时针或逆时针旋转。一般来说，前者更好，因为导丝穿孔的机会较少，并且对于大多数病变来说是有效的，Miraclebrosseries 系列导丝用于这种技术最好。然而，如果 CTO 病变的近端纤维帽非常硬，我们需要穿透它，就需要使用锥形尖端导丝。它们的穿透能力取决于尖端硬度、尖端横截面积和超滑涂层。大多数 CTO 病变可以使用 M3 导丝穿过，然而，一些病变需要非常坚硬的导丝，如 Conquest Pro 12，并且使用"扎"的技术（图 21.3）。

钻

这种技术最初的概念不是钻孔，而是潜入或滑到 CTO 病变。通过应用相对快速的顺时针和逆时针旋转，较硬导丝的短弯曲尖端可以找到病变的最松软部分，并通过真正的管腔前进，而避开硬的斑块或血管壁。

每侧旋转角度不应超过 180°。否则，导丝结构可能被破坏。

这项技术的一个重要技巧是不要使劲推导丝。如果导丝的尖端没有轻轻推进，最好换成更硬的导丝，而不是更用力地推。如果导丝被硬推，它很容易进入内膜下。

穿透技术（扎）

Conquest 或者 Conquest Pro 系列导丝的穿透力很强，这些导丝就像一个针。为了使用穿透技术，必须双侧同时造影并注入较多对比剂，采取多角度投照造影以清楚识别导丝位置。不能相信导丝尖端的感觉，而只能相信您所能看到的影像。

这一技术有其固有的局限性，如果病变严重钙化或为致密的纤维斑块，最硬的导丝也不能穿透，在这种情况下，另一种方法是转为逆向通过。

微通道循迹技术

CTO 病变的病理检查显示，在闭塞病变中有直径为 160 ～ 230 μm 的小血管连接闭塞的两端，

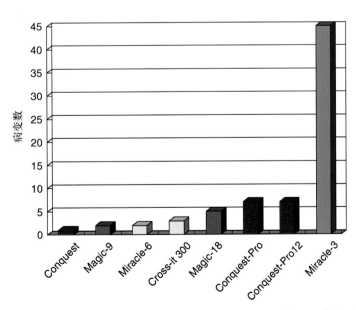

图 21.3　哪种导丝最终能通过病变（2004 年 7 月—2005 年 1 月笔者经历的 72 例 CTO 病例，任何导丝都能成功通过）

这些小血管通道不能通过透视或电影血管造影来识别，因为它们的直径太小，对比剂不能填充管腔[1]。因此，与非锥形头端的导丝相比，锥形尖端导丝有望更容易进入到这些小血管通道中。事实上，我们以前的数据表明，锥形尖端导丝的使用是预测 CTO 病变 PCI 成功的重要因素[2]。

导丝的选择及操作技术

不同种类的导丝操作的技术也是有差异的。用于 CTO 病变的导丝有以下几种。

弹簧圈非锥形导丝

Miraclebros 3 g 或等效导丝是 CTO 病变的首选导丝。即使使用这些导丝不能穿过病变，我们仍可以探查到近端纤维帽并了解到它的硬度。使用这些导丝优选"钻"的技术。

弹簧圈锥形导丝

导丝的穿透力由三个因素决定：尖端硬度（尖端载荷）、尖端横截面积和尖端光滑性。因此，锥形尖端导丝的使用增加了导丝穿孔的风险。这些导丝包括 Conquest Pro 9、12 和 8 ~ 20，它们不能作为一线的 CTO 病变导丝。这些导丝使用"扎"更好。

亲水涂层导丝

亲水涂层导丝，特别是锥形尖端的导丝可用于跟踪微通道。它们可以很容易地进入微通道，因为它们尖端的直径小，并且和病变之间的摩擦力小。使用这些导丝既不需要"钻"也不需要"扎"，但必须轻轻推动尖部和自由旋转。

2004 年 7 月到 2005 年 1 月，笔者做了 72 个成功开通的 CTO 病例，并总结了使用哪个导丝是最容易成功的。45 个病变（62.5%）使用 M3 导丝成功通过。然而，在 19 个病变（26.4%）中，必须使用更硬的导丝如 M12、Conquest Pro 9 或者 Conquest Pro 12。根据这个重要的观察可以合理地说，我们应该首先从 M3 或等效硬度导丝开始，如果它们不能成功地通过病变，则下一个选择可能是更硬的导丝，如 M12、Conquest Pro 9 或者 Conquest Pro 12，而不是中等硬度的导丝，如 M4.5 或 M6。

在考虑到这些结果之后，笔者选择导丝的决策流程如图 21.4 所示。

通过借助一根软的工作导丝送微导管接近 CTO 病变。由于识别哪个 CTO 病变具有微通道是困难的，笔者建议首先考虑使用亲水锥形尖端塑料外套导丝（如 Fielder XT）以寻找微通道。如果导丝不能通过病变，则可以迅速更换为 M3。这种导丝是通过使用"钻"来操作的，在笔者的经

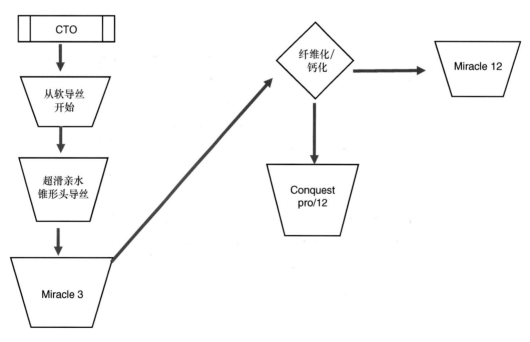

图 21.4　导丝选择流程图

验中它可以通过 60% 以上的 CTO 病变。如果还是不行，可以直接更换为 M12 或 Conquest Pro（Confienza Pro）。这两条导丝之间的选择取决于靶病变是否因为存在严重钙化或致密的纤维斑块而变得坚硬。即使是非常硬的导丝，如 Conquest Pro、Conquest Pro 12 或者 Conquest Pro 8 ～ 20 也不能穿透严重钙化斑块，唯一的方法是绕过钙化病变周围推进导丝。然而，对于 Conquest 系列导丝来说，相较于穿透能力，其扭矩传递能力是不够的，在这种情况下使用它们很容易导致血管穿孔。在这种情况下，建议使用 M12 导丝。术前多层螺旋 CT 血管造影可明确靶 CTO 病变内钙化斑块的情况。有时，导丝尖端的"撞击感"可以提示有钙化的存在。

辅助技术

双或三导丝技术（图 21.5，图 21.6）

即使您小心地操作导丝，它也经常行走到内膜下。在这种情况下，您不要把导丝从内膜下撤出。把第一根导丝留在那里，重新拿一根导丝，您可能很容易地将第二根导丝送入真腔中。这种方法的原理包括：①第一导丝可以阻塞假腔的入口；②第一导丝可以改变弯曲动脉的形状；③第一导丝作为第二导丝的路标。

如果双导丝技术仍然不行，您可以拿第三根导丝，而留前两条导丝在血管中。这种三导丝技术有时会奏效。然而，太多的导丝可能相互干扰，并且使操作者对导丝的操控能力降低。

双或三导丝技术的操作技巧包括：①必须使用与前一导丝强度相同或更硬的导丝，因为较硬的导丝具有更好的扭矩控制能力；②不要太多操作第一根导丝，因为它会扩大假腔；③使用一个或两个 OTW 系统，以避免导丝相互缠绕。

侧支技术

如果血管在 CTO 部分有弯曲，导丝有时会进入 CTO 病变近端纤维帽以远的侧支。在这种情况下，不要试图拉回导丝将导丝重新送到远端真腔中。您可以保留第一根导丝，然后采取双导丝技术。

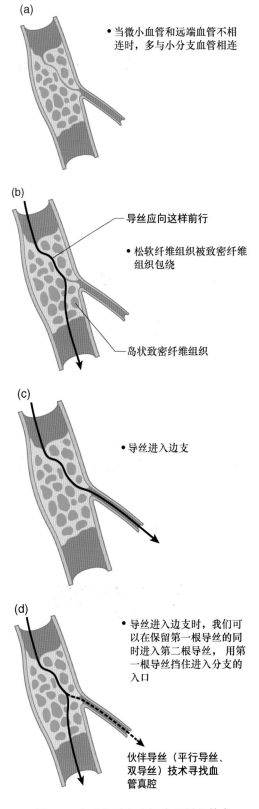

(a)
- 当微小血管和远端血管不相连时，多与小分支血管相连

(b)
—— 导丝应向这样前行
- 松软纤维组织被致密纤维组织包绕
—— 岛状致密纤维组织

(c)
- 导丝进入边支

(d)
- 导丝进入边支时，我们可以在保留第一根导丝的同时进入第二根导丝，用第一根导丝挡住进入分支的入口

伙伴导丝（平行导丝、双导丝）技术寻找血管真腔

图 21.5 （a）（b）（c）（d）双导丝技术

您也可以拿个 1.5 mm 的球囊沿着侧支的导丝送进去并且扩张，球囊将会挤碎近端坚硬的斑块，然后使第二根导丝得以进入远端血管腔内。

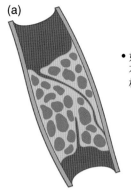

(a)

• 如果小血管通道与远端管腔不相通，那就多与滋养血管相通

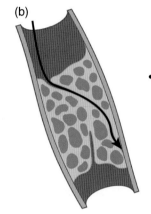

(b)

• 导丝很容易进入内膜下空间

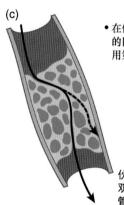

(c)

• 在保留第一根传干分支的导丝的同时，尝试第二根导丝，利用第一根导丝阻挡分支的入口

伙伴导丝（平行导丝、双导丝）技术寻找血管真腔

图 21.6 （a）（b）（c）双导丝技术

"芝麻开门"技术

如果一个非常硬的斑块阻塞近端进入点，即使最坚硬的导丝，如 Conquest Pro 8-20 也难以穿透它。在这种情况下，用力推动导丝通过很容易导致动脉穿孔或内膜撕裂。这种情况是不适合正向开通的。

然而，如果正好从 CTO 病变的近端主支分出一条侧支，就可以利用这个分支。可以把一根硬的导丝和（或）球囊导管放进侧支，这样可以改变硬斑块和真实管腔之间的几何形状，使得导丝能够前进到远端真腔。这就是"芝麻开门"技术[3]。

结论

即使在 CTO 病变逆向治疗的时代，顺向方式也是必不可少的，它需要很多专业知识。所有术者都必须熟悉这些导丝操作技术。

参考文献

1 Katsuragawa M, Fujiwara H, Miyamae M *et al.* Histologic studies in percutaneous transluminal coronary angioplasty for chronic total occlusion: comparison of tapering and abrupt types of occlusion and short and long occluded segments. *J Am Coll Cardiol* 1993; **21**: 604–611.

2 Saito S, Tanaka S, Hiroe Y *et al.* Angioplasty for chronic total occlusion by using tapered-tip guidewires. *Catheter Cardiovasc Interv* 2003; **59**: 305–311.

3 Saito S. Open Sesame Technique for chronic total occlusion. *Catheter Cardiovasc Interv* 2010: **75**: 690–694.

冠状动脉 CTO 病变的内膜下成形

Philippe Généreux[1] & George D. Dangas[1, 2]
[1] Cardiovascular Research Foundation，New York，NY，USA
[2] Mount Sinai Medical Center，New York，NY，USA

（张 勇 译）

引言

CTO 病变的 PCI 是介入心脏病学最前沿技术的代表。CTO 在普通人群中的发病率尚未知，但在接受冠状动脉造影的患者中约为 30%[1]。然而，由于技术和病变的复杂性，通过 PCI 手术实现再血管化的病例低于 15%[2-3]。最初，大型临床研究显示，PCI 在 CTO 中的成功率为 75%[4-5]。随着手术经验的增加、新型器械及技术的发展，有经验术者的成功率已达到 80% ~ 90%[6-10]。最近，内膜下血管成型技术在 CTO 的 PCI 中占有重要的一席。本章将对该技术的原理及一些基本手术方式进行阐述，对于这些不同技术的详细情况将在其他章进行讨论。

内膜下血管成形概念

经过内膜下路径通过闭塞病变的概念最早在有关外周血管的文献中提出[11]。该技术最早在下肢动脉中应用[11]，最终推广到其他血管[12-14]以及冠状动脉[15]。

内膜下血管成形的目的是，通过有目的的分离在内膜及中膜之间制造一个通道（图 22.1）。根据病变的解剖结构及术者选用的技术不同，该假腔可长可短，可大可小。可通过正向或逆向制造这个假腔。如果需要，可以使用小的球囊对该假腔进行扩张。IVUS 探头也可插入该假腔内以指导

导丝重入真腔。

当接触到正常血管时，导丝则趋于重回真腔。当血管有严重钙化或病变时，在合适的位置重回真腔较为困难。这时需扩大假腔，夹层会跨过一些大的分支血管。导丝出现落空感时通常预示进入真腔，可由小剂量造影剂注射帮助确认。

在内膜下成形的各个步骤中选择合适的导丝也很重要。通常来讲，使用较大弯曲塑形的亲水导丝制造并扩大内膜下的假腔（图 22.2b）。通常使用头端 60 ~ 90° 折角的较硬的导丝进行重回真腔的操作（图 22.2c）。

何时使用内膜下成形技术

大部分有经验的 CTO 术者都同意，内膜下成形技术适合作为经典正向开通尝试失败后的二线策略。但是 IVUS 数据显示，无论是计划的还是无意的，内膜下途径在 CTO 的 PCI 治疗中经常发生[16]。在闭塞段或内膜下成型重入区域较短时，腔内再血管化是很好的选择。然而，对于长病变或严重钙化病变，该策略往往不能奏效。因此，熟练掌握内膜下成形技术可给术者提供更多手术方法的选择和处理意外血管夹层的方法。

内膜下成形技术最适合右冠状动脉，在一些特定情况下也可用于回旋支。不建议在左前降支使用该技术，若要在特定情况下使用，应由极富

Chronic Total Occlusions：A Guide to Recanalization，Second Edition. Edited by Ron Waksman and Shigeru Saito.
© 2013 John Wiley & Sons，Ltd. Published 2013 by John Wiley & Sons，Ltd.

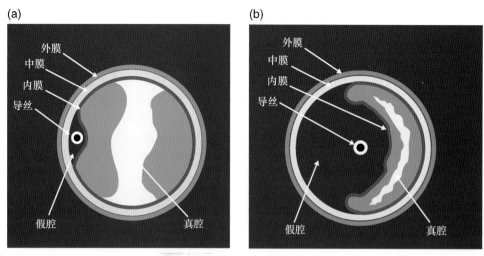

图 22.1　内膜下成形术示意图。（ a ）在内膜和中膜之间，制造假腔，进行内膜下成形术；（ b ）假腔延展和扩大

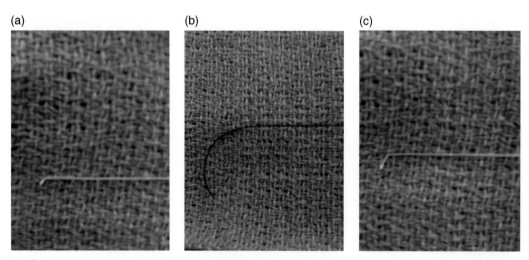

图 22.2　（ a ）合适的导丝（Miracle 3）塑形，用于穿刺近端纤维 - 钙化帽；（ b ）导丝（WhisperMS）塑形用于内膜下成形和假腔延展；（ c ）导丝（Miracle 6）塑形用于假腔重回真腔

经验的术者完成。

内膜下成形相关技术

一些技术被用于内膜下成形。正向及逆向操作均可尝试内膜下成形。本部分将简要讨论 CTO 术者最常用的重入技术。

STAR 技术

STAR 技术最早见于 Coolombo 等在 2005 年的描述（图 22.3a）[17]。该方法制造一个可控的内膜下夹层并在远端血管重入真腔。正向 STAR 技术仅用于具有远端侧支的血管，并以此作为重入的位置。该技术在传统 CTO 手术操作失败或其他手术方式均不适合时尝试使用。最适合 STAR 技术的是右冠状动脉主干，STAR 技术最不适合的血管是左冠状动脉主干。

通常使用头端"J"形塑形的亲水导丝（图 22.2b）。导丝沿着内膜下夹层平面推进。当导丝沿内膜下路径通过闭塞段后，转动并操控导丝，使其头端进入血管真腔。但是，由于导丝已经创造出假腔，再使导丝进入真腔并不容易。因此，必须通过交换导管，将导丝更换为另一根硬度更高的导丝。对导丝头端 60°～ 90° 的塑形将有利于导丝从假腔进入血管真腔（图 22.2c）。该技术可用于转换夹层形态，并最终完成再血管化。然而，该技术有较高发生穿孔的风险，因此，只能由经验丰富的术者完成。

最近的文献描述了两种改良型的 STAR 技

术。Carlino 等报道了一种"更为安全"的 STAR 技术，利用造影剂微量注射示踪以缩短假腔的长度。该技术的一个好处是，造影剂注射在处理长病变时具有路径图的作用，尤其是在远端侧支显示不清时。另一个好处是，由于外膜层阻力较内膜层高，因此，造影剂注射可在夹层中产生撕裂效果，并有一定概率在不使用导丝的情况下进入真腔。这项技术又被叫作"流体动力再血管化"[18]。

同样，Galassi 等描述了一种叫作 Mini-STAR

的技术（2010 年 TCT 口头报告）。该技术先将 CTO 近端纤维帽穿透，然后在 CTO 病变段内使用 STAR 技术，以缩短假腔长度（图 22.3b）。

CART

CART（控制下前向和逆向内膜下寻径）技术最早由 Katoh 等在 2005 年报道，用于连接正向及逆向的内膜下空间（图 22.4）[19-20]。一根逆向导丝进入内膜下，并以 1.25 ～ 1.5 mm 球囊扩张，制

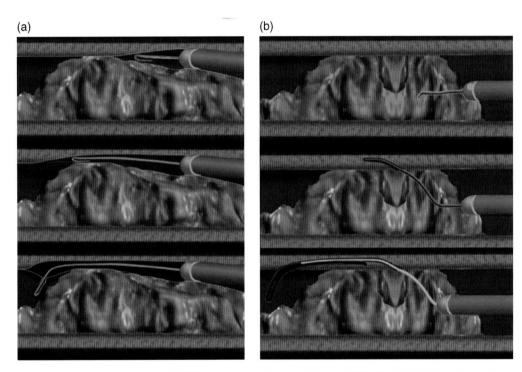

图 22.3　（a）STAR 技术的示意图；（b）Mini-STAR 技术的示意图（2010 年 TCT，Galassi）.

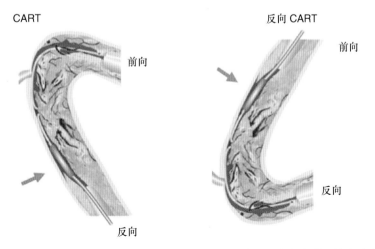

图 22.4　CART 和反向 CART 技术示意图。剪头所指为内膜下扩张球囊

造一个内膜下空间，将回抱的球囊留在该内膜下空间内，用一根正向导丝在该假腔周围寻找，并进入远端血管真腔。

CART 技术最大的不足在于，逆向导丝通常会进入斑块内而无法进入远端 CTO 病变近端的内膜下空间，逆向球囊就会在斑块而非内膜下进行扩张。如果正向导丝在逆向球囊附近进入内膜下，那么，很难再将正向导丝送入血管真腔。

反向 CART

除了以正向导丝制作假腔以外，其他基本概念和 CART 相同（图 22.4）。球囊在正向导丝制作的假腔内扩张。操控经由侧支的逆向导丝通过形成的假腔寻找近端血管真腔。可将 IVUS 导管放置于假腔内以指导导丝重入真腔[21]。支架植入于夹层中为 CTO 通过提供了明确的目标。

最近 Zhang 等描述了当正向及逆向导丝均未能成功进入真腔时所采纳的好方法[22]，将位于内膜下的正向及逆向球囊同时扩张，使假腔融合，从而使导丝通过更为容易。这种方法可能提高导丝通过的成功率，并减少 CTO 的操作时间。

LAST 技术

LAST（局限前向内膜下寻径）技术由 Thompson 等在 2010 年 TCT 会上提出。其基本概念为，在 CTO 闭塞段内采用内膜下血管成形的方法，提高导丝的通过率，并缩短假腔长度。

Kunckle 导丝技术

这是 STAR 技术的逆向版本。逆向导丝头端大的环形塑形用于制造内膜下夹层。目的在于从 CTO 病变的近端重入血管真腔。

IVUS 指导的 CTO

进入位点的精确可视对于 CTO 成功开通非常重要。在一些特定的情况下，如一条侧支的开口非常靠近闭塞病变处，血管造影并不能很精确地显示进入位点。然而，这些信息可由插入靠近闭塞病变侧支内的 IVUS 所提供（图 22.5a）。尝试使用导丝通过 CTO 病变可以与 IVUS 同时进行。本技术的优势在于，可避免多次尝试造成多个假腔的形成，并可有效降低造影剂用量及辐射剂量。

IVUS 也可对重入血管真腔进行指导（图 22.5b）[21]。IVUS 影像能够准确判断夹层及真腔的起始部位，并可指导导丝进入血管真腔。当导丝进入内膜下，使用一个 1.5 mm 大小的球囊扩大该内膜下空间。将 IVUS 探头置入该空间内，以指导硬导丝寻找血管真腔。

专用的重入真腔器械系统

BridgePointMedical 公司最近开发出一种整合了 CrossBoss 导管及 Stingray 重入真腔系统的器械。CrossBoss CTO 导管通过在血管腔内或内膜下创造通路来协助通过 CTO。Stingray CTO 重入真腔系统的导向扁平球囊可使导丝更容易进入血管真腔。一项使用该系统的多中心研究正在进行。FAST-CTOs 研究正在招募 300 名患者（150 名美国患者和 150 名欧洲患者）。最近，使用 CrossBoss 和 Stingray 系统治疗 CTO 病变的第一个多中心研究已经发表[23]，数据表明，该系统有很好的应用前景。对于这项研究更多的解读详见后续章节。

总结

内膜下成形相关技术是 CTO-PCI 治疗的重要进展。掌握正向及逆向的重入技术可提高 CTO 手术的成功率，以改善患者的临床结局。然而，除了这些优势，由于该技术非常复杂，经验不足的术者操作往往存在风险。充分的培训和对内膜下成型技术局限性的理解非常重要。

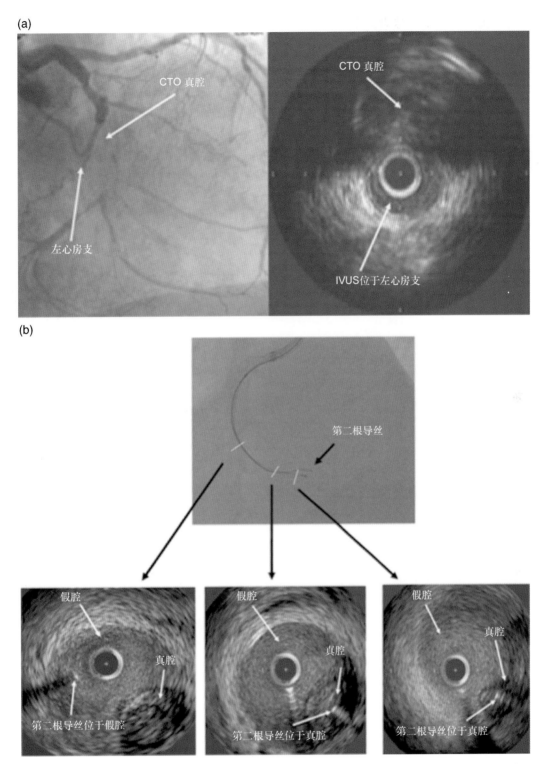

图 22.5 （a）位于分支中的血管内超声（IVUS）指导识别 CTO 病变的入口；（b）位于假腔中导丝上进行 IVUS 检查协助第二根导丝进入真腔。IVUS 图像能精确识别夹层开始的位置，以及真腔的位置。从而指导操控第二根导丝进入真腔。

参考文献

1　Stone GW, Kandzari DE, Mehran R *et al.* Percutaneous recanalization of chronically occluded coronary arteries: a consensus document: part I. *Circulation* 2005;**112**: 2364–2372.

2　Anderson HV, Shaw RE, Brindis RG *et al.* A contemporary overview of percutaneous coronary interventions. The American College of Cardiology-National Cardiovascular Data Registry (ACC-NCDR). *J Am Coll*

Cardiol 2002; **39**: 1096–1103.

3 King SB, 3rd, Lembo NJ, Weintraub WS *et al.* A randomized trial comparing coronary angioplasty with coronary bypass surgery. Emory Angioplasty versus Surgery Trial (EAST). *N Engl J Med* 1994; **331**: 1044–1050.

4 Olivari Z, Rubartelli P, Piscione F *et al.* Immediate results and one-year clinical outcome after percutaneous coronary interventions in chronic total occlusions: data from a multicenter, prospective, observational study (TOAST-GISE). *J Am Coll Cardiol* 2003; **41**: 1672–1678.

5 Hoye A, van Domburg RT, Sonnenschein K, Serruys PW. Percutaneous coronary intervention for chronic total occlusions: the Thoraxcenter experience 1992-2002. *Eur Heart J* 2005; **26**: 2630–2636.

6 Suero JA, Marso SP, Jones PG *et al.* Procedural outcomes and long-term survival among patients undergoing percutaneous coronary intervention of a chronic total occlusion in native coronary arteries: a 20-year experience. *J Am Coll Cardiol* 2001; **38**: 409–414.

7 Stone GW, Reifart NJ, Moussa I *et al.* Percutaneous recanalization of chronically occluded coronary arteries: a consensus document: part II. *Circulation* 2005; **112**: 2530–2537.

8 Grantham JA, Marso SP, Spertus J *et al.* Chronic total occlusion angioplasty in the United States. *JACC Cardiovasc Interv* 2009; **2**: 479–486.

9 Di Mario C, Werner GS, Sianos G *et al.* European perspective in the recanalisation of Chronic Total Occlusions (CTO): consensus document from the EuroCTO Club. *EuroIntervention* 2007; **3**: 30–43.

10 Di Mario C, Barlis P, Tanigawa J *et al.* Retrograde approach to coronary chronic total occlusions: preliminary single European centre experience. *EuroIntervention* 2007; **3**: 181–187.

11 Bolia A, Brennan J, Bell PR. Recanalisation of femoropopliteal occlusions: improving success rate by subintimal recanalisation. *Clin Radiol* 1989; **40**: 325.

12 Bolia A, Sayers RD, Thompson MM, Bell PR. Subintimal and intraluminal recanalisation of occluded crural arteries by percutaneous balloon angioplasty. *Eur J Vasc Surg* 1994; **8**: 214–219.

13 Bolia A, Fishwick G. Recanalization of iliac artery occlusion by subintimal dissection using the ipsilateral and the contralateral approach. *Clin Radiol* 1997; **52**: 684–687.

14 Glasby MJ, Bolia A. Treatment of chronic mesenteric ischemia by subintimal angioplasty of an occluded superior mesenteric artery. *Eur J Vasc Endovasc Surg* 2007; **33**: 676–678.

15 Taylor MA, Vetrovec GW. Angioplasty of a totally occluded right coronary artery. *Cathet Cardiovasc Diagn* 1992; **25**: 61–65.

16 Muhammad KI, Lombardi WL, Christofferson R, Whitlow PL. Subintimal guidewire tracking during successful percutaneous therapy for chronic coronary total occlusions: Insights from an intravascular ultrasound analysis. *Catheter Cardiovasc Interv* 2012; **79**: 43–48.

17 Colombo A, Mikhail GW, Michev I *et al.* Treating chronic total occlusions using subintimal tracking and reentry: the STAR technique. *Catheter Cardiovasc Interv* 2005; **64**: 407–11; discussion 12.

18 Carlino M, Godino C, Latib A *et al.* Subintimal tracking and re-entry technique with contrast guidance: a safer approach. *Catheter Cardiovasc Interv* 2008; **72**: 790–796.

19 Surmely JF, Tsuchikane E, Katoh O *et al.* New concept for CTO recanalization using controlled antegrade and retrograde subintimal tracking: the CART technique. *J Invasive Cardiol* 2006; **18**: 334–338.

20 Kimura M, Katoh O, Tsuchikane E *et al.* The efficacy of a bilateral approach for treating lesions with chronic total occlusions the CART (controlled antegrade and retrograde subintimal tracking) registry. *JACC Cardiovasc Interv* 2009; **2**: 1135–1141.

21 Rathore S, Katoh O, Tuschikane E *et al.* A novel modification of the retrograde approach for the recanalization of chronic total occlusion of the coronary arteries intravascular ultrasound-guided reverse controlled antegrade and retrograde tracking. *JACC Cardiovasc Interv* 2010; **3**:155–164.

22 Zhang B, Wong A. The confluent balloon technique for retrograde therapy of chronic total occlusion. *Catheter Cardiovasc Interv* 2011; **78**: 60–64.

23 Werner GS, Schofer J, Sievert H *et al.* Multicentre experience with the BridgePoint devices to facilitate recanalisation of chronic total coronary occlusions through controlled subintimal re-entry. *EuroIntervention* 2011; **7**: 192–200.

第 23 章
正向器械辅助再入技术

Nicolaus Reifart

Johann Wolfgang Goethe University，Frankfurt，Germany

（潘 硕 译）

根据最新的加拿大一项注册研究，约 30% 的有症状的冠心病患者存在 CTO 病变[1]。同样，一项大型的德国发起的对照研究发现，在 45 722 位 CAD 患者中，27.5% 存在非急性完全闭塞病变[2]。

值得注意的是，只有不到 10% 的接受冠状动脉再血管化的患者存在 CTO 病变[1, 3-4]。尽管开通 CTO 病变后能使超过 10% 的心肌细胞获益，但至今许多患者仍对 PCI 术及 CABG 术持否定态度[2, 5-6]。这其中原因很复杂，存在许多误解（包括侧支循环就够了）、花费、时间、未经过系统培训的医师的成功率低。不幸的是，大部分早期 CTO 开通的报道会纳入"精心选择的病例"和较为宽泛的 CTO 定义，包块近期闭塞病变，10 ～ 20 年前 CTO 开通率 > 60% 是不真实的[4, 7-8]。经验丰富的非 CTO 介入医师、SYNTAX 评分参与者，今天能够达到的成功率为 50%，与外科手术处理非计划再血管化的 49% 成功率较为类似[9]。大部分中心未限定开通 CTO 病变指定术者，这就导致了技术不熟练（< 30 台 / 年）及不良预后。拥有丰富的技术经验的 CTO 术者可以达到 80% 的成功率。

CTO 的 PCI 最大的失败点在于不能使导丝通过闭塞病变至远端真腔血管中[10-11]。

一些技术能够达到提高导丝 CTO 开通率的效果，而且能够使术者成功地完成操作。这些方法包括使用较硬的锥形头导丝、薄型交换导管或球囊、平行导丝技术、再通过技术、夹层重入真腔技术（STAR 与 CART）[12-13]，CART 和逆向

CART 技术成功率最高且可控。

再通过技术的使用可结合 IVUS 或不结合 IVUS 来通过视觉确定是否在真腔[14]，结合 IVUS 技术可以更高效地确定硬导丝进行穿刺的方向，比单纯造影来判定导丝的方向更加准确。

Pioneer 再入真腔导管（TransAccess）是一个独特的装置，用来准确且高效地引导导丝穿过血管内皮（图 23.1）。Pioneer 导管可利用造影引导通过血管内膜下，其侧位的针头载有植入的血管内超声引导系统。

这个导管最初用在动物实验上，随后被 S. Oesterle 和 N. Reifart 用在人身上[15]。使用该经皮原位静脉动脉化设备（PICVA），研究者使用了一系列独特的导管设备使分离的冠状静脉节段动脉化，促使严重缺血的心肌再灌注。在动物实验中，该设备可用来降低心肌梗死模型中缺血及心肌损伤。在 PICVA 欧洲安全实验中，经皮导管冠状动脉旁路术试用了 11 例上述患者，显示其可以用在有症状的高度非选择患者中[16]。因为存在广泛的解剖学变异及钙化病变中针头及导丝操控问题，该技术被放弃了。

当导丝已进入假腔，第一次试用导管进入冠状动脉行再入真腔的尝试并不是非常成功，原因是其体积庞大，需要进一步微缩化才能进入冠状动脉内操作。

但是，该导管在周围血管 CTO 病变中，再入真腔的尝试是非常成功的[17-18]（图 23.2）。

Saket[19] 首先对该导管在周围血管 CTO 病

Chronic Total Occlusions：A Guide to Recanalization，Second Edition. Edited by Ron Waksman and Shigeru Saito.
© 2013 John Wiley & Sons，Ltd. Published 2013 by John Wiley & Sons，Ltd.

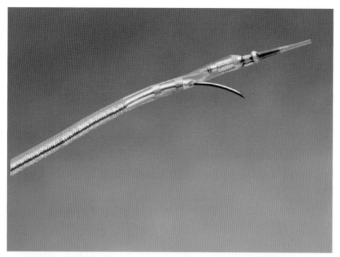

图 23.1 Pioneer 导管是 6.2 F 双腔导管,附带 20 MHz IVUS 传感器,其包括预塑形可延展空腔 24 镍钛针头。这个同轴的针头可以显示实时 IVUS 影像,可对目标管腔进行穿刺,引导 0.014″ 导丝重入目标真腔

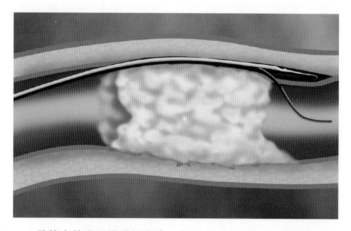

图 23.2 如果进入假腔,Pioneer 导管会前进至错误的腔隙。在 IVUS 的引导下,穿刺地点会指向真腔,指导导丝可以穿入真腔

变及主动脉夹层做出了尝试,10 例患者,包括 7 例下肢血管 CTO 病变和 3 例主动脉夹层真腔塌陷患者,锁骨下入路及 CTO 再入真腔均使用了 Pioneer 导管。在上述 CTO 病变中,8 个月随访时前向血流均得到保持,且无缺血症状。在上述主动脉夹层患者中,真假腔开窗均衡压力,血流进入远端血管。这 10 例患者均未发现并发症。

同年,Saketkhoo 利用同样的导管在 6 例下肢动脉 CTO 中进行了再入真腔的操作,均获取了成功[20]。

在 2006 年,Jacobs 描述了 87 例 CTO 病变,包括 58 例髂动脉及 29 例股浅动脉,其中 21 例患者不能使用常规导管,无法达到再入真腔的效果;血管内超声引导的 Pioneer 导管再入真腔获得了 100% 的成功[17]。

在最近一项回顾性研究中(2009),21 例外周血管 CTO 患者需要用到 Pioneer 导管,其中 20 例(95%)获得成功。现阶段最容易闭塞的为髂动脉及股浅动脉,其平均闭塞长度 107 mm。只发生了 1 例并发症[18]。

最近的一项 CTO 再入真腔使用了 BridgePoint 装置(BridgePoint Medical,Inc.Minnesota,USA),它包括一个球形尖端的导管(CrossBoss),可用来通过近端纤维帽(不适宜于初次再入真腔),及扁平球囊导管(Stingray 导管)(图 23.3)。该装置可将内膜下层空间充气来引导再入真腔,且使用了非常尖端的硬不锈钢导丝进行穿刺(Stingray 导丝)[21]。

笔者参与了四中心的前瞻性研究,收录了 42 例冠状动脉 CTO 患者。所有 CTO 病变患者均至少有 3 个月以上闭塞,而且首先尝试导丝通过。在导丝不能通过或内膜下夹层已经形成时,笔者

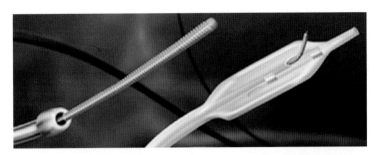

图 23.3 Crossboss 和 Stingray 系统能在 CTO 病变中从假腔重入真腔

使用了 BridgePoint 装置。主要终点事件即无并发症且成功进入远端真腔血管，67% 的患者达到了该终点事件。33% 的患者再入真腔失败，因为远端逆向造影剂不显影，失去再入真腔靶点，或者 Stingray 球囊不能送过闭塞病变，使之进入远端平行血管真腔。其中未发生严重器械相关的并发症[22]。自 2011 年 5 月 FDA 批准 Bridgepoint、CrossBoss 导管及 Stingray 系统以来，该器械适应证已经扩展为常规导丝进入内膜下，未通过冠状动脉病变的情况随后可使用支架、球囊等进行治疗。

结论

在 CTO 病变中，进行再入真腔的装置同时适用于外周血管及冠状动脉。Pioneer 再入真腔导管，最初被设计用来通过动静脉联合进行逆向心肌灌注，被成功用于髂动脉及股浅动脉 CTO 的再入真腔手术中。其冠状动脉 CTO 设施显得不那么有前景，直到 6 F 的鞘管内装置被大大缩小。

不通过 IVUS 引导进行冠状动脉 CTO 病变治疗可使用 BridgePoint（Stingray）装置，该装置能够在内膜下导丝的位置再入真腔，并且能解决 2/3 失败的正向 CTO 病变。

这些装置在逆向操控夹层再入真腔技术并不是那么有前景时，提供了有价值的选择。

参考文献

1 Werner GS *et al*. Chronic total coronary occlusions in patients with stable angina pectoris: impact on therapy and outcome in present day clinical practice. *Clin Res Cardiol* 2009: **98**: 435–441.

2 Reifart NSG, Levenson B. Effect of chronic total coronary occlusion on treatment strategy in 2008: analysis of a monitor controlled registry (QUIK) Submitted for publication, 2011.

3 Abbott JD, Kip KE, Vlachos HA *et al*. Recent trends in the percutaneous treatment of chronic total coronary occlusions. *Am J Cardiol* 2006; **97**: 1691–1696.

4 Prasad A, Rihal CS, Lennon RJ *et al*. Trends in outcomes after percutaneous coronary intervention for chronic total occlusions: a 25-year experience from the Mayo Clinic. *J Am Coll Cardiol* 2007; **49**: 1611–1618.

5 Hachamovitch R, Hayes SW, Friedman JD *et al*. Comparison of the short-term survival benefit associated with revascularization compared with medical therapy in patients with no prior coronary artery disease undergoing stress myocardial perfusion single photon emission computed tomography. *Circulation* 2003; **107**: 2900–2907.

6 Wijns W, Kolh P, Danchin N *et al*. Guidelines on myocardial revascularization. *European Heart J* 2010; **31**: 2501–2555.

7 Bell MR, Berger PB, Bresnahan JF *et al*. Initial and long-term outcome of 354 patients after coronary balloon angioplasty of total coronary artery occlusions. *Circulation* 1992; **85**: 1003–1011.

8 Suero JA, Marso SP, Jones PG *et al*. Procedural outcomes and long-term survival among patients undergoing percutaneous coronary intervention of a chronic total occlusion in native coronary arteries: a 20-year experience. *J Am Coll Cardiol* 2001; **38**: 409–414.

9 Serruys PW, Insights from the Syntax trial - CTO subgroup, CRT, Editor. 2009: Washington.

10 Safian RD, McCabe CH, Sipperly ME *et al*. Initial success and long-term follow-up of percutaneous transluminal coronary angioplasty in chronic total occlusions versus conventional stenoses. *Am J Cardiol* 1988; **61**: 23 G–28 G.

11 Kinoshita I, Katoh O, Nariyama J *et al*. Coronary angioplasty of chronic total occlusions with bridging collateral vessels: immediate and follow-up outcome from a large single-center experience. *J Am Coll Cardiol* 1995: **26**: 409–415.

12 Colombo A, Mikhail GW, Michev I *et al*., Treating chronic total occlusions using subintimal tracking and reentry: the STAR technique. *Catheter Cardiovasc Interv* 2005; **64**: 407–411; discussion 412.

13 Surmely J-F, Tsuchikane E, Katoh O *et al*., New concept

for CTO recanalization using controlled antegrade and retrograde subintimal tracking: the CART technique. *J Invasive Cardiol* 2006; **18**: 334–338.

14 Ito S, Suzuki T, Ito T *et al.*, Novel technique using intravascular ultrasound-guided guidewire cross in coronary intervention for uncrossable chronic total occlusions. *Circ J* 2004; **68**: 1088–1092.

15 Oesterle SN, Reifart N, Hauptmann E *et al.* Percutaneous in situ coronary venous arterialization: report of the first human catheter-based coronary artery bypass. *Circulation* 2001: **103**: 2539–2543.

16 Oesterle SN, Reifart N, Hayase, M *et al.* Catheter-based coronary bypass: a development update. *Catheter Cardiovasc Interv* 2003 **58**: 212–218.

17 Jacobs DL, Motaganahalli RL, Cox DE *et al.* True lumen re-entry devices facilitate subintimal angioplasty and stenting of total chronic occlusions: Initial report. *J Vasc Surg* 2006; **43**: 1291–1296.

18 Al-Ameri H, Shin V, Mayeda GS *et al.*, Peripheral chronic total occlusions treated with subintimal angioplasty and a true lumen re-entry device. *J Invasive Cardiol* 2009; **21**: 468–472.

19 Saket RR, Razavi MK, Padidar A *et al.* Novel intravascular ultrasound-guided method to create transintimal arterial communications: initial experience in peripheral occlusive disease and aortic dissection. *J Endovasc Ther* 2004; **11**: 274–280.

20 Saketkhoo RR, Razavi MK, Padidar, A *et al.* Percutaneous bypass: subintimal recanalization of peripheral occlusive disease with IVUS guided luminal re-entry. *Tech Vasc Interv Radiol* 2004; **7**: 23–27.

21 Werner GS. The BridgePoint devices to facilitate recanalization of chronic total coronary occlusions through controlled subintimal reentry. Expert Rev Med Devices. **8**(1): p. 23–29.

22 Werner GS, Schofer J, Sievert H *et al.* Multicentre experience with the BridgePoint devices to facilitate recanalisation of chronic total coronary occlusions through controlled subintimal re-entry. *EuroIntervention* 2011; **7**: 192–200.

24 第24章

微通道技术

Mauro Carlino，[1] Gill L. Buchanan，[1] & Cosmo Godino[1, 2]
[1] San Raffaele Scientific Institute，Milan，Italy
[2] EMO-GVM Centro Cuore Columbus，Milan，Italy

（张　勇　译）

　　微通道技术是一种利用闭塞冠状动脉段内微血管使 CTO 再通的前向技术。

引言

　　由于解剖特性以及病理组成的差别，冠状动脉闭塞与冠状动脉狭窄截然不同。典型的 CTO 病变自斑块破裂开始，伴有近端和远端血栓形成。随着时间的推移，病变逐渐成熟，胶原成分逐渐取代血栓，继而取而代之的是胆固醇酯和钙化。纤维化组织在病变的近端及远端尤其丰富，导致了所谓纤维帽的形成[1-2]。这是 CTO 病变导丝最难以通过的部分。对斑块形态学及病理学的了解有助于开发新的治疗方案。

　　对 CTO 病变大量的组织学及 OCT 检查表明，CTO 病变内部有直径大小从 100 μm 到 500 μm 的微通道（图 24.1）[2-4]。这些微管道通常走形邻近，与血管长轴平行，并被薄翼间隔。它们形

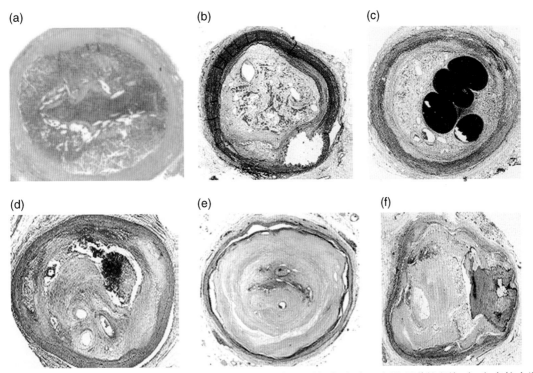

图 24.1　CTO 管腔的光谱形态。（a）软斑块；（b）富含蛋白多糖的斑块；（c）有巨大微通道的斑块；（d）有较小微通道的斑块；（e）纤维斑块伴负性重构；（f）含有坏死核心和钙化的斑块

Chronic Total Occlusions：A Guide to Recanalization，Second Edition. Edited by Ron Waksman and Shigeru Saito.
© 2013 John Wiley & Sons，Ltd. Published 2013 by John Wiley & Sons，Ltd.

成了一个复杂的网络系统，并在整个闭塞病变段内与散在的纤维-钙化成分相互掺杂（图 24.2）。微通道与滋养血管不同，后者在动脉外膜周围呈放射状分布。研究表明，微通道在 CTO 病变发生后 6 周即可形成[5]。微通道被认为是用冠状动脉专用导丝开通 CTO 病变的靶点，尤其是那些头端直径 0.008 英寸或 0.009 英寸的锥形头导丝，如 Confianza Pro 或 Fielder XT 系列导丝以及锥形头 Runthrough NS 导丝。由于这些导丝更易造成假腔、夹层以及穿孔，使用时应格外注意。

影像学技术的近期发展极大程度地加深了我们对这些病变的了解，如利用三维 micro-CT 扫描评估这些病变[6]。微通道在进入闭塞病变时呈漏斗状，这也解释了为何导丝在突破纤维帽后很容易进入微通道的现象。微通道在远端与血管真腔相通。因此，可以推测，如果在进入微通道后进行造影，远端血管真腔可以显影，这就是微通道技术的基础。

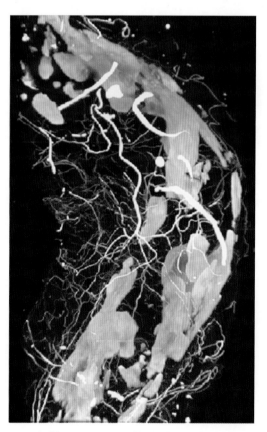

图 24.2　长轴 Micro-CT 图像说明了闭塞冠脉节段中，微通道（软斑）和片状纤维钙化成分（硬斑）之间的关系

理论

液体以及液态物质总是会沿阻力最低的路径通过固态的环境。因此，如果将造影剂注入闭塞段，阻力最低的区域可能存在于微通道提供的微小空间内。此项新技术的概念产生自 STAR 技术开通 CTO 病变时。在用该技术处理 CTO 病变时，向闭塞段内注射造影剂能够使远端血管真腔显影，从而推测，闭塞病变内的微通道能够使造影剂通过。因此，通过与微通道近端直接接触的球囊尖端注射造影剂可能起到扩张的作用，从而使导丝通过更容易。

微通道技术及改良的 STAR 技术均涉及了注射造影剂的过程，但注射的细节不尽相同[7]。STAR 技术是在内膜下空间中利用造影剂注射产生的压力，而微通道技术则相反，其目的是将造影剂注入微通道中（但是注射的效果不可预测）。因此，造影剂指导的 STAR 技术在本质上是比较激进的，而微通道技术更加可控，且造影剂用量非常微小，以免注入内膜下。

技术

微通道技术的方法如图 24.3 所示。首先，应对 CTO 病变进行仔细评估，确保该病变特征适合使用微通道技术处理。该方法最适用于平直的冠状动脉病变段，这样可以从纤维帽的中央区域穿透到达微通道。较为理想的状况是，病变段没有侧支发出，并且进入病变的位点为凹面。使该方法成功率降低的因素包括严重钙化、长病变以及成角等。CTO 病变内的严重钙化使突破纤维帽以及 OTW 球囊 / 微导管尖端进入微通道变得困难。而且，存在大量钙化的病变内活组织较少，从而导致微通道数量也较少[3]。桥侧支是 CTO 病变再血管化失败的一个影像学指标，但事实上，在存在桥侧支的 CTO 病变中使用微通道技术也是可以成功的。

在对 CTO 病变进行详尽评估后，选择合适的指引导管提供良好的支撑力也是很有必要的。在 OTW 球囊或微导管的支撑下，送超滑导丝靠近闭塞病变的起始段。在这个阶段使用超滑导丝对纤维帽进行试探，如果病变为次全闭塞，那么，在

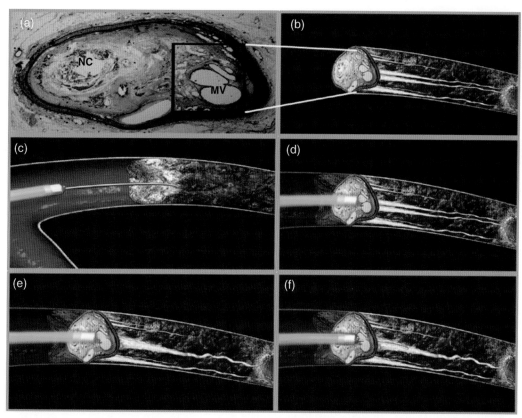

图 24.3　微通道技术。（**a ～ b**）CTO 的组织学标本内可见微通道被薄板隔开；（**c**）OTW 球囊或微导管支撑硬导丝（Miracle 3 或者 Confianza）穿刺纤维帽 1 ～ 2 mm；（**d**）推送 OTW 球囊进入闭塞段，移除导丝；（**e ～ f**）注射造影剂扩大微通道，可使软导丝通过 CTO 节段更加容易

不使用更为先进的技术时导丝也很容易通过。还可以避免因过早使用穿透力更强的导丝而造成夹层。然后通过 OTW 球囊或微导管进行交换，使用锥形头的 CTO 专用导丝进行操作，如 Confianza 系列（Asahi Intecc，Nagoya，Japan）以及 Progress 系列（Abbott Vascular Devices，Redwood City，CA）等。操作导丝进入纤维帽 1 ～ 3 mm，目的是在纤维帽中央进行穿透，从而可以找到合适的微通道进行进一步的操作。

小心地将 OTW 球囊或微导管推送入病变近端并撤出导丝。用 2 ml 注射器抽取未稀释的造影剂，并通过 OTW 球囊或微导管直接注射。因为血管直径及病变长度因人而异，因此，在透视下进行注射是很重要的，这样可以确保适宜的造影剂用量及注射力度。这里需要强调的是，为了尽可能避免夹层的出现，应使造影剂注射完全可控。如果注射成功，在 CTO 病变内则可见造影剂逐渐显影，表明微通道的存在。造影剂必须在血管远端显影，清晰勾勒出远端的血管轮廓。

如果远端真腔显影，则通过 OTW 球囊或微导管送入工作导丝。轻柔操控导丝，在参考屏下沿着已探知的微通道路径前行进入远端血管，然后对病变进行预扩张，并用标准的 PCI 方法完成手术。

在一些病例中可以看到造影剂染色的现象，大多由注射角度不适合以及造影剂用量过大引起。如果出现夹层的征象，出于安全考虑，术者应根据自己的经验，选择停止手术或改用其他术式。

还有一种情况，即注射时存在过高的阻力，亦不能成功地将造影剂注入微通道。如果出现此现象，可通过 OTW 球囊或微导管重新送锥形头导丝进入病变段多推送 2 ～ 3 mm。然后送入 OTW 球囊或微导管，并重复上述注射过程。

结局

本技术是一个 CTO 血管再通的新技术，并不断精细化以及发展，良好的临床结果及安全性得以保证。在接受该技术治疗的 32 名患者中，有

20 名（63%）达到了技术成功（技术成功定义为，使用软导丝通过 CTO 病变，未出现夹层，微通道造影剂注射后，在血管远端真腔内交换导丝）。CTO 病变时间的中位数是 9 年，病变长度的中位数接近 24 mm。12 名患者出现夹层；其中 7 名以其他术式完成血管再通。1 名出现围术期心肌梗死，此外，无主要心脏事件发生，亦无亚急性支架内血栓形成，这项初步研究证明了该技术的疗效、安全性以及发展前景[8]。有趣的是，在这项小样本研究中，完全再血管化率与既往研究相似。

斑块内治疗

用于成功治疗 CTO 病变的斑块内治疗的概念由加拿大的 Bradley Strauss 小组提出。由于胶原纤维是纤维帽的主要成分，可以在再血管化前使用胶原蛋白酶（基质金属蛋白酶抑制药），使导丝更易通过病变。在动物模型体内，向 CTO 病变近端放置的 OTW 球囊内注射胶原蛋白酶，球囊扩张 45 min，确保闭塞病变段接触药物并切断逆向血流。结果表明，导丝通过率显著提高（62%vs29%）。此外，未观察到胶原蛋白酶相关的不良事件[9]。这些研究表明向微通道内注入胶原蛋白酶有助于提高导丝的通过率。

此外，对于诱导 CTO 病变管腔内微血管的生成也进行了长期的研究。通过 OTW 球囊向 CTO 病变内注射促血管生成因子，而后球囊扩张 45 min。在注射后 3 周对 CTO 病变内微血管进行评估。初步的结果是肯定的。这些研究都没有在人体内进行，但这些能够提高导丝通过复杂 CTO 病变成功率的辅助疗法的前景是可观的[10]。

鉴于此，笔者提出了斑块内造影剂注射的方法。笔者的目的是，通过向 CTO 内柔软的部分注射造影剂，在手术过程中改善斑块的顺应性。这项改良的技术在本质上可以被认为属于斑块内治疗技术，并且在该技术中适合使用新一代复合涂层导丝。

上述的斑块内治疗办法可以是第一步也可以在其他时间进行，微通道技术可以在诊断时就同时进行。

技术的演进

如本章前文描述，在 STAR 技术及微通道技术中所用造影剂注射方法有所不同，但这些方法统称为 CTO 的"流体动力学再通"。这个名词最早在 2011 年 2 月在纽约举行的 CTO 峰会上提出，被定义为"通过在病变内注射造影剂产生液压力的再通方法"。在最初尝试该法进行血管再通后，本术式的成功率及安全性不断提高。

随着时间的推移，使用最小的液压力的同时，造影剂的用量也随之减少。微通道内的空间是很小的，有时几乎没有空间。注射造影剂需要用极小的剂量产生沿着血管长轴的前向液压力。如果造影剂剂量增加，那么在微通道内产生的液压力会呈放射状向周围分散，会波及比腔内闭塞段更为柔软的内膜下间隙，并向其中渗透。

进一步的改进表现在运用方法学的经验上。在长闭塞病变，可以采用分阶段的方式重复微量注射，使复合涂层导丝的通过更为容易。

总结

通过位于纤维帽内的 OTW 球囊或微导管进行造影剂微量注射是开通复杂冠状动脉病变的一种技术。成功的关键在于，利用导丝从中央精确地穿透纤维帽，与闭塞病变段的长轴平行。目的在于，寻找微通道时避免损伤内膜下等邻近结构。

微通道技术可被用作开通 CTO 手术的首选术式之一，而不是与其他手术方式的联合使用，因为在其他术式中，导丝很可能已经进入内膜下。而且这种方法仅在病变血管段平直、纤维帽呈凹面并且病变端没有发出侧支时应用。本法不适用于支架内再狭窄，因为其病理特征与本法所述微通道不尽相同。

尽管这是一个很好的方法，但是对于微量注射产生的结果仍无法预测。在已经应用其他方法处理病变失败时，应避免应用此法，因为此时应用可能增加夹层扩大的风险。在本法失败时，术者可选用其他传统方法尝试再次进入血管真腔。

在未来的临床应用中，此法的优点和缺点将更为明显。虽然随机对照试验是评估新方法的金标准，但对于新的技术策略不能很好地评估。因此，在成为复杂 CTO 病变的一线治疗方法之前，初步的经验是应在更多的患者中进行评估。对于该术式的理解和掌握决定了本法的安全性和对合适 CTO 病例的选择，促使有经验的心脏介入医生尝试该法，使该法的应用进一步成熟。

参考文献

1 Suzuki T, Hosokawa H, Yokoya K *et al.* Time-dependent morphologic characteristics in angiographic chronic total coronary occlusions. *Am J Cardiol* 2001; **88**: 167–169; A5–6.

2 Srivatsa SS, Edwards WD, Boos CM *et al.* Histologic correlates of angiographic chronic total coronary artery occlusions: influence of occlusion duration on neovascular channel patterns and intimal plaque composition. *J Am Coll Cardiol* 1997; **29**: 955–963.

3 Stone GW, Kandzari DE, Mehran R *et al.* Percutaneous recanalization of chronically occluded coronary arteries: a consensus document: part II. *Circulation* 2005; **112**: 2530–2537.

4 Katsuragawa M, Fujiwara H, Miyamae M *et al.* Histologic studies in percutaneous transluminal coronary angio-plasty for chronic total occlusion: comparison of tapering and abrupt types of occlusion and short and long occluded segments. *J Am Coll Cardiol* 1993; **21**: 604–611.

5 Jaffe R, Leung G, Munce NR *et al.* Natural history of experimental arterial chronic total occlusions. *J Am Coll Cardiol* 2009: **53**: 1148–1158.

6 Strauss BH, Segev A, Wright GA *et al.* Microvessels in chronic total occlusions: pathways for successful guide-wire crossing? *J Interv Cardiol* 2005; **18**: 425–436.

7 Carlino M, Godino C, Latib A *et al.*, Subintimal tracking and re-entry technique with contrast guidance: a safer approach. *Catheter Cardiovasc Interv* 2008; **72**: 790–796.

8 Carlino M, Latib A, Godino C *et al.* CTO recanalization by intraocclusion injection of contrast: the microchannel technique. *Catheter Cardiovasc Interv* 2008; **71**: 20–26.

9 Strauss BH, Goldman L, Qiang B *et al.* Collagenase plaque digestion for facilitating guide wire crossing in chronic total occlusions. *Circulation* 2003; **108**: 1259–1262.

10 Fefer P, Carlino M, Strauss BH. Intraplaque therapies for facilitating percutaneous recanalization of chronic total occlusions. *Can J Cardiol* 2010; **26 Suppl A**: 32A–36A.

STAR 技术

Cosmo Godino, [1, 2] **Mauro Carlino**[1] & **Antonio Colombo**[1, 2]

[1] San Raffaele Scientific Institute，Milan，Italy

[2] EMO-GVM Centro Cuore Columbus，Milan，Italy

（张 勇 译）

即使介入心脏病学获得了巨大成功，CTO 病变仍然具有技术难度，是较难处理的临床问题。笔者认为，即使逆向技术的应用大大提高了 PCI 的成功率，CTO 病变仍然是 PCI 领域的前沿[1]。针对 CTO 病变的器械选择包括了选择合适的指引导管、支撑导管、导丝、新技术以及用于通过复杂病变过程中每个步骤所用技术的选择[2]。内膜下寻径重入真腔（subintimal-tracking and re-entry，STAR）技术是在正向入路时对 CTO 病变重新分析的可能选择。该技术主要在尝试经典方法失败（如无意造成了内膜下夹层）及无法进行外科手术时考虑使用。

STAR 技术的起源

STAR 技术最初用于处理外周血管 CTO 病变[3-5]，直到 2005 年 Colombo 等用于处理冠状动脉病变[6]，并证明了该技术的适用性及安全性。对于该项技术应用在外周血管病变中的最初描述是 Bolia 等[5]在 1989 年报道的经皮意向管腔外再血管化（percutaneous intentional extraluminal recanalization，PIER）。他们报道了在 26 例股-腘动脉闭塞再血管化中该技术的应用及结果。这些病变的长度为 5 ～ 25 cm，大部分都长于 10 cm，且均较为弥散，并伴有严重的钙化。这些病变的腔内通道无法建立，在 26 例的 24 例中成功建立了内膜下通道，成功率达 92%。作者还提到内膜下通路的造影结果优于血管腔内通路。因此，内膜下通路至少在理论上是脱离动脉粥样硬化斑块和陈旧血栓存在的"新通道"。接下来，在 1990 年，上述作者发表了关于应用该技术处理 71 例外周血管 CTO 病变的报道。该术式在 54 名患者中获得成功（76%），4 名患者发生并发症（5.6%）。对 44 名成功患者进行为期 6 个月的随访，37 名（84%）患者无症状或症状明显改善。作者的结论是"该技术被证明是治疗股动脉及其他外周血管的有效方法，并发症发生率可以接受。在血管腔内方法失败的情况下，尤其是外科手术成为唯一的选择时，内膜下路径可能成功[7]"。笔者所在团队在应用 STAR 技术处理病例时，适应证为其他器械通过病变失败，并且主要病变位于远端（右冠状动脉占病例数的 87%），这些手术由熟悉这一术式且在外周血管病变中应用过该术式的术者操作。由于可能危及主要血管分支，因此该术式未应用于左前降支，仅用于一些回旋支的钝缘支。在最初的 STAR 手术中，以 0.014″ 的亲水涂层导丝（Whisper 或 Pilot 50-150 系列，Abbott Vascular）J 型的头端形状造成一个平面，能够以钝性分离的方式在内膜下制造夹层（图 25.1）。通常使用单轨球囊或 OTW 球囊为导丝提供支撑力。在一些病例中，内膜下夹层由非亲水的硬导丝形成，在硬导丝头端进入夹层平面几毫米后再更换为亲水导丝。通常在远端血管分叉处寻找再次进入真腔的位点。进入远端分支血管时往往需要操

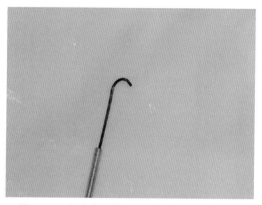

图 25.1　头端为"伞把"样形状的亲水导丝

作其他的导丝，如 Intermediate、Conquest 等。笔者的研究表明，在 70% 的病例中完成了远端分支完全再血管化，在 30% 的病例中完成了远端分支的部分再血管化（一支远端主要分支的再血管化）。3 名患者（9.7%）出现了血管穿孔的并发症，但均未造成血流动力学障碍，其中一名患者以覆膜支架处理。1 名患者在术后 2 h 出现了支架内血栓形成，并再次接受了成功的 PTCA 治疗。未

出现院内死亡，院内非 Q 波形成型心肌梗死发生率为 16%。这些结果与同时期以传统术式治疗的 CTO 相近[8]，不同点是，笔者所在团队入选的患者均为传统术式治疗失败者。

STAR 技术的演进："指导的 STAR"技术

最近 Carlino 等报道了使用造影剂指导的内膜下失踪及重入真腔等改良的 STAR 技术步骤及临床结果（图 25.2）。简要来讲，在内膜下夹层平面形成后，向其内注射 1 ～ 2 ml 的纯造影剂，使术者通过观察不同的造影形态特征如"管状"或"风暴云"形态，来判断两种不同的夹层类型（图 25.3）。前者呈线状形态，与血管轮廓一致，成因可能是造影剂位于中膜及外膜层之间。这种形态预示着重入真腔的可能性较大。"风暴云"的形态为造影剂染色不均一，形态不规则，

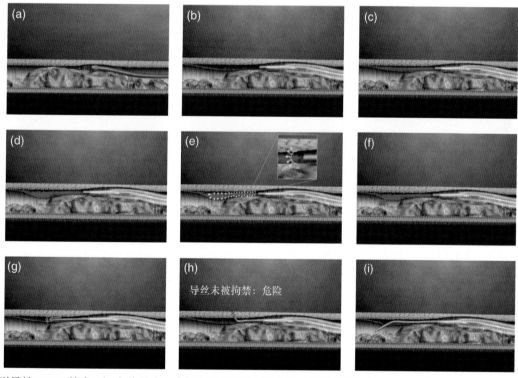

图 25.2　引导性 STAR 技术。（**a**）将具有"伞柄"导丝端的 CTO 穿过夹层（通常为 Whisper 或 Pilot 50；加州圣克拉拉佳藤公司）；（**b-d**）一旦进入夹层中，OTW 球囊导管或微导管在血管内膜下空间是先进的。之后去掉导丝。（**e-f**）黄色箭头显示由造影剂施加的机械力量在大面积范围内分布良好。由于外膜层比内皮下层能提供更好的阻力，因此无需使用导丝（"水动力血管再通"）就能在向真腔方向造出一处撕裂。此外（1 ～ 2 ml）造影剂是从 OTW 球囊注射的，这就允许术者得以鉴定该夹层的本质是"管状"或"风暴云"；（**g**）如遇造影剂注射未能显示远端真腔的情况，端口弯曲成伞柄状的亲水性导丝在血管内膜空间中更为先进，以期打破夹层的远端扩展。导丝的形态学将力量分配于大比表面积，这就减少了穿孔的风险，同时也创造出了假腔与真腔之间的沟通（"机械再通"）使用常规远端端形的导丝会将力量集中于血管的小面积范围从而加重血管穿孔的风险（**h-i**）

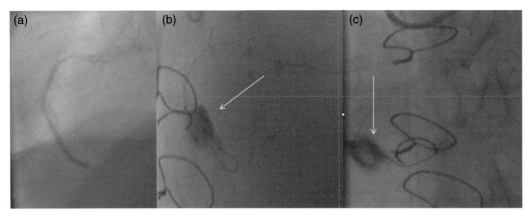

图 25.3 （a）管状夹层；（b-c）两种不同正投影中的风暴云夹层，显示造影剂在外膜周的环形分布

提示造影剂很可能已经进入血管外膜周围（如图所示，造影剂在外膜周围分布，图 25.3c）。这种形态提示重入真腔的可能性较低，因为其可能由于将造影剂注入无法容纳极小剂量造影剂的小边支所致。将 OTW 球囊撤回，将其远端定位于腔隙更大的夹层内（主支），可将"风暴云"的形态转变为"管状"形态。在管状夹层时，可继续注入造影剂直接将夹层向远端撕裂进入真腔而不需要使用额外的导丝。将一根工作导丝送入远端血管真腔。当注射造影剂未能使夹层撕裂进入远端真腔时，使用 J 型头端塑形的亲水涂层导丝（Whisper 或 Pilot）使内膜下夹层向远端扩展并重入真腔。当进入真腔时，向远端推送的阻力会突然降低，并可观察到导丝头端的冲击动作。当不确认是否进入真腔时，可向远端推送球囊，撤出导丝并注入造影剂，以确定是否位于真腔。

防止并发症的技巧

笔者认为利用以下技巧可以有效防止使用 STAR 技术造成的并发症：①尽早使用微量注射以明确夹层形态，并为血管闭塞段，尤其是长闭塞段，绘制路线图。如果微量注射形成了风暴云型的夹层，可以尝试通过微导管注射更多造影剂的办法将其转换为管状夹层。②避免在侧支远端将导丝形成过大的环。

STAR 血管再通后的球囊扩张及支架释放

在使用 OTW 球囊将工作导丝送入血管远端真腔后，用更大的单轨球囊替换 OTW 球囊，在内膜下夹层平面内进行一系列的球囊扩张。多数情况下，以最小重叠的方式在主支内释放药物洗脱支架，支架远端置入远端血管真腔内。应减少支架的置入，不需要特别留意覆盖全部夹层区域。最近，我们意识到，在造成严重夹层但最终 TIMI 血流 3 级的病例中，不植入支架而随访 2 ～ 3 个月，呈一种理性和合适的策略，这样可以避免整个血管都植入支架。笔者提倡，在置入支架后不要进行过分的后扩张，以避免内膜下放置支架导致的冠状动脉破裂。在 Carlino 等报道的临床经验中[9]，68 名患者接受了造影剂指导的 STAR 技术治疗。先前 CTO 手术失败的病例占 34%。右冠状动脉是该技术最常见的靶血管（80%）。成功再血管化的概率为 70%（表 15.1）。与笔者先前关于 STAR 技术的报道[6]相比，这些接受造影剂指导的 STAR 技术治疗的患者住院期间非 Q 波形成性心肌梗死发生率更低（10.3%vs16.1%），穿孔发生率更低（4.4%vs9.7%，没有一例需要覆膜支架置入或心包穿刺），而且未发现急性或亚急性支架内血栓形成。利用该技术可看到血管走行，即使血管位于内膜下间隙，能够帮助术者判断血管正确的方向，也能够帮助其判断导丝位于血管主支而非血管侧支及血管周围间隙。推注造影剂偶尔能够将夹层直接撕裂入血管真腔。还有，以目前的经验来看，即使使用药物洗脱支架，仍然有 44% 的支架内再狭窄发生率，但是大部分再狭窄的病变是中心性的（52.9%），成功处理再狭窄病变的概率较高（87.5%）。因此，我们相信接近 50% 的患者需要二次择期手术。

表 25.1　经 STAR 技术治疗的两种不同系列患者的临床、手术及随访信息

	STAR 技术（2005）[6]	指导 STAR 技术（2008）[9]
病例数	31	68
年龄	59.9±9.3	61.5±9
性别	26（83.9）	65（95.5）
Previous CABG	11（35.5）	26（38.2）
完全血运重建	21（67.7）	48（70）
支架平均长度，mm	42.1±24.6	61.1±22
仅 BMS	11（36.7）	4（7.2）
仅 DES	16（53.3）	51（92.7）
血管造影随访率	21（67.7）	38（55.8）
TLR	11（52.4）	17（25）
心肌梗死	0	0
心源性死亡	0	1（1.5）

STAR 技术与 CART 及反向 CART 技术的比较

在某些方面，STAR 技术与日本专家在逆向 CTO 操作中使用的 CART 技术很类似。在逆向通过 CTO 病变时有很多技术可供选择，最简单的是使用中等硬度的导丝（如 Miracle3）钻入病变，同时正向使用 Landmark 及导丝对吻技术或者使用 CART 及反向 CART 技术。CART 技术是当导丝进入外膜下平面时，逆向通过闭塞病变时使用的技术。有时，当 CTO 进入点的形态不理想（如钝头），术者可直接使用该技术进行操作。沿逆向导丝向外膜下平面送入一个小球囊（1.25～1.5 mm）并将球囊扩张。不撤出回抱的球囊，以维持扩张的外膜下间隙。然后正向导丝尝试将近端血管真腔与远端外膜下假腔连接。使用该技术进行逆向操作时，造成的夹层较少，因此和 STAR 技术相比丢失的侧支更少[6]。CART 技术并不总是适用，在远端血管真腔形态复杂（钙化及迂曲）时，逆向球囊通过可能会非常困难。在这样的情况下，最后的策略是尝试反向 CART 技术，即沿正向导丝使用球囊，将近端夹层平面扩大，再使用逆向导丝尝试由远端血管真腔连接近端血管假腔。该技术与 STAR 技术非常相似，除了一点不同，即反向 CART 技术是操控导丝由远端侧支逆向进入近端血管。

STAR 技术的临床结局及支架内血栓风险

虽然造影剂指导的 STAR 技术是一种相对安全的疗法，但关于其临床中期安全性的数据仍然不足。仍然要考虑关于 STAR 技术及内膜下支架可能带来的心肌梗死及猝死的风险。这些顾虑来源于 Erlich 等对于 CTO 病变内膜下植入药物洗脱支架的个案报道，该病例发生心源性猝死且尸检证实该病例发生心肌梗死[10]。因此，本团队对接受造影剂指导的 STAR 技术成功再血管化的病例（74 例）及传统正向再血管化的 CTO 病例（281 例）进行了对照研究，比较其临床中期疗效（心源性死亡及支架内血栓形成）[11]。结果显示，两组患者总死亡率无显著性差异，其中传统正向 CTO 开通的患者占 3.5%，造影剂指导的 STAR 患者占 2.7%。既往研究中，成功 CTO 再血管化术后的总死亡率介于 Valenti 等报道的 8.4%[12] 到 Arrsaln 等报道的 16.2%[13] 之间。只有 Olivary 等[14] 及 Ge 等[15] 报道的总死亡率较低，但可能与随访期较短有关（分别为 1 年及 6 个月）。本观察结果支持了与传统 CTO 手术相比，造影剂指导的 STAR 技术并不对患者，即使是高危患者（高脂血症，既往 CABG 病史以及三支病变）的生存率产生显著影响的假说。接受造影剂指导的 STAR 技术治疗患者支架内血栓形成发生率为 2.8%，与

对照组患者的发病率 1.8% 无显著差异。据笔者所知，关于 CTO 再血管化术后支架内血栓形成的数据还非常有限。Zhu Jun Shen 等[16] 报道 CTO 再血管化术后支架内血栓发生率为 2.6%。尽管本研究的病例数不足以得到确定的结论，但我们发现和传统前向 CTO 方法相比，STAR 技术在心源性死亡和支架血栓方面并无显著差别。

用于重入技术的新器械：Stingray 重入系统和最新的亲水涂层导丝

导丝经由内膜下路径开通 CTO 的概念促进专用器械的发展。BridgePoint Medical 公司最近开发出一种整合了 CrossBoss 导管和 Stingray 系统的用于重入血管真腔的系统。CrossBoss CTO 导管可用于开辟经由血管腔内或内膜下通过 CTO 的通路。Stingray CTO 重入系统有能够使导丝进入血管真腔的导向扁平球囊[17]。笔者对于使用这些器械的个人经验是很有限的。目前正在实施一个多中心研究。最后，根据笔者的经验，使用 Asahi 公司的 Fielder 系列导丝较其他亲水涂层导丝更易完成重入血管真腔。该系列导丝为单芯设计，有利于扭力的传递。导丝的远端由聚合物袖套及亲水涂层覆盖（SLIPCOAT），导丝的近端则由 PTFE 覆盖。这些特性不仅赋予导丝通过迂曲血管及细小间隔支（在逆向操作中）的能力，并且其亲水头端能够在轻柔转动力的作用下，通过类似"啄"的动作从内膜下有效地进入血管真腔。

STAR 技术的临床和手术适应证

笔者认为，造影剂指导的 STAR 技术可以当作标准的正向 / 逆向技术失败或不适用时的第三种选择。该技术必须由有经验的术者在特定的患者中实施（如复发心绞痛、可逆转的心肌缺血，尤其是在右冠状动脉及回旋支），且这些患者没有其他更好的再血管化治疗方案备选。考虑到成功开通后的再狭窄发生率较高，即使植入的是 DES 支架，血管开通后采取第二步手术对于疗效也是很重要的。在实施 STAR 手术前，术者应接受"两步法"的 CTO 手术方案，即第一步为开通血管，第二步为对再狭窄的处理。然而，接受 STAR

技术治疗的患者病变通常较为复杂且难度很大（很多患者有 CABG 病史、三支病变以及既往 PCI 手术失败史等），术后的临床中期疗效，尤其是心源性死亡及支架内血栓形成，尚不如传统的正向 CTO 开通手术。

参考文献

1　Hoye A, van Domburg RT, Sonnenschein K, Serruys PW. Percutaneous coronary intervention for chronic total occlusions: the Thoraxcenter experience 1992-2002. *Eur Heart J* 2005; **26**: 2630–2636.

2　Godino C, Sharp ASP, Carlino M, Colombo A. Crossing CTOs - The tips, tricks, and specialist kit that can mean the difference between success and failure. *Catheter Cardiovasc Interv* 2009; **74**: 1019–1046.

3　Bolia A, Brennan J, Bell PR. Recanalisation of femoro-popliteal occlusions: improving success rate by subintimal recanalisation. *Clin Radiol* 1989; **40**: 325.

4　Reekers JA, Bolia A. Percutaneous intentional extraluminal (subintimal) recanalization: how to do it yourself: Topics in Interventional Radiology. *Eur J Radiol* 1998; **28**: 192–198.

5　Ingle H, Nasim A, Bolia A *et al*. Subintimal angioplasty of isolated infragenicular vessels in lower limb ischemia: long-term results. *J Endovasc Ther* 2002; **9**: 411–416.

6　Colombo A, Mikhail GW, Michev I, Iakovou I *et al*. Treating chronic total occlusions using subintimal tracking and reentry: The STAR Technique. *Catheter Cardiovasc Interv* 2005; **64**: 407–411.

7　Bolia A, Miles KA, Brennan J, Bell PRF. Percutaneous transluminal angioplasty of occlusions of the femoral and popliteal arteries by subintimal dissection. *Cardiovasc Intervent Radiol* 1990; **13**: 357–363.

8　Rubartelli P, Niccoli L, Verna E *et al*. Stent implantation versus balloon angioplasty in chronic coronary occlusions: results from the GISSOC trial. *J Am Coll Cardiol* 1998; **32**: 90–96.

9　Carlino M, Godino C, Latib A *et al*. Subintimal Tracking and Re-entry (STAR) Technique with Contrast Guidance: A Safer Approach. *Catheter Cardiovasc Interv* 2008; **72**: 790–796.

10　Erlich I, Strauss B, Butany J. Stent thrombosis following the STAR technique in a complex RCA chronic total occlusion. *Catheter Cardiovasc Interv* 2006; **68**: 708–712.

11　Godino C, Latib A, Economou F *et al*. Coronary chronic total occlusions: Mid-term comparison of clinical outcome following the use of the guided-STAR technique and conventional anterograde approaches. *Catheter Cardiovasc Interv* 2012; **79**: 20–27

12　Valenti R, Migliorini A, Signorini U, Vergara R, Parodi G, Carrabba N, Cerisano G, Antoniucci D. Impact of complete revascularization with percutaneous coronary intervention on survival in patients with at least one chronic total occlusion. *Eur Heart J* 2008; **29**: 2336–42.

13 Arslan U, Balcioglu AS, Timurkaynak T, Çengel A. The clinical outcomes of percutaneous coronary intervention in chronic total coronary occlusion. *Int Heart J* 2006; **47**(6): 811–819.

14 Olivari Z, Rubartelli P, Piscione F, Ettori F, Fontanelli A, Salemme L, Giachero C, Di Mario C, Gabrielli G, Spedicato L. Immediate results and one-year clinical outcome after percutaneous coronary interventions in chronic total occlusions data from a multicenter, prospective, observational study (TOAST-GISE). *J Am Coll Cardiol* 2003; **41**(10): 1672–1678.

15 Ge L, Iakovou I, Cosgrave J *et al.* Immediate and mid-term outcomes of sirolimus-eluting stent implantation for chronic total occlusions. *Eur Heart J* 2005; **26**: 1056–1062.

16 Shen Z, García-García H, Garg S *et al.* Five-year clinical outcomes after coronary stenting of chronic total occlusion using sirolimus-eluting stents: Insights from the rapamycin-eluting stent evaluated at Rotterdam Cardiology Hospital - (Research) Registry. *Catheter Cardiovasc Interv* 2009; **74**(7): 979–986.

17 Werner G. The BridgePoint devices to facilitate recanalization of chronic total coronary occlusions through controlled subintimal reentry. *Expert Rev Med Devices* 2011; **8**(1): 23–29.

26 第 26 章

首次 CTO 治疗失败后的再尝试

Sudhir Rathore[1] & Takahiko Suzuki[2]

[1] St George's Hospital NHS Trust，London，UK
[2] Toyohashi Heart Centre，Toyohashi，Japan

（张 勇 译）

冠状动脉 CTO 的成功再血管化能够提高生存率、改善左心室收缩功能、减少心绞痛发作以及提高活动耐力[1, 4, 11, 14]。造影结果显示，1/3 ～ 1/2 的明显冠状动脉疾病的患者至少有一处 CTO 病变[2-3]。虽然 CTO 手术的成功率已经得到显著提高，但仍然较低，其失败的主要原因是导丝无法通过病变[5-13]。

手术失败的原因

手术失败的原因可按照以下分类：导丝或器械未能通过病变；因导丝进入内膜下假腔而未能通过病变；有时可由于指引导管支撑力不足或 CTO 近端纤维帽处有分支开口而无法找到合适的进入点。

因此，仔细回顾先前失败病例的造影结果并分析出失败的原因非常重要。这些信息对于以后的再次尝试至关重要。如指引导管支撑力不足可以在以后的尝试中换用更强支撑力的指引导管。

现有不同的手术策略以及一些专用的器械提高导丝通过病变以及血管再通的概率，包括平行导丝技术[15]、IVUS 指导的导丝通过技术[16-17]、逆向手术技术[18]、CART 技术[19]，以及 STAR 技术等[20]。

首次 CTO 手术失败后再次尝试的理由

CTO 的成功再通被证明有助于改善症状并提高生存质量。然而，首次 CTO 手术失败后再次尝试应在权衡获益以及手术成功概率和患者风险后实施。在再次手术前，应对明确缺血区域、可逆转的左心室功能以及由 CTO 造成的临床症状等指标进行评估。由经验丰富的术者操作可增加重复尝试成功的概率[21]。在再次实施手术前，造影剂用量以及辐射剂量也是需要考虑的方面。CTO 血管再通手术非常耗时，因此在计划手术日期时需要慎重考虑患者肾功能状况及辐射暴露情况。在多支血管病变、多个 CTO 病变以及 PCI 手术成功概率较低的情况下，也要考虑是否进行 CABG。

首次 CTO 手术失败后的策略决定

对前次 CTO 失败的手术造影认真详尽的回顾有助于提高本次手术成功概率及缩短手术时间。第二次尝试应在首次手术术后 6 ～ 8 周进行，形成的内膜下夹层及血肿会在这段时间内愈合。双侧造影可显示 CTO 的形态、CTO 的长度、侧支形态以及侧支与 CTO 之间的关系，这些细节对于 CTO 手术策略的制订至关重要。图 26.1 显示了根据术者经验采用不同手术策略的流程。

平行导丝或接触导丝技术

在处理短 CTO 病变时，当第一根导丝进入内膜下时可采用该技术。根据第一根导丝对路径的指引作用，可使用另一根较硬导丝进入血管真腔。然

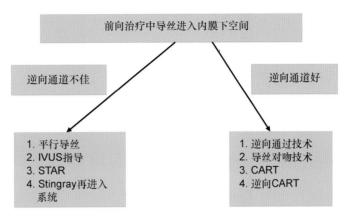

图 26.1　算法演示：先前失败的血管重建尝试后采用不同导丝策略时的决策指导

而，该技术是在造影指导下进行的，在目前看来有些不足之处。该技术将在后续章节中详细讨论。

IVUS 指导的前向导丝技术

该技术主要在因 CTO 病变迂曲或严重钙化使寻找真腔困难时使用。该技术主要在其他前向导丝技术无法通过病变以及逆向操作没有理想的侧支途径时使用。

在使用该技术时，当第一根导丝进入内膜下，使用一个 1.5 mm 的球囊对内膜下间隙进行扩张，并将 IVUS 探头送入该间隙，在 IVUS 指导下使用第二根导丝寻找血管真腔。图 26.2 和图 26.3 即 IVUS 指导下导丝通过 CTO 病变的示意图及实际图像。

从侧支将 IVUS 探头回撤也可用于寻找 CTO 近端进入位点[22]。

内膜下寻踪及重入

当导丝进入内膜下时，一些技术可帮助导丝重入血管真腔以完成 CTO 开通。内膜下寻踪及重入在一些病例已成功实施[24]。使用该技术时，导

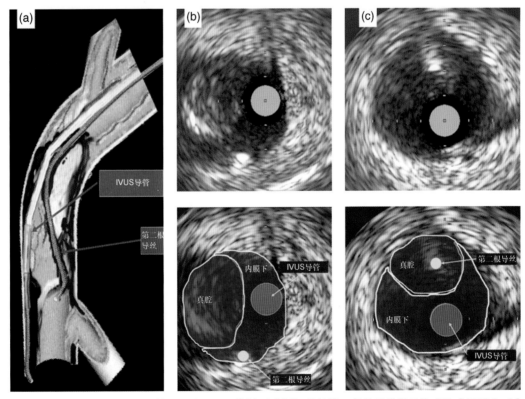

图 26.2　示意图显示假腔中的 IVUS 导管以及在 IVUS 指导下进行汇总的第二条导丝以期寻找真腔［扳面（a）］。IVUS 影像显示 IVUS 导管及 6 点钟方向的第二条导管，两者均处于血管内膜下层，且真腔位于 9 点钟方向［扳面（b）］。IVUS 影像显示 IVUS 导管处于内膜下空间且真腔中第二条导丝处于 12 点钟方向［扳面（c）］

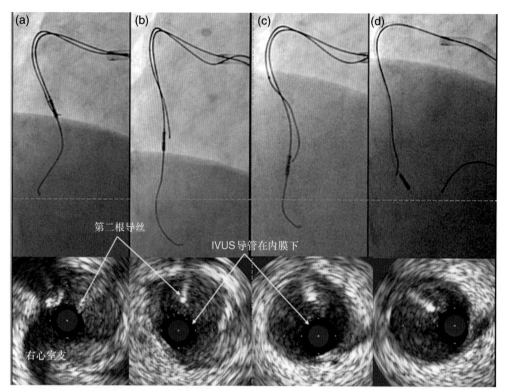

图 26.3　实例演示先前失败的 RCA CTO 中 IVUS 引导的导丝。扳面（a）显示内膜下层中的导丝和 IVUS 导管以及 IVUS 直接指导下缓慢进行的第二条导丝以期到达 12 点方向的真腔［扳面（d）］而实现成功的血管再通。

丝从内膜下空间通过 CTO 闭塞段至血管远端，重入血管真腔后完成开通。在重入血管真腔时，应尽量避免扩大内膜下间隙。

　　近来，一些专用器械（Bridgepoint CTO 系统）用于前向 CTO 血管开通。该器械包括 CrossBoss 导管，用于安全地、快速地从真腔或内膜下通道送入导丝。该器械的另一个组成部分是 Stingray 系统，用于准确地将内膜下导丝送入血管真腔。该器械在既往由于导丝进入内膜下而导致手术失败的病例中可取得成功。

首次 CTO 失败后的逆向技术

　　CTO 开通失败的最常见原因是，传统正向手术中，导丝无法通过病变到达血管远端。在过去几年逆向技术逐步发展、成熟，并提高了这些病例血管开通的成功率[18-19]。侧支通道的逆向技术可使 CTO 成功再通。

逆向技术成功的预测因素

　　当第二次尝试 CTO 开通时，应对前次手术的造影进行认真回顾，寻找手术失败的原因，并对侧支形态进行详细的评估。CTO 失败后的再次尝试中，使导丝及导丝上的器械成功地通过侧支并到达 CTO 病变远端是非常重要的一步。一些关于逆向手术的报道表明，成功通过侧支通道后，开通 CTO 的成功率会大大提高[24-29]。笔者对本院 157 名患者的侧支形态进行观察，并总结出手术成功及失败的预测因素[24]。笔者发现，侧支血管螺旋形迂曲以及侧支与 CTO 血管夹角过小是手术失败的预测因素。在笔者的研究中，传统的 CTO 形态特征似乎无显著的影响。

　　因此，在侧支形态理想的情况下，逆向手术是第二次尝试的合理选择。理想的侧支应较为平直，迂曲较少，并且和 CTO 病变远端直接连接。这些形态应通过双侧同时造影或侧支选择性造影进行评估。

逆向技术

　　一系列的逆向技术均可被用于首次 CTO 失败后的再次尝试。其他章节中将详细介绍这些技术及器械。

　　简要来讲，在前向开通失败后，导丝和器械可通过一条合适的侧支血管送至 CTO 闭塞段的远端。在一些病例中，逆向导丝可以在不借助任何辅助技术的情况下，通过 CTO 病变并到达近端真腔。在大部分病例中，成功的血管开通需要使用 CART 技术、逆向 CART 技术以及 IVUS 的支持。

导丝成功通过后器械无法通过

导丝成功通过病变后，无法将用于扩张的器械通过病变是导致一些病例失败的原因。大部分是由于指引导管支撑力不足和（或）CTO 病变的严重迂曲及钙化。这些病例可换用支撑力更强的指引导管或使用其他辅助器械（旋磨或激光）。在 CTO 近端若有侧支，使用锚定球囊技术（图 26.4）可有效地将器械沿导丝送入病变。在导丝通过病变后，Asahi 公司的 Tornus 导管及 Corsair 导管通过病变的能力较强。

临床经验

在世界范围内，首次 CTO 失败后再次尝试的大部分临床经验均来自逆向策略。笔者在 Toyohashi 心脏中心的经验表明，使用以上技术能够提高 CTO 手术成功率[23]。在笔者包括 902 处 CTO 病变的研究中，15% 的患者在首次 CTO 手术失败后进行了第二次尝试，总成功率为 87.5%。大部分患者在第二次 CTO 开通手术中采用了逆向手术策略。

本中心的另一项逆向 CTO 开通研究显示，

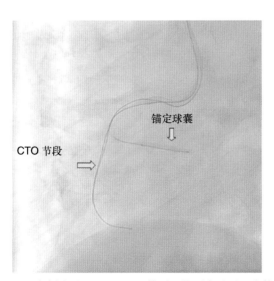

图 26.4　实例演示 RCA CTO 血管再通的再尝试过程中使用的锚定球囊技术。如图所示锚定球囊置于右室分支处接近 CTO 段、装置递送操作成功。

3/4 的患者在首次前向手术失败后接收了逆向手术[24]。手术总成功率为 65.6%。在 CART 多中心注册研究中[26]，224 处 CTO 病变总成功率为 90.6%。这项研究 64.7% 为首次开通失败的病例。

来自 euroCTO 研究团队的报道显示，在既往前向手术开通失败的病例，使用逆向手术策略可提高手术成功率[29]。

FAST-CTO 临床研究观察了 Bridgepoint 器械在来自 20 个中心的 149 名首次 CTO 开通失败的患者中的疗效[25]。77% 的患者获得了手术成功，并发症发生率较低，辐射暴露时间及手术时间均显著缩短。这些数据支持了 CTO 成功开通时使用辅助器械的临床价值。

总结

CTO 病变很常见，初次尝试的成功率相对较低（50% ～ 70%）。仔细阅读造影图像，侧支评估和由有经验的术者能在前次尝试失败的病人中。达到 80% ～ 90% 的成功率。前向技术和器械的革新，以及逆向技术，改善了我们在这一高危亚组患者中的结局。

参考文献

1　Melchior JP, Doriot PA, Chatelain P *et al*. Improvement of left ventricular contraction and relaxation synchronism after recanalization of chronic total coronary occlusion by angioplasty. *J Am Coll Cardiol* 1987; **9**: 763–768.

2　Christofferson RD, Lehmann KG, Martin GV *et al*. Effect of chronic total occlusion on treatment strategy. *Am J Cardiol* 2005; **95**: 1088–1091.

3　Srinivas VS, Brooks MM, Detre KM *et al*. Contemporary percutaneous coronary intervention versus balloon angioplasty for multivessel coronary artery disease: a comparison of the National Heart, Lung and Blood Institute Dynamic Registry and the Bypass Angioplasty Revascularisation Investigation (BARI) study. *Circulation* 2002; **106**: 1627–1633.

4　Hoye A, Van Domburgh RT, Sonnenschein K, Serruys PW. Percutaneous coronary intervention for chronic total occlusions: A Thoraxcentre experience 1992-2002. *Eur Heart J* 2005; **26**: 2630–2636.

5　Stone GW, Rutherford BD, McConahay DR *et al*. Procedural outcome of angioplasty for chronic total occlusion: an analysis of 971 lesions in 905 patients. *J Am Coll Cardiol* 1990; **15**: 849–856.

6　Bell MR, Berger PB, Bresnahan JF *et al*. Initial and long term outcome of 354 patients after coronary balloon angioplasty of total coronary artery occlusions. *Circulation* 1992; **85**: 1003–11.

7　Ruocco NA Jr, Ring ME, Holubkov R *et al.* Results of coronary angioplasty of chronic total occlusions (the National Heart, Lung and Blood Institute 1985-1986 Percutaneous Transluminal Coronary Angioplasty Registry). *Am J Cardiol* 1992; **69**: 68–76.

8　Ivanhoe RJ, Weintrub WS, Douglas JS Jr *et al.* Percutaneous transluminal coronary angioplasty of chronic total occlusions. Primary success, restenosis, and long term clinical follow up. *Circulation* 1992; **85**: 106–115.

9　Ishizaka N, Issiki T, Saeki F *et al.* Angiographic follow up successful percutaneous coronary angioplasty of chronic total coronary occlusion: experience of 110 consecutive patients. *Am Heart J* 1994; **127**; 8–12.

10　Kinoshita I, Katoh O, Nariyama J *et al.* Coronary angioplasty of chronic total occlusions with bridging collaterals vessels: immediate and follow up outcome from a large single-center experience. *J Am Coll Cardiol* 1995; **26**: 409–415.

11　Suero J, Marso SP, Jones PG *et al.* Procedural outcomes and long term survival among patients undergoing percutaneous coronary intervention of a chronic total occlusion in native coronary arteries: a 20 year experience. *J Am Coll Cardiol* 2001; **38**: 409–14.

12　Noguchi T, Miyazaki S, Morii I *et al.* Percutaneous transluminal angioplasty of chronic total occlusions. Determinants of primary success and long term clinical outcome. *Catheter Cardiovasc Interv* 2000; **49**: 258–264.

13　Prasad A, Rihal CS, Lennon RJ *et al.* Trends in outcomes after percutaneous coronary intervention of chronic total occlusions: A 25 year experience from Mayo clinic. *J Am Coll Cardiol* 2007; **49**: 1611–1618.

14　Olivari Z, Rubartelli P, Pisicone F *et al*, on behalf of TOAST-GISE Investigators. Immediate results and one-year clinical outcome after percutaneous coronary interventions in chronic total occlusions, (TOAST-GISSE). *J Am Coll Cardiol* 2003; **41**: 1672–1678.

15　Horisaki T, Surmely JF, Suzuki T. Contact wire technique: a possible strategy for parallel wire technique. *J Invasive Cardiol* 2007; **19**: E263–4.

16　S Ito, Suzuki T, T Ito, *et al.* Novel technique using intravascular ultrasound guided guide wire cross in coronary intervention for uncross able chronic total occlusions. *Circ J* 2004; **68**: 1088–1092.

17　Matsubara T, Murata A, Kanyama H, Ogino A. IVUS-Guided wiring technique: Promising approach for the chronic total occlusion. *Catheter Cardiovasc Interv* 2004; **61**: 381–386.

18　Surmely JF, Katoh O, Tsuchikane E *et al.* Coronary septal collaterals as an access for the retrograde approach in the percutaneous treatment of coronary chronic total occlusions. *Catheter Cardiovasc Interv* 2007; **69**: 826–832.

19　Surmely JF, Tsuchikane E, Katoh O *et al.* New concept for CTO recanalization using controlled antegrade and retrograde subintimal tracking: the CART technique. *J Invas Cardiol* 2006; **18**: 334–338.

20　Colombo A, Mikhail GW, Michev I *et al.* Treating chronic total occlusions using subintimal tracking and re-entry: The STAR technique. *Catheter Cardiovasc Interv* 2005; **64**: 407–411.

21　Thompson C, Wayne JE, Lombordi WL, *et al.* Retrograde techniques and the impact of operator volume on percutaneous intervention for coronary chronic total occlusions: An early US Experience. *JACC Cardiovasc Interv* 2009; **2**: 834–842

22　Rathore S, Terashima M, Suzuki T. Value of Intravascular Ultrasound in the management of coronary chronic total occlusions. Catheterisation and cardiovascular interventions 2009; **74**: 873–878.

23　S Rathore, H Matsuo, O Katoh *et al.* Procedural and in hospital outcomes after percuatneous coronary intervention for chronic total occlusions of coronary arteries 2002 to 2008: Impact of novel guide wire techniques. *J Am Coll Cardiol Interv* 2009; **2**: 489–497.

24　S. Rathore, H. Matsuo, O. Katoh *et al.* Retrograde percutaneous recanalization of chronic total occlusipon of the coronary arteries: Procedural outcomes and prdictors of success in contemporary practice. *Circ Cardiovasc Intervent* 2009; **2**: 124–132.

25　Wyman RM. The BridgePoint Medical CTO system: Results of the "FAST-CTO" US IDE Study. TransCatheter Therapeutics 2010.

26　Kimura M, Katoh O, Tsuchikane E *et al.* The efficacy of a bilateral approach for treating lesions with chronic total occlusions: The CART Registry. *JACC Cardiovasc Interv* 2009; **2**: 1135–1141.

27　Tuschikane E, Katoh O, Kimura M *et al.* The first clinical experience with a novel catheter for collateral channel tracking in retrograde approach for chronic coronary total occlusions. *JACC Cardiovasc Interv* 2010; **3**: 165–171.

28　Sianos G, Barlis P, Di Mario C *et al.* European experience with the retrograde approach for the recanalisation of coronary artery chronic total occlusions. A report on behalf of the euro CTO club. *Eurointervention* 2008; **4**: 84–92

29　Rathore S, Katoh O, Takase S et al. A novel modification of a retrograde approach for the recanalisation of chronic total occlusion of the coronary arteries: IVUS guided reverse CART. *J Am Coll Cardiol Interv* 2010; **3**: 155–164.

27 第 27 章

经桡动脉途径的 CTO 和锥形头导丝

Shigeru Saito

Shonan Kamakura General Hospital，Kamakura，Japan

（ 张　勇　译 ）

引言

因痛苦小、出血并发症发生率低，且在成功率及其他并发症发生率方面无显著差异，经桡动脉冠状动脉介入（transradial coronary intervention，TRI）要优于经股动脉冠状动脉介入（transfemoral coronary intervention，TFI）。然而，当目标病变是 CTO 时，情况会有所不同。TRI 途径应用在 CTO 时会有以下不足：①桡动脉管径较小而不允许大于 7 F 或 8 F 的指引导管通过。之前研究报道了日本患者桡动脉管径对此的限制[1]。根据该研究结果，半数以上日本男性患者的桡动脉无法耐受 8 F 以上的动脉鞘管。②与股动脉相比，无法置入大管径的指引导管意味着指引导管的支撑力不足。

然而，如果病例选择得当，由经验丰富的 TRI 术者进行操作，以 TRI 途径治疗 CTO 仍然能取得理想的手术效果[2]。

锁骨下动脉可能会非常迂曲，在老年患者尤甚。笔者通常可以通过使用较硬导丝或双导丝的方法将指引导管送过迂曲动脉并到达冠状动脉开口。然而，当笔者以 TRI 途径对 CTO 进行治疗时，情况就完全不同了：如同笔者在另一章节的描述，当笔者通过迂曲动脉送入指引导管，会降低 PCI 导丝的扭控能力，尤其是使用 CTO 硬导丝时。因此，如果笔者发现锁骨下动脉过于迂曲，可更换由对侧桡动脉或股动脉入路。图 27.1 是一个好的范例。

使用锥形头导丝的理由

大部分 CTO 病变内部有直径 160 ～ 230 μm 的微通道，这些微通道与 CTO 近端相连[3]。因此，锥形头导丝以其 0.014 英寸的头端而较传统导丝更容易进入这些微通道。与同等硬度的导丝相比，锥形头导丝的穿透能力更强，原因在于，锥形头导丝横截面单位面积的硬度较传统导丝更高。

鉴于这些考虑，目前普遍接受在经桡 CTO 手术时使用锥形头导丝，因为采用经桡途径时指引导管不能获得最强的支撑力。

目前有许多类型的锥形头导丝。最先进入市场的是 Abbott Vascular 公司的 Cross-it 导丝。该导丝系列根据头端硬度不同，包括 Cross-it 100、200、300 以及 400。这些导丝的头端直径为 0.010 英寸。使用这些导丝提高了 CTO 手术 PCI 的成功率[2]。

另一个系列为 Conquest 或 Conquest Pro。这些导丝头端直径为 0.090 英寸，硬度为 9、12 或 20 g 不等。一项注册研究表明了这些导丝用于 CTO 病变的有效性[4]。

CTO 病变 TRI 的一些特殊考虑

病例选择

在本中心，接近 55% 的 CTO 病例为经桡途径。笔者认为，CTO 病变经桡途径不适用于以下情况：①不进行双侧造影，血管远端显示不清的；

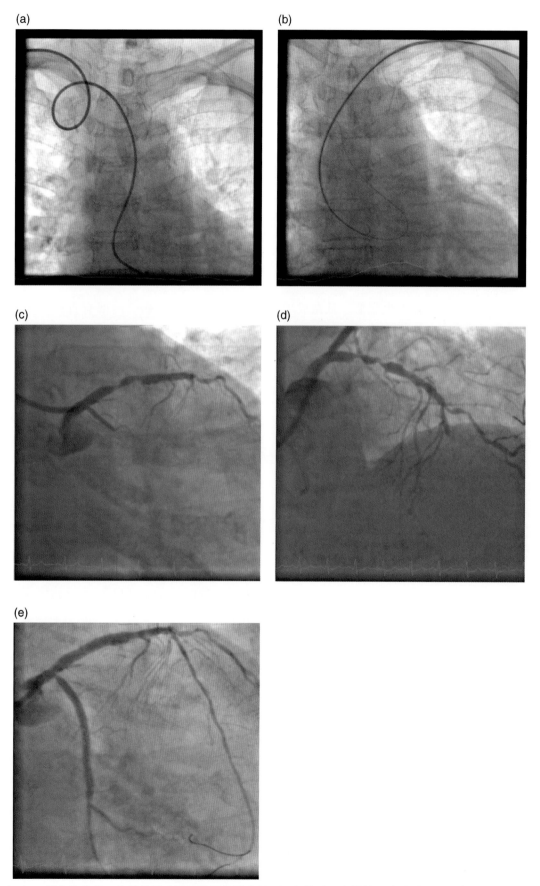

图27.1（a）73岁女性患者。右锁骨下动脉显示迂曲及成环。（b）然而，左锁骨下动脉则相对笔直。（c）左锁骨动脉插管－6 F EBU 3.5指引导管（Launcher）穿过左桡动脉。两处 CTO 病变位于左回旋支近端与左前降支远端。（d）左前降支还在近端显示两处临界性变窄且远端具一处 CTO 病变。（e）两处动脉支架术后行最终血管造影术

②因病变太靠近冠状动脉开口，预计指引导管支撑力不佳的；③病变位于血管分叉和（或）病变预期需要使用复杂技术处理的。

在任何情况下，经桡途径对 CTO 实施 PCI 术都需要高超的技术和足够的经验。

血管成形术的策略

对于左冠状动脉的病变，笔者只使用 Medtronic 公司的 EBU 指引导管（Launcher），其直径为 6 F，与其极为柔软的头端相比，其体部较为质硬。对于右冠状动脉来讲，笔者倾向于选择 Medtronic 公司的短头带有侧孔的左 Amplatz 指引导管，该导管能在避免增加冠状动脉开口夹层的情况下提供良好的支撑力。任何情况下，笔者都会使用微导管和硬导丝（一般笔者会从 Mircle3 或相似的导丝开始）。如果您在 30 min 内无法使导丝通过病变、在 90 min 内无法完成血管成形术，或者已经使用≥ 300 ml 的造影剂，那么此时必须结束手术，以避免患者出现肾功能损伤及过量辐射暴露。笔者也许会给患者再安排一次手术，这次手术改为经股动脉入路，行双侧造影。

如何增加导丝通过 CTO 病变时的穿透力

1. 将 OTW 支撑系统送至病变近端。导丝的穿透力在微导管的支撑下按比例增长。

2. 以锥形头导丝交换原先的软导丝。

3. 以低压（4～6 大气压）将 OTW 球囊在病变近端正常血管内进行扩张，将系统锚定在冠状动脉内（锚定球囊技术见下文）。

TRI 处理 CTO 病变的结果[2]

从 2001 年 1 月至 2001 年 8 月，在共计 707 名血管成形术患者中，笔者完成了 80 名患者（66 名男性和 14 名女性）的 CTO 病变 PCI 治疗（11%）。80 名患者中有 55 名为 TRI。PCI 失败与成功患者的临床特征对比如表 27.1 及表 27.2 所示。TRI 在 CTO 中的成功率为 49/55（89.1%）。Logistic 回归分析显示，仅适用 TRI（$P = 0.028$，$OR = 2.833$）以及锥形病变（$P = 0.794$，$OR = 12595$）为 PCI 成功的独立预测因素。

表 27.1　在 Ⅱ 阶段周期内 PCI 成功与否患者中的患者特征

	Success	Failed	p
N	65	15	
男性	53（82%）	13（87%）	0.638
年龄（岁）	68 +/− 8	65 +/− 7	0.180
LVEF（%）	50 +/− 13	45 +/− 12	0.267
闭塞时间（月）	17 +/− 31	17 +/− 8	0.997
糖尿病	30（46%）	6（40%）	0.666
血脂异常	35（54%）	6（40%）	0.334
高血压	44（68%）	12（80%）	0.348
吸烟	23（35%）	5（33%）	0.881
家族史	14（16%）	3（20%）	0.523
既往心梗	36（56%）	8（53%）	0.838
慢性透析	1（2%）	0	0.623

LVEF，左室射血分数；MI，心肌梗死

TRI 时有用的技术

指引导管深插

指引导管深插是所有介入医生的基础和必要技术。在 TRI 时，指引导管深插可以提供强的支撑力。然而，这项技术只能在向冠状动脉内送入导丝或球囊后进行。否则，指引导管尖端会对血管内膜造成损伤。当病变位于右冠状动脉远端，并使用 5 F 的 JR 指引导管（Cordis）时，指引导管深插很容易实施（图 27.2）。

子母导管技术[5]（图 27.3）

当使用 6 F 的指引导管时，其 0.017 英寸的内径能够允许一条 5 F 的子导管通过。目前，只有 TERUM 公司的 Heart-Tail 或 Medtronic 公司的 Launcher 导管系列能够实现子母导管技术。5 F 子导管的管身较 6 F 的母导管长 20 cm，其头端柔软、有韧性。子母导管可增加系统支撑力。我们可以在导丝通过 CTO 病变，但 1.5 mm，甚至 1.25 mm 的小球囊都无法通过病变时使用该技术。

体外研究显示，子母导管系统甚至可提供高于 7 F 指引导管的支撑力。子导管可从母导管内伸出，并插入冠状动脉 5 mm 以上。

为了保证自导管深入冠状动脉内的长度，我们通常需要用短旋塞阀替换连接在 6 F 母导管上的

表 27.2　在 II 阶段周期内 PCI 成功与否患者中的病变与技术特征

	成功	失败	p
N	65	15	
3 支病变	13	3	0.474
罪犯血管			0.122
LAD	27（42%）	2（13%）	
LCX	18（28%）	6（40%）	
RCA	20（31%）	7（47%）	
锥形闭塞	28（43%）	0	0.002
桥侧支	9（14%）	3（20%）	0.547
闭塞段长度（mm）	17 + / − 5	22 + / − 8	0.004
TRI	49（75%）	6（40%）	0.008
指引导管大小			0.158
5 F	2（3%）	0	
6 F	47（72%）	8（53%）	
7 F	13（20%）	4（27%）	
8 F	3（5%）	3（20%）	
侧血管造影	9（14%）	9（60%）	0.001
应用锥形头导丝	35（54%）	13（87%）	0.019
应用亲水导丝	3（5%）	2（13%）	0.209
应用 OTW 支持系统	48（74%）	14（93%）	0.103
总透视时间（min）	11 + / − 9	12 + / − 9	0.740
总手术时间（min）	48 + / − 18	39 + / − 13	0.086
染料总量（ml）	186 + / − 62	160 + / − 66	0.176

LAD，左前降支动脉；LCX，左回旋支动脉；RCA，右冠状动脉；TRI，经桡动脉冠状动脉介入治疗

Y 阀。为了减少在更换系统时导管内出血量，笔者通常先将子导管穿过短旋塞，使其头端露出 1 cm 或 2 cm。接下来，在保证 PCI 导丝在位的情况下，从母导管末端快速拆除 Y 阀。然后，将自导管头端套到 PCI 导丝远端，将短旋塞与自导管末端快速组装，并迅速将短旋塞与母导管连接。最后，将 Y 阀移动至导丝末端，并与子导管连接。遵循上述步骤，我们可以快速地更换子母导管系统，并最大程度减少出血量。

正常冠状动脉段 CTO 病变近端锚定球囊扩张（锚定球囊技术）[6]

让我们试想以下情况：由于能够通过良好的同侧侧支循环清楚地看到 CTO 病变的远端及血管真腔，且 CTO 病变长度较短，所以我们选择 TRI 途径，并选用 6 F 指引导管进行操作。指导导管插入血管的长度足够。在微导管的支撑下将导丝送入病变，造影提示导丝走行方向正确。然而，由于斑块质硬，距离病变远端 1 mm 处导丝无法继续前进。在这种情况下，我们该怎么办？一种选择是，更换大管径或其他形状的指引导管。但是更换指引导管有可能会使 CTO 病变内导丝移动而偏离正确的方向。最好的选择应是如下方法：第一步，以 Nanto 法撤出微导管并保留病变内的导丝。第二步，送一 3.0 ～ 3.5 mm 直径的 OTW 球囊至靠近 CTO 病变近端的位置。第三步，以 4 ～ 6 个大气压的压力在 CTO 病变近端正常血管段内扩张该球囊。第四步，送导丝通过该 CTO 病变。这叫作"同轴锚定球囊扩张"技术。球囊使目标血管内指引导管系统稳定，并能够为导丝提供强有力的支撑。

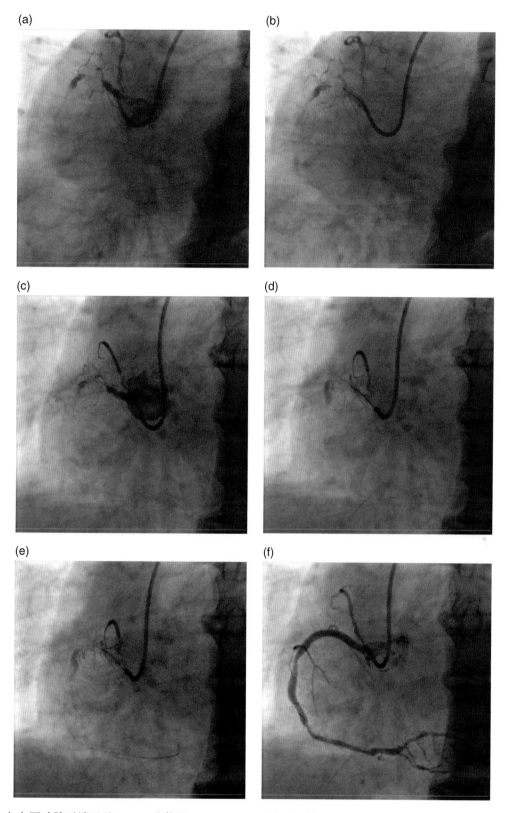

图 27.2（**a**）右冠动脉近端显示 CTO，我使用－6 F SAL 1.0 指引导管（Launcher，美敦力公司）穿过右桡动脉途径。（**b**）当我推动较硬导丝（Magic-18），指引导管被推回远离冠状动脉开口。（**c**）我将－2 ml 球囊放置于右动脉圆锥支以 4 个大气压使之扩张。（**d**）球囊锚定于圆锥支保持指引导管的顶端紧靠右冠脉，较硬导丝则可穿过 CTO 病变逐步前进。（**e**）最终，导丝穿过病变处。（**f**）支架术后最终结果。在经桡途径圆锥支中若无侧支锚定技术，该案例或无法成功。

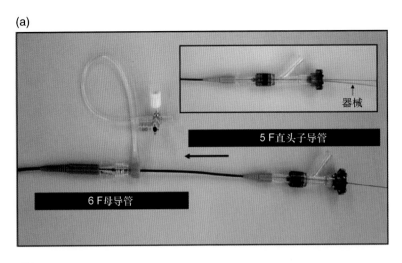

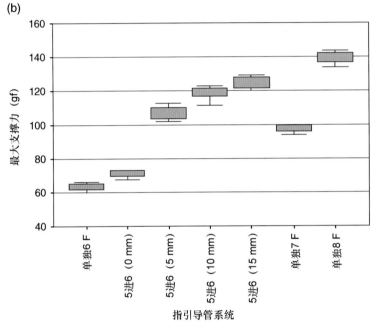

图 27.3　指引导管系统（a）子母导管的整体系统；（b）子母系统的体外实验结果

目前发展出三种不同的锚定球囊技术。第一种就是上文描述的技术。第二种应用更为广泛。如果我们使用 1.25 mm 或 1.5 mm 球囊通过 CTO 病变，应该如何去做？如果我们能在靠近 CTO 病变处找到一条长度足够的侧支，可以向该侧支内送入第二根 PCI 导丝。由于侧支通常较为迂曲，因此在这种情况下，使用一跟亲水导丝更为适宜。然后，我们将一个 1.5 mm 或 2.0 mm 的球囊送入该侧支，并以 4 ～ 6 个大气压扩张。在扩张球囊时，我们可以松开 Y 阀，并将球囊轻轻回撤，这样指引导管会顶住冠状动脉，并提供更强的支撑力。这些侧支不能有冠状动脉病变，以保证球囊在侧支内扩张不会产生并发症。本技术有时也叫作"侧支锚定技术"。

第三种技术较为困难。如果我们在上述情况下找不到合适的侧支，该怎么办？如果 CTO 病变相对靠近远端，我们可将一跟软导丝平行于硬导丝放置于 CTO 病变近端。当然，软导丝是无法通过 CTO 病变的，但可借助其将另一球囊送至 CTO 病变近端血管。我们应选择一个扩张后能完全阻塞 CTO 病变近端冠状动脉血管的球囊。当以 4 ～ 6 个大气压扩张该球囊时，我们可松开 Y 阀，并轻轻回撤球囊，指引导管会顶住冠状动脉，并提供强有力的支撑。此时，我们可以尝试送 1.25 mm 或 1.5 mm 的球囊通过 CTO 病变。本技术也叫作"平行锚定技术"。

使用 Tornus 器械

Tornus 器械由日本 Asahi 公司发明。该器械由金属制成，工作原理类似于钻。只有对该器械深入了解，并有 CTO 病变 PCI 的丰富经验时，才能操控该器械。简要来讲，我们在固定导丝时逆时针旋转该器械而通过 CTO 病变。该器械的穿透力远远高于 PCI 球囊导管。在指引导管不能提供很强支撑时，该器械仍然能够顺利工作。在该器械通过病变后，至少留下 1.5 mm 直径的管腔，之后球囊导管会很容易通过病变。

由于该器械由金属制成，如果 CTO 病变通道开口有严重钙化，该器械不一定会有效。

总结

经桡的 CTO 病变 PCI 需要经桡 PCI 技术经验以及经股动脉处理 CTO 病变的经验。同时，也需要 CTO 病变 PCI 的大部分复杂技术的经验。笔者可以说，任何术者都可以完成经股动脉 CTO 病变的 PCI 治疗。然而，只有一部分术者能够完成经桡动脉 CTO 病变的 PCI 治疗。笔者希望您是这些术者中的一员。

参考文献

1 Saito S, Ikei H, Hosokawa G, Tanaka S. Influence of the ratio between radial artery inner diameter and sheath outer diameter on radial artery flow after transradial coronary intervention. *Catheter Cardiovasc Interv* 1999; **46**: 173–178.

2 Saito S, Tanaka S, Hiroe Y *et al.* Angioplasty for chronic total occlusion by using tapered-tip guidewires. *Catheter Cardiovasc Interv* 2003; **59**: 305–311.

3 Katsuragawa M, Fujiwara H, Miyamae M, Sasayama S. Histologic studies in percutaneous transluminal coronary angioplasty for chronic total occlusion: comparison of tapering and abrupt types of occlusion and short and long occluded segments. *J Am Coll Cardiol.* 1993; **21**: 604–611.

4 Mitsudo K, Yamashita T, Asakura Y *et al.* Recanalization strategy for chronic total occlusions with tapered and stiff-tip guidewire. The results of CTO new techniQUE for STandard procedure (CONQUEST) trial. *J Invasive Cardiol* 2008; **20**: 571–577.

5 Takahashi S, Saito S, Tanaka S *et al.* New method to increase a backup support of a 6 French guiding coronary catheter. *Catheter Cardiovasc Interv* 2004; **63**: 452–456.

6 Fujita S, Tamai H, Kyo E, *et al.* New technique for superior guiding catheter support during advancement of a balloon in coronary angioplasty: the anchor technique. *Catheter Cardiovasc Interv* 2003; **59**: 482–488.

第 28 章

双向治疗

Osamu Katoh

Toyohashi Heart Center，Toyohashi，Japan

（张 勇 译）

应用逆向治疗提高了 CTO 病变 PCI 的成功率。通常来讲，逆向治疗应与正向治疗联合使用。在很少的一部分病例中仅使用逆向治疗。有关正向治疗的内容已在本书的其他部分详尽阐述，在本章我们将会对双向治疗技术进行探讨。

逆向治疗冠状动脉病变的概念由 Kansas City 团队在 20 世纪 90 年代首先报道[1]。该技术首先在外周血管 CTO 中使用，尤其是髂血管。因此，在 20 世纪 90 年代初期，逆向技术被用于协助导丝通过外周血管 CTO 病变。但是，在 20 世纪 90 年代，由于冠状动脉逆向治疗的通路很有限，冠状动脉 CTO 逆向技术也非常初级，那时逆向技术很少应用于冠状动脉，即使应用，也由于没有逆向通过 CTO 的可靠技术而常常失败。2005 年提出了间隔扩张技术[2]，由此发展而来的 CART 技术作为冠状动脉 CTO 逆向治疗的一种方法开始使用[3]。这是冠状动脉 CTO 逆向治疗方面的一个突破，也创建了一种通过 CTO 的可靠方法。

逆向通路

逆向通路的第一个突破是间隔扩张技术[2]，第二个突破是通道扩张导管的发展（Asahi Corsair，Asahi Intecc Co.，Ltd），该器械使心外膜侧支血管利用成为可能。由此，逆向治疗的适应证大大扩展，因为该器械能够使管径很细的侧支血管（直径< 300 μm）用作逆向治疗的通路。

间隔扩张技术

图 28.1 展示了间隔扩张技术的步骤及扩张后间隔侧支血管的光学干涉成像，OCT 表现。如图所示，过分推送导管或球囊扩张造成了管壁损伤和通道破裂，这种损伤在血管弯曲处最为严重。因此，避免通道破裂的一个重要方面就是避免用力推送导管。值得注意的是，球囊或穿通导管在通过通道时的作用有限，因为简单地推送这些器械并不能克服过多的摩擦力。在有 Corsair 导管之前，文献报道通道破裂发生率为 5% ～ 7%，欧洲多中心注册研究[4]和一项日本注册研究[5]关于该数据的报道一致。Corsair 导管可通过旋转的方式在侧支血管内前进，从而避免了过分推送，因此降低了通道破裂的发生率。穿通导管的另一个不足在于，对逆向导丝提供的稳定性不足，该稳定性对于逆向导丝的操控性至关重要。是使用传统导管还是仅使用导丝进行逆向操作一直有争议，逆向治疗在很长一段时间内都没有发展。

50% ～ 60% 的患者的间隔侧支都适合进行逆向治疗，因为 CC1 级（Werner 分级）的间隔通道通常较 CC2 级的间隔通道容易通过。因此，通过间隔通道进行逆向治疗拓宽了逆向治疗的适应证。高选择性造影用于评估通道的可用性、通道的连续性、间隔通道的 3D 解剖、螺旋形态以及小分支的分叉情况，这些指标对于导丝的通过非常重要。侧支较少的轻度螺旋状通道较为理想，这些通道通常为 CC1 级。大角度迂曲是通道破裂的危险因素。当通道有较大迂曲，且迂曲位于交接区时，

Chronic Total Occlusions：*A Guide to Recanalization*，Second Edition. Edited by Ron Waksman and Shigeru Saito.

© 2013 John Wiley & Sons，Ltd. Published 2013 by John Wiley & Sons，Ltd.

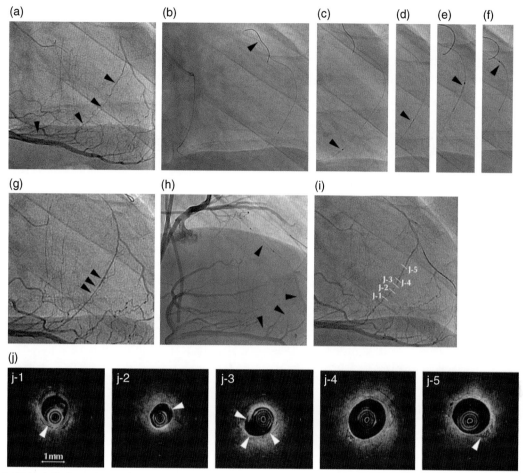

图 28.1　间隔扩张技术的手术顺序及间隔通道扩张的 OCT 表现。（**a**）间隔分支的 CC2 通道（表 1）。（**b**）使用 Fielder FC 成功穿过间隔通道，导丝端口位于对角支。（**c-f**）使用－ 1.3 mm 球囊伴低压（2-3 atm）以扩张间隔通道的整体长度。（**g**）扩张后。（**h**）通过扩张的通道输送－ 2.5 mm OTW 球囊。（**i**）CTO 进入后，前行的导丝穿过左前降支动脉，观察已扩张通道及 OCT。（**J-1**）扩张的间隔分支从后降支分叉。见到三层。（**J-2**）连接点的 OCT 表现。可见充气所造成的小扩展（白箭头所示）以及变薄的外膜鞘，而三层结构未观察到。OCT 测量已扩张通道的直径为 0.9 mm。（**J-3**）尽管可见分裂及扩张的血管壁（白色箭头所示），但外膜鞘得以保留且通道周围未探及血肿。（**J-4**）通道过度扩张。（**J-5**）间隔支从左前降动脉分叉（白色箭头）显示三层结构与心肌层，在此案例中，尽管 CC2 通道用作为逆向入路，CTO 结果显示使用 1.3 mm 球囊所测量的最大侧支通道直径为 0.9 mm，这些发现表明使用 1.5 mm 或更大球囊会造成通道破裂

则不能选择该通道。通过高选择性造影了解通道解剖形态对于导丝通过十分重要。通道可视性的不足或缺乏路标对于导丝通过不利。在一些情况下多导丝技术也许有帮助。

　　另一方面，越来越多的经验表明，软导丝常常可以通过不可见的间隔通道，这就是"冲浪技术"的基础，美国和欧洲术者对此技术还有争议。传统意义上，不进行高选择性造影就盲目、随机地尝试导丝通过，很耗时并且容易造成通道损伤。然而，使用下文中所述的专为通过通道设计的导丝，在不进行高选择性造影的情况下，通过通道的概率会增加。为了使"冲浪技术"成为通过通道的另一可用选择，应明确使用新导丝通过通道

的成功率及并发症的发生率。

专用器械

　　虽然聚合物涂层导丝已替代金属丝缠绕导丝用于通过通道，仍然开发了一系列用于通过侧支通道的专用亲水导丝（Fielder FC 以及 Fielder XT/XT-R）。与传统导丝相比，这些导丝的优势在于，它们的尖端更柔软和尖端弯曲更小。近来，Asahi 公司开发出具有独特核心设计的亲水涂层的超滑缠绕导丝（Sion，Sion-blue）。即使在非常迂曲的侧支通道内，导丝独特的结构实现了极小的头端弯曲度以及出众的扭力传递能力。尤其是 Sion 导丝，以其柔韧而弯曲极小的头端

结构，增加了"偶尔"通过不可见的间隔通道的概率。

Corsair 具有不锈钢编织的聚合物覆盖的管身、聚合物的柔韧头端以及优秀的亲水涂层。可通过旋转管身使该导管前进，由此避免了过分推送导管造成通道损伤。通过 Dotter 效应，Corsair 导管还能扩张侧支通道，因此，管径很小的侧支通道也能被安全打开[6]。日本一项 2009 年的多中心注册研究显示，在 136 例使用 Corsair 导管通过侧支通道的病例中，侧支通道损伤占 2.9%[5]。虽然相比 Corsair 出现之前，通道损伤的发生率下降了，但更多的临床研究依然是必要的。Corsair 导管，尤其是其插入 CTO 病变时，能为逆向导丝提供良好的支撑力，以提高导丝的操控能力。Corsair 导管的这些特征显著简化并改进了逆向治疗，不再需要对逆向通道进行球囊扩张或更换导管。逆向导丝的操控能力也因此得到了改善。

使用心外膜通道

间隔通道仅在 50% ～ 60% 的 CTO 病例中可用，而且通过一个困难的间隔通道非常耗时。因此，逆向通道的替代选择能够进一步扩展逆向手术的适应证。心房通道在不到 5% 的逆向病例中使用，心外膜通道使用的概率更低。左心室下后壁常常可见 CC1 级的通道，这些通道大部分轻度迂曲，由于通道破裂及心包填塞的风险，这些通道不能用球囊扩张。在 Corsair 导管出现后，由于 Corsair 导管通过不需要对通道进行球囊扩张且相对安全，术者基于间隔通道的经验，也在积极尝试这些心外膜通道。目前，在所有 CTO 手术中，包括回旋支 CTO，选择心外膜通道的占20% ～ 25%。看来使用心外膜通道作为替代通道将会进一步扩展逆向手术的适应证。

逆向治疗通过 CTO 的技术

由于血管弯曲角度过大以及心脏运动，逆向导丝的可操控性降低成为逆向治疗手术成功的一大障碍。克服该障碍的一种方法是，在 CTO 血管内稳定逆向导丝。锚定球囊技术可以实现这一目标。通过逆向导丝向 CTO 血管内送入一个 OTW球囊并扩张，以固定球囊导管，但根据 CTO 血管大小的不同可能需要换用更大的球囊。Corsair 导管能够解决这一问题。逆向 CTO 手术的第一步是操控导丝逆向通过 CTO 病变。与正向手术相比，其优点在于，对于大多数 CTO 病变，不需要选择硬度特别高的导丝。

纯导丝通过技术

该技术指只使用导丝逆向通过 CTO 病变，是传统逆向手术的技术。由于导丝操控性的不断改善，目前，应用该技术通过 CTO 病变的成功率也在增加。然而，如同正向治疗，该技术的缺点也非常明显。因此，虽然该技术简单，仍作为首先尝试的选择，但也发展出以下几种技术。

对吻导丝技术

该技术在 20 世纪 90 年代末偶尔使用[7]。送逆向导丝进入 CTO 病变远端的血管真腔作为正向导丝通过 CTO 病变的路标。因为该技术无法总促使正向导丝通过病变，因此，在目前的实践中已不再使用。

Knuckle 导丝技术

最初，该技术用于当 OTW 球囊无法逆向送入 CTO 血管时制造逆向内膜下夹层。在间隔扩张技术出现前经常使用。该技术中，通常将聚合物涂层的逆向 knuckle 导丝推送至病变近端。该技术的优点是，对 CTO 血管的跟踪性较强，且可保证形成与 STAR 技术类似的内膜下夹层[8]。但是，该技术较为粗糙，且导丝的可控性无法保证，因此，容易造成穿孔以及导丝嵌顿，导致严重并发症的发生。而且，由于 knuckle 导丝制造的内膜下空间有限，该技术也不能保证前向导丝总能通过病变。

CART 技术

为了克服上述逆向治疗的不足，CART 技术应运而生[3]。如图 28.2 所示，CART 技术确保前向导丝通过，并连接正向导丝制造的正向内膜下夹层和逆向球囊制造的逆向内膜下夹层。其引入了一种可以预见的通过 CTO 的方法，CART 的概念是 CTO 病变 PCI 治疗的一个突破。但是，即使内膜下夹层可保证 CART 技术的成功，也没有

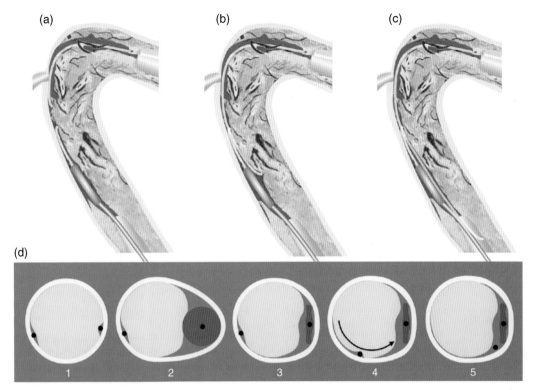

图 28.2 CART 技术的概念。(a) 逆向进入 CTO 的球囊在内膜下层充气以创造内膜下夹层之后正向导丝配置内膜下追踪行进。(b) 因其性能（相似），两个内膜下夹层轻易连接，之后正向导丝进入由逆向球囊创造的内膜下空间。(c) 因球囊创造的内膜下夹层连接至远端真腔，正向导丝可自动穿过 CTO。(d) 正向与逆向内膜下夹层的连接原理，使用如图 (d) 1-5 所示的内膜下夹层的长度及剖面扩展性能创建此连通

办法验证逆向球囊是否制造了内膜下夹层，这是 CART 技术的主要缺点。

IVUS 指导的反向 CART 技术

在 CART 技术之前就已经有人尝试过反向 CART 技术，即用正向球囊制造内膜下夹层后，尝试使用逆向导丝通过。然而，由于正向球囊制造内膜下夹层有诱发螺旋形夹层的风险，而且即使使用锚定球囊技术也很难保证逆向导丝的操控性，因此，该技术在使用的早期就被弃用。但在 Corsair 导管出现后，该技术又重新兴起，因为在大多数病例中，Corsair 导管不但能够提高逆向导丝的操控性，还能通过该导管交换导丝。反向 CART 技术的另一大优势是，可以使用 IVUS 进行指导，IVUS 可提供正向内膜下夹层的信息以及观察逆向导丝的通过情况[9]。IVUS 有助于寻找合适的制造内膜下夹层的位置，并指导球囊大小的选择，因此，造成螺旋形夹层的风险会被降至最低。如图 28.3 所示，可通过 IVUS 观察球囊扩张的效果，并通过其指导逆向导丝通过。

CTO 病变的首次逆向 PCI 治疗成功率及安全性是可以肯定的，欧洲多中心注册研究、日本注册研究及一些美国研究结果已证实[10]。然而，实施这些逆向技术还是有一定难度的；专用的器械有限，术者经验的限制，使这些技术的实施过程中还有很多困惑。在发展逆向治疗的过程中，还需要更多的辅助技术及专用器械，如延长导丝及圈套器钢丝等。术者对于逆向治疗特有的并发症也需要有更为深入的了解。

总结

对于最新逆向治疗的各种概念及 CTO 病变的 PCI 治疗步骤的理解非常重要。在过去的 CTO 再通概念中，即使适应证相当有限，认为只有 CART 技术和反向 CART 技术能够保证成功通过 CTO 病变。同时，类似于 CART 技术的重入血管真腔的概念并没有收到良好的效果，一个问题是，其增加了侧支丢失的风险。这两种技术都包括了内膜下寻径，并不像正向技术那样能够重入血管真腔，CART 技术的内膜下寻径被限制在 CTO 病变内，而且在 CART 技术及反向 CART 技术中，

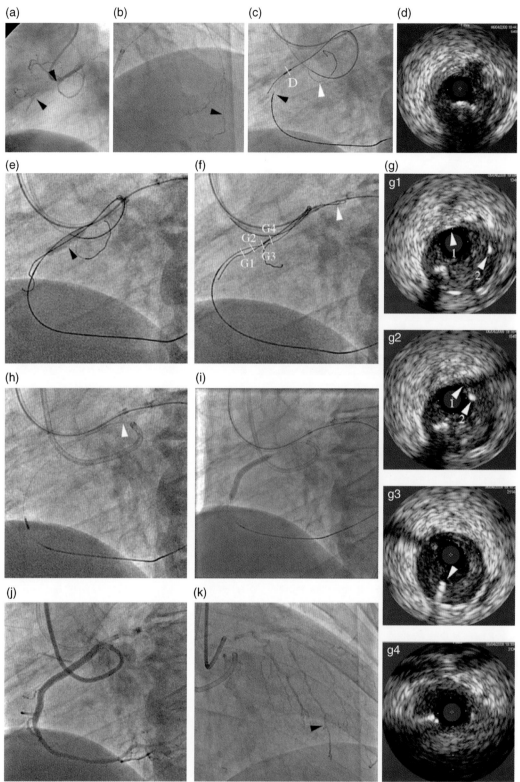

图28.3　IVUS 指导的反向 CART 技术。（**a**）术前 CTO 位于右冠近端（两个黑箭头之间）异常起源于瓦氏左窦。（**b**）左回旋支的 PL 分支与右冠（黑色箭头）的 PL 分支之间可见持续连接（CC2）。（**c**）通道扩张导管轻易穿过通道并向 CTO 远端（黑色箭头）行进。使用锚定技术（白色箭头）进行 2.5 mm 预扩张操作并递送 IVUS 导管至位置 D 点。（**d**）D 点的 IVUS 表现。闭塞段的血管尺寸为 5.0 mm 是 D 点可见少许钙化迹象。（**e**）根据 IVUS 的发现情况选择 4.5 mm 的球囊（黑色箭头）作为创建内膜下夹层的正向球囊。（**f**）使用 4.5 mm 球囊创造正向内膜下夹层后，逆向导丝（Fielder XT）在 IVUS 指导下轻易穿过 CTO(白色箭头)。（**g**）（点 G1-G4）每一点的 IVUS 发现。（**G1**）由 4.5 mm 球囊所造的内膜下夹层可见（1 号白色箭头），逆向导丝位于内膜下层。（2 号白色箭头）（**G2**）逆向球囊穿过正向与逆向内膜下夹层（1 号白色箭头）之间的连接，创建逆向内膜下逆向导丝（2 号白色箭头）移动至此空间。（**G3，G4**）逆向导丝穿过由逆向球囊（白色箭头）创建的通道且到达真腔近端（**G4**）。（**h**）逆向导丝连接至指引导管后，通道扩张导管行进入指引导管且逆向导丝交换为 300 cm Rotablator 导丝（白色箭头），该导丝固定于右腹股沟用于逆向递送 IVUS 导管与支架。（**i**）使用 300 cm Rotablator 导丝，3.5 mm Cypher 的支架术。（**j**）支架术后。（**k**）支架术后（黑色箭头）检查逆向入路所用的通道，未探及通道损伤，请注意由于 IVUS 的指导（**c**）至（**i**）不必要使用造影剂。因此本手术由始至终只使用 7 ml 造影剂

导丝在 CTO 病变两端的进入点是需要控制的。IVUS 指导的反向 CART 可以减少造影剂用量并缩短手术时间。在闭塞段内对内膜下寻径的持续定位以及通过 CTO 的可预测性是开通 CTO 病变在未来的重要发展方向。

参考文献

1　Kahn JK, Hartzler GO. Retrograde coronary angioplasty of isolated arterial segments through saphenous vein bypass grafts. *Catheter Cardiovasc Diagn* 1990; **20**: 88–93.

2　Surmely JF, Katoh O, Tsuchikane E *et al*. Coronary septal collaterals as an access for the retrograde approach in the percutaneous treatment of coronary chronic total occlusions. *Catheter Cardiovasc Interv* 2007; **69**: 826–832.

3　Surmely JF, Tsuchikane E, Katoh O *et al*. New concept for CTO recanalization using controlled antegrade and retrograde subintimal tracking: the CART technique. *J Invasive Cardiol* 2006; **18**: 334–338.

4　Sianos G, Barlis P, Di Mario C *et al*. European experience with the retrograde approach for the recanalisation of coronary artery chronic total occlusions. A report on behalf of the EuroCTO club. *EuroIntervention* 2008; **4**: 84–92.

5　T Muramatsu, E Tsuchikane, M Mutoh *et al*. Clinical Results of Retrograde Approach in Percutaneous Coronary Interventions for Chronic Total Occlusions: Registry Data from Retrograde Summit in Japan. *Circulation* 2011; **75** (Suppl.I) I597.

6　Tsuchikane E, Katoh O, Kimura M *et al*. The first clinical experience with a novel catheter for collateral channel tracking in retrograde approach for chronic coronary total occlusions. *JACC Cardiovasc Interv* 2010; **3**: 165–171.

7　Katoh O Basic wire-handling strategies for chronic total occlusions. In: King SB 3rd, Yeung AC (eds). *Interventional Cardiology* 2007, Columbus, OH: The McGraw-Hill Companies, Inc.

8　Colombo A, Mikhail GW, Michev I *et al*. Treating chronic total occlusions using subintimal tracking and reentry: the STAR technique. *Catheter Cardiovasc Interv* 2005; **64**: 407–411.

9　Rathore S, Katoh O, Tuschikane E *et al*. A novel modification of the retrograde approach for the recanalization of chronic total occlusion of the coronary arteries intravascular ultrasound-guided reverse controlled antegrade and retrograde tracking. *JACC Cardiovasc Interv* 2010; **3**: 155–164.

10　Craig A. Thompson, John E. Jayne, John F. Robb *et al*. Retrograde Techniques and the Impact of Operator Volume on Percutaneous Intervention for Coronary Chronic Total Occlusions: An Early U.S. Experience. *J Am Coll Cardiol Intv* 2009; **2**: 834–842.

29 第 29 章

CART 技术的技巧

Osamu Katoh

Toyohashi Heart Center，Toyohashi，Japan

（朱舜明　译）

逆向和双向 CTO 的介入由于已有很长的历史，都有很多的技巧。这一章中，我们只讨论新型双向技术：控制性正向和逆向内膜下寻径（CART）技术[1-2]。CART 技术是必须掌握的 CTO 导丝通过技术。

CART 技术所需考虑的要点

在进行 CART 技术的时候，脑海中必须牢记一些要点。第一，需要超强支撑的指引导管；第二，改进操控逆向导丝的技术；第三，在逆向通过 CTO 时，避免导丝穿孔；第四，需要制造逆向的内膜下夹层。这项技术看起来容易，但是在实际操作中往往会遇到困难。最重要的问题是，使正向内膜下和逆向内膜下之间建立连接。最后，正向导丝通过后，正向球囊锚定技术可以加速正向球囊通过。

技巧

指引导管的支撑力

在早期使用的 CART 技术的病例中，常常使用 6 F 指引导管。但是，就算是使用 Amplatz 导管，由于缺乏支撑力，逆向球囊仍然不能经过间隔支到达闭塞段远端。从此以后，我们不再使用 6 F 指引导管进行逆向操作。

如何改进逆向导丝的操控

在受体血管中送入球囊以后，在受体血管中充盈球囊。也就是说，球囊在血管中起到锚定的作用。逆向导丝不易操控的主要原因是逆向的导丝路径太长，多个弯曲再加上心脏的不停跳动。为了克服这些困难，充盈球囊将有助于改善导丝操控。通常我们送入 OTW 球囊并以 8 个 atm 充盈以提高导丝操控性。在间隔支汇入右冠状动脉的地方，往往都有一个较大的弯曲。此外，在通过 LAD 逆向进入 RCA 的时候，通过 RCA 分叉部位往往是 90 度的扭曲；甚至在分叉之前，间隔支和后降支的交汇处，也有大于等于 90 度的血管迂曲。因此，由于有两个 90 度的迂曲，使球囊杆通过连接处将有助于尽可能地拉直血管。

下一步是在 CTO 病变中操作导丝。将逆向球囊尽可能远地送入 CTO 部位将有助于导丝操控。但是，在有些病变中，将球囊送入 CTO 部位非常困难。这多是由于球囊和血管壁之间的摩擦所致。其中的一个解决办法是更换新的快速交换球囊。由于通过间隔支的导丝多是聚合物涂层导丝，所以不能提供有效的支撑力，应更换为强支撑导丝。使用 Tornus 导管也可以交换导丝。此外，将导丝尽可能送远也能改善支撑力。在通过 RCA 的病例中，将导丝送入 PL 支也能改善支撑力。

锚定技术

图 29.1 是使用锚定技术的一个病例。在使用逆向球囊锚定后，导丝的操控得到改善。在闭塞段远端有分叉。从右侧的图中可以看到，在操控逆向导丝时可以看到由于心脏的跳动而使导丝严

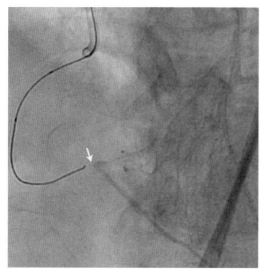
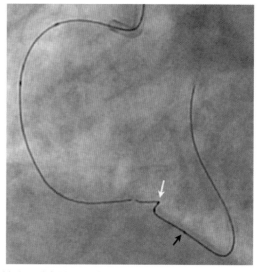

图 29.1　如果 CTO 远端有分叉或者没有残端，如此例中箭头所示，逆向导丝很难进入 CTO。这些病变中，强力的球囊导管所提供的支撑力对操控导丝非常重要。右图的白箭头提示心脏跳动所导致的弯曲，黑箭头提示逆向的球囊

重弯曲。在这个病例中，心脏的跳动严重影响了导丝的操控。为了改变这种状况，我们将球囊尽可能地送到接近 CTO 的地方，充盈球囊。球囊充盈后，由于获得了良好的支撑，我们成功地将导丝突破到 CTO 体部。最终逆向使用了 Miracle 12 导丝成功通过病变。如果没有球囊提供的支撑力的话，导丝通过将可能不会成功。

在 CTO 节段内操控导丝

图 29.2 是将逆向球囊尽可能送入 CTO 体部起到的作用。在这个病例中，通过左图我们可以看到，推送逆向球囊接近 CTO。但是，虽然有球囊支撑，但导丝的操控仍然欠佳，所以我们一点一点推送球囊，接近右图中的位置。球囊在这个位置的时候，导丝的操控得以改善。总而言之，

从球囊获得强支撑力非常重要。

作为改善导丝操控性的一项策略，不仅需要用力推送球囊进入 CTO，也需要在 CTO 内充盈球囊。在图 29.3 中，如右图箭头所示，逆向导丝的操控在弯曲处明显不佳，但是在球囊充盈后，操控得以改善。

逆向导丝通过 CTO

首先要强调的是，不要选用超硬的导丝作为第一根逆向导丝，Miracle 3 g 导丝可以逆向进入 CTO，并且在大部分病例中，能逆向通过 CTO。较差的导丝操控性不具有很好的头端反馈，也不能证实可能已经出现的冠状动脉穿孔。在一些病例中，软导丝能成功地进入 CTO 体部。我们建议推送 OTW 球囊到 CTO 远端以提供支撑力，而不

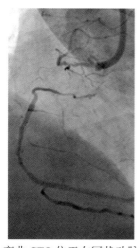
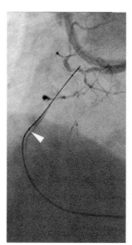
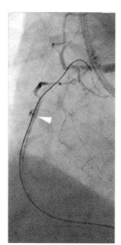
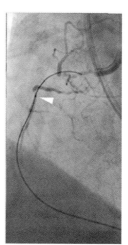

图 29.2　弯曲 CTO 位于右冠状动脉近端，逆向操控导丝非常困难。在此例中，逆向球囊被送入 CTO 体部，从而改善了导丝的操控。白箭头提示逆向球囊的标记

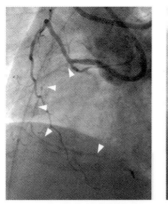
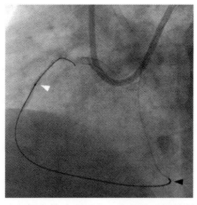
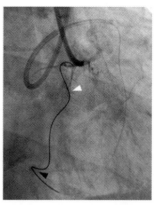

图 29.3　由于急弯和远端真腔弥漫性病变（左侧白箭头所示），逆向导丝操控性较差。进一步推送逆向球囊（白箭头）进入 CTO，并充盈球囊，尽管有急弯（黑箭头）的存在，导丝的操控仍得以改善

是更换硬导丝或者锥形头端导丝。

制造逆向夹层

注意事项

在制造逆向夹层的时候，需要记住以下几个重点，第一，使用相对较软的导丝如 Miracle 3 g，确认导丝进入内膜下。可以通过导丝的运动或者头端的阻力来确认导丝进入内膜下。第二，使用

2.0 mm 或者更大的球囊，通常使用 2.5 mm 球囊，来制造足够的内膜下空间。在有些病例中，甚至需要使用 3.5 mm 的球囊。但是，逆向球囊在内膜下充盈后，血管壁有时候会变薄，因此，必须认识到，前向锥形头端导丝或者硬导丝将很容易导致冠状动脉穿孔。

使用逆向大球囊

图 29.4 左上图，在逆向使用 1.5 mm 球囊扩

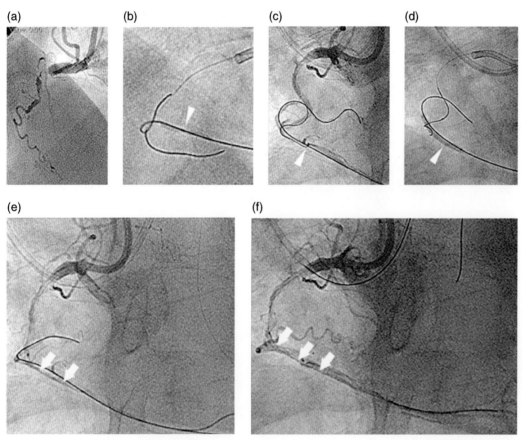

图 29.4　（**a**）支架前；（**b**）充盈 1.5 mm 逆向球囊（白箭头）；（**c**）正向导丝（白箭头）不在逆向夹层中；（**d**）用 2.5 mm 逆向球囊扩张（白箭头）；（**e**）2.5 mm 球囊扩张处夹层（白箭头）；（**f**）正向导丝进入逆向夹层（白箭头）

张后，正向导丝不能穿刺进入内膜下空间。接下来我们使用了 2.5 mm 的逆向球囊（如右图所示）在内膜下进一步扩张，在左下图中，正向导丝成功穿刺进入内膜下。在右下图中，正向导丝通过逆向球囊制造的内膜下夹层，进入远端夹层空间以外。但是，由于正向和逆向的内膜下空间已经建立，正向导丝成功通过了病变。

在如图 29.5 所示的直径巨大的 RCA 中，2.5 mm 球囊仍然较小。如图 29.5b 所示，使用 3.5 mm 的球囊，最终制造了内膜下的连接空间。在这个病例中，在 3.5 mm 球囊扩张后，正向导丝沿着球囊标记的方向操控，最终成功通过 CTO 病变。

在正向和逆向之间建立连接

Miracle 3 g 是正向导丝的第一选择。但是，有些病例中，需要操控正向导丝穿刺进入逆向的内膜下空间。Confianza Pro 导丝在这时非常有用。在这个病例中，我们可以推送导丝朝向逆向预置的球囊。从原则上讲，应该使用尽可能软的导丝。证实正向导丝进入逆向的内膜下空间的一个办法是充盈逆向的球囊。这样，我们能证实逆向球囊和正向导丝之间的空间。从造影上，如果能看到它们之间的阴影，那么导丝并不在内膜下区域。此时进行旋转造影十分有用。另一个办法是一点一点回撤未充盈的球囊，同时推送正向导丝。在有些病例中，正向导丝可能不能通过，需要用到 Confianza 这类硬导

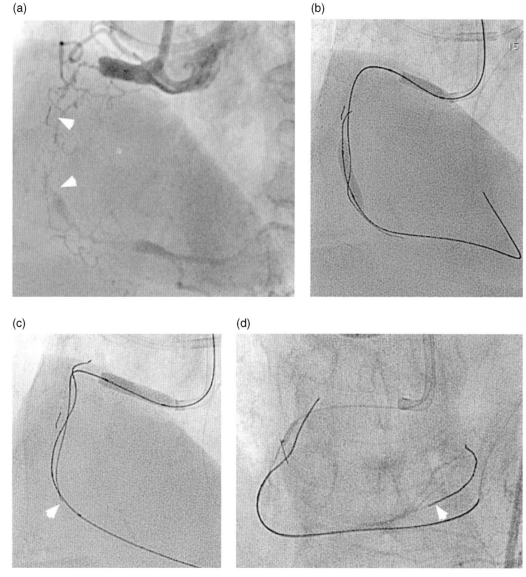

图 29.5　（ a ）支架植入前（白箭头）；（ b ）3.5 mm 逆向球囊；（ c 和 d ）正向导丝进入逆向 3.5 mm 球囊所制造的夹层中（白箭头）

丝进行穿刺。在这些情况下，即使成功进入逆向内膜下区域，锥形头端导丝容易滑入远端的另一个假腔。这时，一个有效的方法是送 Tornus 导管进入逆向内膜下区域，然后交换锥形头端导丝为超滑导丝。这将有助于导丝进入远端真腔。在不能制造内膜下连接空间的病例中，另一个办法是改变逆向球囊的位置。理想的球囊位置位于血管弯曲处。在血管弯曲处，操控正向导丝穿刺逆向充盈后回抽的球囊，使导丝头端接触到球囊翼部，从而自动滑入到逆向的内膜下区域。此外，逆向使用更大的球囊将增加正向导丝进入内膜下的机会。最后，以小于 1 atm 的压力充盈逆向球囊，正向操控锥形头端导丝，如 Confianza Pro，沿球囊方向进行穿刺。这项技术使穿刺的目标更大一些。作为一项特殊的技术，在同一位置，同时充盈正向和逆向的球囊将有助于形成内膜下的连接。

正向导丝

什么导丝是正向操作的首选导丝呢？在探寻计入逆向内膜下区域时，Miracle 3 g 导丝无疑是最佳导丝。但是，有时需要碎裂近端纤维帽和钙化层，才能建立内膜下的连接。在这种情况下，应毫不犹豫地选用硬导丝。在逆向球囊扩张过后，内膜下区域更加容易穿孔，应更加小心操作以避免冠状动脉穿孔。对于有经验的术者来说，仍然强烈建议使用这项技术。

如何证实正向导丝进入逆向的内膜下或者远端血管真腔

图 29.6 是典型的正向导丝通过内膜下连接通

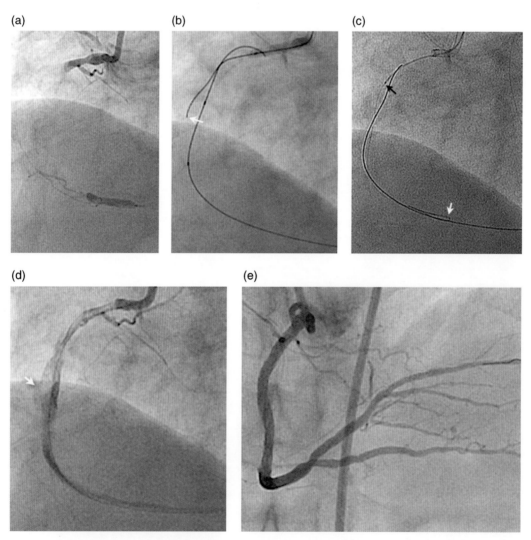

图 29.6 （a）正向导丝看似和逆向回抽的球囊分离较远。（b）白箭头提示正向 Miracle 12 g 导丝头端，正向内膜下夹层与逆向内膜下夹层不相连。但是，更换硬导丝为软导丝（超滑导丝）。（c）白箭头提示 knuckle 的导丝。在这种情况下，使用 Tornus 交换导丝非常有效。（d）连接处的深部夹层，可能是内膜下夹层（白箭头）。（e）支架植入后

过 CTO 病变。在推送正向导丝的时候，证实导丝进入逆向的内膜下夹层很有必要。否则，将会导致正向的螺旋夹层。在这个病例中，使用 Miracle 12 g 导丝进入到图 29.6b 所示的位置。这个部位已经使用逆向的球囊扩张过，但是导丝前端和逆向球囊之间仍相隔较远。如此章中所介绍的 CART 技术的原则，如果正向逆向的夹层是相连的，导丝很容易通过，正如此例病变。正向导丝好像和球囊分离很远，然而，Tornus 送到远端后，交换 Miracle 12 g 导丝为超滑导丝，使用 Knuckle 技术，正向导丝很容易进入到远端血管真腔，如图 29.6c 所示。如果继续使用 Miracle 12 g，我们不能使用这个方法，但是如果更换为软导丝，这个方法就变得可行。图 29.6d 中，在使用球囊扩张后，可见连接处深层的夹层。如果在这个病例中成功制造出内膜下连接，应避免使用硬导丝，而应选用

软导丝进入远端血管真腔。当然，必须对夹层进行处理，Cypher 支架被用于覆盖夹层处。在这种情况下，血管修复的过程中，DES 是否会造成动脉瘤形成尚不明确。

改变逆向球囊回抽的位置

图 29.7a 中，弥漫性病变一直延伸到远端，并且 CTO 体部扭曲、钙化。第一个逆向球囊的位置如图 29.7b 所示，正向导丝不能进入逆向夹层区域。因此，往近端移动球囊位置，覆盖弯曲部位，充盈并回抽球囊，保持原地不动（图 29.7c）。球囊翼覆盖了弯曲部位。操控正向导丝朝向球囊翼，正向导丝很容易地滑入逆向夹层（图 29.7d）。这个方法是处理此类病变的有效方法。在一个相对直的节段，正向导丝不能进入逆向内膜下时，改变球囊位置是非常有效的方法。

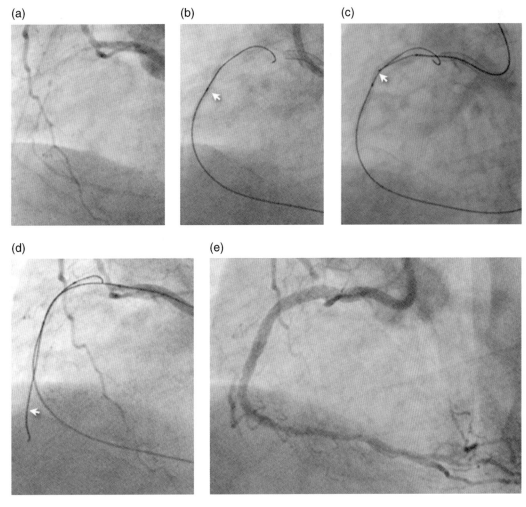

图 29.7 （a）右冠状动脉近端的迂曲 CTO 病变。在扭曲的 CTO 病变中，逆向球囊的充盈未能加速正向导丝的通过。（b）更改球囊位置到迂曲部，正向导丝很容易沿着回抽的球囊（白箭头）通过病变。（c）白箭头提示正向导丝的头端。（d）正向导丝通过（白箭头）。（e）支架植入后

通过锚定技术使球囊通过

锚定技术是 CART 技术的意外发现，尤其是当推送正向球囊，指引导管不能提供有效的支撑力时，是非常有用的方法。充盈逆向球囊压住正向导丝，可以提供支撑力促使球囊通过。这就是锚定技术。在正向导丝通过后，如果逆向球囊仍保留，可以采用这项技术。

参考文献

1 Surmely JF, Tsuchikane E, Katoh O *et al*. New concept for CTO recanalization using controlled antegrade and retrograde subintimal tracking: the CART technique. *J Invasive Cardiol* 2006; **18**: 334–338.

2 Surmely JF, Katoh O, Tsuchikane E *et al*. Coronary septal collaterals as an access for the retrograde approach in the percutaneous treatment of coronary chronic total occlusions. *Catheter Cardiovasc Interv* 2007; **69**: 826–32.

5

第五部分

器械工艺

射频及其他技术在外周CTO再血管化治疗中的应用

Shishir Murarka & Richard Heuser

St. Luke's Medical Center，University of Arizona College of Medicine，Phoenix，AZ，USA

（刘 博 译）

引言

周围动脉慢性完全闭塞（CTO）可引起跛行甚至严重肢体缺血[1]。股腘动脉闭塞至少是普通血管的三倍。对于严重肢体缺血的患者来说，典型的是多发性的部分或者全部膝下动脉闭塞。血管长期闭塞的患者通常合并冠心病及外科手术史，这部分人群常常与手术并发症、死亡率、较长的住院时间及缓慢的功能恢复密切相关。一些手术的其他并发症包括移植物血栓形成、伤口破裂、感染和慢性下肢水肿。对于严重肢体缺血的患者外科手术干预通常是保守的，因此，许多患者未处理长期慢性的浅表股动脉闭塞对他们的生活方式有很大的限制。

髂及股髂血管的短的闭塞性病变血管腔内技术已成为标准的治疗方法，对于更长的复杂病变的干预可能极具挑战性。传统上髂及股髂血管的闭塞性病变具有较高的失败率，文献报道分别为5%～35%[2-3]和15%～25%[4]。幸运的是，成功通过和治疗闭塞病变的技术技能和设备能继续显著改善。现在，血管内途径可达到与外科搭桥术同样的保肢率[4-5]。

完全闭塞的病理学

慢性闭塞病变包含不同程度的纤维粥样斑块

和血栓，这取决于闭塞形成的机制及持续时间。坚韧的纤维帽通常出现在慢性闭塞病变的近端和远端边缘，中间填充着较软的物质。当纤维性闭塞较长、致密及均匀，导丝通过是非常困难的，这种类型的病变采用内膜下的方法可能更成功。

患者的选择

对于没有进行治疗、缺血性静息痛或即将发生的肢体丧失的间歇性跛行患者需要实施血管重建术。目前，对于腹股沟下血管的闭塞，病史较长、较为复杂的病变通畅率低于开放式搭桥术[6]。介入设备的迅速发展激发了人们灵感，血管内入路可解决这些长时间闭塞，如果干预失败，还可选择开放式手术。指南阐述，外周动脉病变支架的使用是有效的，旋切术，切割球囊、热设备和治疗病变的激光术（除了补救不满意的球囊扩张）还不完善，不推荐支架植入放置于这些血管中。在这些指南中，支架植入有一个较广泛的定义，包括自发膨胀、球囊扩张、螺旋形的，和覆膜支架[7]。

损伤评估

髂股动脉及股骨头的初步影像学表现可以通过计算机断层扫描、血管造影（CTA）或磁共振血管造影（MRA）获得。这可以得到主动脉、髂股动脉闭塞的完美定义，髂动脉闭塞时股动脉通路的状态，并有助于对术侧股动脉病变顺行或是逆行干预。经皮治疗的局限是邻近股总动脉闭塞病变。在这种情况下，运用血管内技术进行开放的股骨通路可以治疗髂或股腘动脉疾病。

冠状动脉造影时，应先用适当的血管造影图评估病变，如35°同侧血管造影。最长SFA闭塞从近端残端和远端重建的深股动脉血管开始。必须特别注意，近端残端的长度和远端位置的重建明确影响设备的选择。闭塞起源于SFA或延伸到分叉不适合血管内治疗，特别是顺行法[8]。弥漫的、不规则的、偏心、钙化闭塞更为困难，远期成功病例更少[9]。病变长度是决定远期成功的一个重要因素，虽然它可能在血管内治疗与外科手术策略选择上扮演次要的角色。

通过完全闭塞

对侧技术是股弯侧血管CTO病变的有效治疗方法，而髂病变通常最好通过股动脉同侧逆行通路治疗。为跨越腹股沟下病变提供支持，长6 F或者7 F的鞘需要放置在髂嵴上，尖端入股浅动脉，一旦进入，患者即需要肝素或比伐卢定进行抗凝。相反，一些术者直到再血管化后才进行抗凝。我们经常使用亲水性的导丝，如一个0.035英寸的Glidewire和一种支撑导管，如4～5 F角Glidecath，作为CTO的初步研究。从这一点上，使用路标图显示远端血管，而不是通过从支撑导管内造影，这种造影往往并无益处。重要的是，亲水导丝进入闭塞时尖端是直的，没有任何螺旋，因此这允许尖端适当地接触到病变。术者可以尝试穿过或环线进入内膜下间隙。尽管相对简单，但通常比从长段CTO处穿过更成功（70%～90%）[10]。

一些介入医生更倾向选择腹股沟下血管成形术而非顺行穿刺术。对100名患者连续的随机研究发现，逆行穿刺在技术上更容易，有较少并发症如血肿的倾向，但它导致更高的辐射剂量[11]。

血管内膜下的成形术

一旦导丝进入闭塞处，它经常180°转弯回圈

几厘米。术者应尽量保持远端钢丝环的宽度，小于或等于原血管宽度，随着钢丝环尖端加宽，血管内膜下间隙意味着更多，这可以限制导丝重入远端血管真腔。为避免线环扩大，可以支撑导管推动Glode钢丝近端未成环的部分，然后把导丝拉回到导管中。把金属导丝拉直后，如前所述再用一下宽度小的环再推进[12]。如果支持导管被困在内膜下间隙和不跟随滑行导线，可用小直径（0.035英寸）兼容导管如Quickcross导管（Spectranetics公司，科罗拉多斯普林斯，CO）。最后，导丝再重新进入远端真腔。可在直视下这个支撑导管向前推进到远端，确认真腔是通过造影注射完成的。如果重新进入真腔有困难，则使用再入设备如内陆导管或先锋导管，如下所述。另外，低外径的0.014英寸的操控性好的硬导丝如confianza导丝、Abbott Vascular、Redwood、CA，不管有没有导丝血管成形术或冠状动脉支持导管，有时可以成功进入真腔。最好是尝试再入装置，而不是只用导丝重新进入管腔（这可能导致内膜下夹层）。

内膜下血管成形术后6个月的通畅率是60%～80%，12个月的通畅率是60%～70%[13]。在严重肢体缺血患者中，80%～90%的患者可以保肢。次要干预通常是快速而简单的，该方法不会中断旁路移植的后续操作。

再入装置

对于再入装置应用成功的关键因素是，有一个相对健康的、无钙化的远端血管。钙化灶、远端靶、小口径弥漫性疾病往往很难获得成功。内膜下血管成形术或支架置入术超出病变部位的意外目标，才可能危及重要侧支血管。此外，在某些情况下，重新进入并非如此（远离血管腔的水平）。这引起皮下血管成形术或支架植入非预期目标超出病变部分。在这些情况下，可以使用再入装置，如先锋导管（Medtronic）或者Outback（Cordis Corporation，强生公司，迈阿密，FL）[14]。

先锋导管

先锋导管是一个7-F相控阵的20 Mkz的血管内超声（IVUS）导管，连接火山公司（火山公司，科多瓦农场，CA）IVUS控制台。导管有两

个单轨 0.014 英寸的兼容电线端口，一端有远侧弯曲的可伸缩的镍钛诺 24 G 针。导管在超声引导下轻轻地操作至镍钛合金针尖端，朝向真腔。开在超声波的 12 点位置，然后小心地推动针尖前进。一个软尖端额外支持 0.014 英寸导丝，然后导丝通过针进入远端血管，并经血管造影证实。然后，针被收回，先锋导管取出后，将导丝留在远端真腔。在这一点上，二级干预是用标准技术进行的（图 30.1 和图 30.2）。

先锋加导管是一种采用改良轴和针头的先锋导管，可以更好地转向，改进后的手柄可以单手操作。

外置导管

外置导管（Lumend Inc）是一种 5-F 多用途的导管，带有 22 个标准的镍钛诺管。导管从解剖平面进入真腔。在两个正交透视法视野的帮助下，调整导管的角度指向真正的腔体。专有的定位、调整和实施技术用于指导针穿过内膜到真腔。然后，一根 0.014 英寸的导丝被推进到正确的位置，腔内和外置导管被移除，然后，用这条导丝或 0.35 英寸的导丝系统交换后进行二次干预（图30.3）。

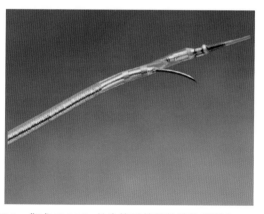

图 30.1　集成 20 MHz 的先锋导管相控阵换能器和 24 G 镍钛诺弯针

血管成形术和支架植入

常见的髂动脉闭塞通常采用球囊扩张支架进行支架置入术，主要由于其高径向力和精确的放置位置。当两端堵时，对吻技术是必不可少的，球囊扩张支架。在髂外，使用球囊扩张支架或自膨胀，支架取决于病变特征和位置。治疗股骨或腘窝动脉闭塞的方法是，用长球囊在额定的或更大的压力下进行原发性血管成形术，并在 2 ～ 3 min 内进行更长的充气。如果存在流量限制，应使用自膨胀式裸镍钛合金支架。介入医师也使用激光、热，或动脉粥样硬化治疗血管成形术后残留病变（图 30.4 和图 30.5）。

并发症

与慢性完全闭塞治疗有关的主要并发症，是继发于导管操作或血管成形术的血管破裂。长病变或者钙化病变往往更容易发生这种情况。再入真腔装置经常被应用于复杂的，难以跨越的病变，增加了血管成形术中血管破裂的危险。另外一个重要的并发症是血栓栓塞，可以发生在 1% ～ 4% 的病例中，因此，充分抗凝是必要的。

慢性完全闭塞装置

由于往往是复杂和长期的闭塞，80% 以上的患者通常需要更专业的通过技术。现在有几种装置可以用于治疗这些困难的病变。这些装置通过利用不同的物理原理，如钝性显微切割、光学相干性反射测量、激光或机械振动。

准分子激光

准分子激光器的光学烧蚀效果可用于通过减

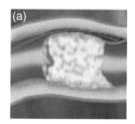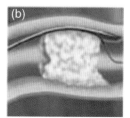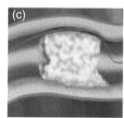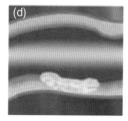

图 30.2　先锋导管促进进入真腔。（**a**）导丝在内膜下；（**b**）先锋导管前进到目标段，在超声引导下展开；（**c**）导丝通过针头进入真腔，先锋导管被移除；（**d**）病变治疗成功

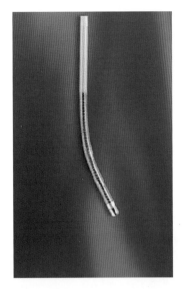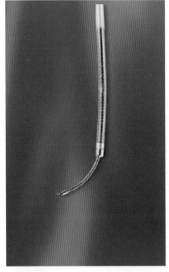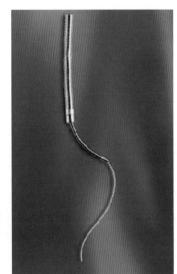

图 30.3   Lumend 的远端导管

Bilateral selective leg run off

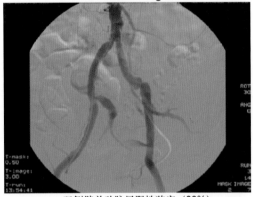

双侧髂总动脉局限性狭窄（80%）

图 30.4   66 岁男性步行 2 ～ 3 个街区可出现间歇性跛行，无法打网球。危险因素：HTN，血脂异常，肥胖，吸烟 40 包年。Meds：Lotrel，Lipitor，ASA。查体：BP 120/85 mmHg，HR96，RR 16，wt 1971b。CVS：s1，s2 正常，没有杂音。外部-脉冲 1 ＋，无水肿。右 ABI 0.88，左 ABI 0.82。Angio 显示双侧髂总动脉狭窄

(b)

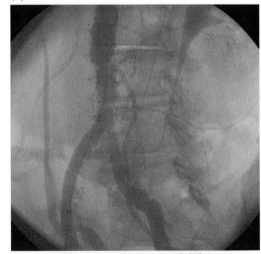

用8×17 mm和8×20 mm球囊自膨支架治疗双侧髂总动脉的病变

图 30.5b   髂支架置入后的血管

(c)

(a)

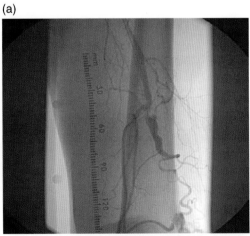

长达4～5 cm的远端股浅动脉闭塞
（TASC B病变）

图 30.5a   左侧 SFA 闭塞

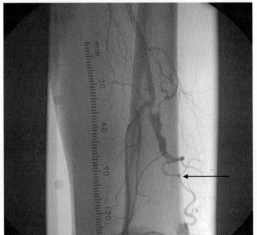

通过侧支血管行上、下同时进行的方法未能成功，是由于在闭塞近端存在较大的分支血管，使得导丝不易进入

图 30.5c   重新行 SFA 不成功

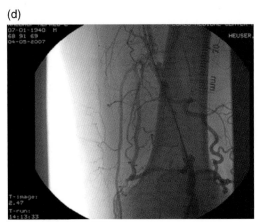

(d)

再次尝试经胴动脉逆向方法成功，0.035英寸的导丝很容易地通过病变

图 30.5d 胴动脉不成功

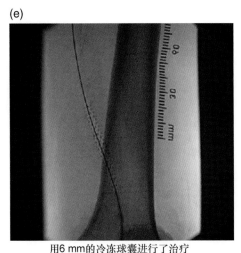

(e)

用6 mm的冷冻球囊进行了治疗

图 30.5e 实施了冷冻治疗

少动脉粥样硬化和血栓形成物质来实现完全闭塞再通。另外，它可以促进随后在较低的压力下扩张球囊，以预防夹层形成和降低血栓栓塞的风险。

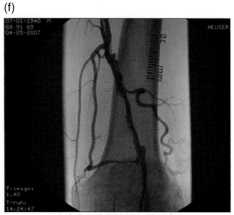

(f)

冷冻术后血管造影：结果良好

图 30.5f 冷冻术后血管造影显示结果良好。患者 2 年内没有再次出现跛行他的 ABI 在 1 以上

准分子激光器产生紫外线的光子，让 308 nm 的独特波长的光被人体组织吸收，包括动脉粥样硬化组织和斑块（图 30.6）。

激活的激光导管必须非常缓慢前进，不超过 1 mm/s。X 线透视测绘始终用于验证导丝和导管与血管内腔是否对准。激光改善生理盐水技术已使夹层的发生率降低。用盐水彻底冲洗血管，有效地促进激光向动脉粥样硬化组织的传输。另外，有效去除造影剂可以防止形成冲击波（它会导致血管壁剥离）。也会有直接使用准分子激光抑制血小板聚集，使其成为一个有吸引力的治疗慢性血栓病变的工具[15]。

准分子激光辅助的安全性和有效性在一项外周 CTO 的血管成形术中进行了观察，连续 318 名患者，411 处患者 SFA 闭塞（平均长度 19.4±60 cm）超过一年，首次和再次通畅率是 83.2% 和 90.5%[16]。

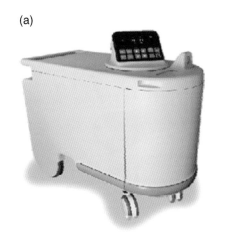

(a)

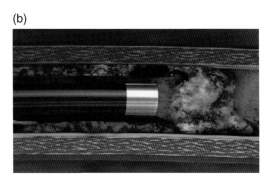

(b)

图 30.6 （ a ）Spectranetics CVX-300 准分子激光系统和（ b ）TURBO 精英激光消融导管（FDA 2006 年 10 月批准）

有数据支持使用激光在胫骨区域也是如此。激光血管成形术治疗慢性缺血（Laser Angioplasty in Chronic Ischemia，LACI）中，前瞻性、多中心、临床注册患者手术风险很低，严重的肢体缺血用准分子激光治疗 SFA、腘动脉，和（或）膝下动脉，加以 PTA 辅助治疗，并选择支架植入术。89% 的患者获得了足部的远端血流，通常 6 个月时保肢率为 93%[17-18]。

钝性显微切割

Frontrunner X39 CTO 导管（LuMend，Inc.，Redwood City，CA）是一次性使用导管（由一个铰接和远端尖端组件组成）。这个技术的特点是，穿过 0.039" 的剖面与制动爪开启到 2.3 mm，并通过手动摇杆远程启动手柄，以便于钝性显微切割斑块（图 30.7）。Frontrunner 导管通常与 4.5-F Frontrunner 一起使用，Micro Guide 导管可提供额外的支撑，是可用作更快速导丝交换的导管。显微切割可以在不同的平面上进行目标血管段中组织分离。

尽管最初是为冠状动脉介入而设计的，但 Frontrunner CTO 导管现在已经广泛用于促进外周 CTO 导丝放置中。在一项前瞻性研究中，44 名症状性 CTO 患者（2 例终末期主动脉、24 例髂骨、16 例股骨，及 2 例腘动脉）用这种类型的导管进行显微切隔，血管造影评估率达到 91%，手术成功，无并发症[19]。

振动血管成形术

振动血管成形术基于使用高频率、机械振动能量帮助 CTO 再通的概念。CROSSER 系统（Flowcardia，Sunnyvale，CA）提供振动能量，通过带有不锈钢尖端的镍钛诺芯线导管以通过病灶供电。该 Crosser 系统由一个发生器、一个传感器和一次性使用 CROSSER 导管（图 30.8）构成。发电机将交流电转化为高频电流。然后这个高频电流被包含在换能器内的压电晶体转化为振动能量。Crosser 导管是一种具有不锈钢尖端镍钛诺核

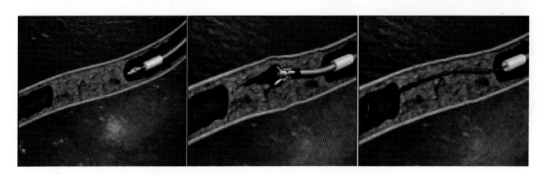

图 30.7 用 Frontrunner 装置钝化显微切割的示意图

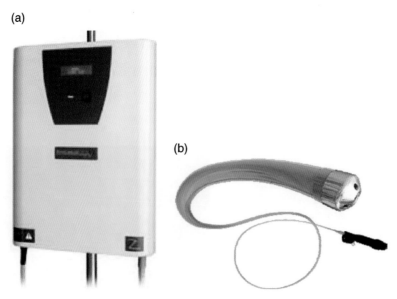

图 30.8 （a）Crosser 系统发生器-高频电流被转换成振动能量；（b）Crosser 20 000 次 / 秒的导管机械振动

心标准 0.014"和 0.018"导丝的单轨导管系统。机械振动传递到这个不锈钢尖端约 20 kHz 或 20 000 个周期。这种振动能量提供机械冲击深度约 20 μm 并粉碎固体 CTO 组织。另外，高频率振动在血液中产生充满蒸汽的微泡，这些微泡扩大并内爆，产生可以打破分子的液体射流结合，并引起 CTO 组织侵蚀，帮助再通闭塞动脉。

该系统已被安全有效地用于冠状动脉完全闭塞[20-21]。Gandini 等最近报道了他们使用 Crosser 导管的经验[22]。他们在 12 处闭塞病变使用了该技术，所有这些都是常规导丝技术难以治疗的。所有的患者都有糖尿病和严重的肢体缺血。在他们的研究报道中成功率是 75%。Joye 在 2007 年 10 月报道了 PATRIOT 研究的数据作为摘要[23]。传统的导丝技术不成功后他们在 85 例闭塞病变使用了 Crosser 装置。他们报告的成功率为 81.2%，没有并发症。在最近的一个病例系列中，有三名外周 CTO 患者，Al-Ameri 等报道了使用 Crosser 装置。该装置在三位患者中都取得成功[24]。然而，在最近的一个单中心回顾性观察中，对 25 名患者 27 处病变进行分析基于超声装置的外周 CTO 病变，手术成功率很低，为 41%[25]。

光学相干反射测量与射频消融

上述所有新技术都无法看到真腔。光学相干用射频消融能量进行反射测量（科罗拉多州科罗拉多斯普林斯的 Spectranetics 公司）是一种前瞻性的系统，已经被用来治疗 CTO[26]。使用近红外光，此导丝系统可以区分钙化和非钙化斑块、动脉粥样硬化病变，并将信号实时显示在监视器上。导丝末端的 0.007 英寸光纤发出近红外光，从中反射出前面的组织。斑块和血管壁反射根据组织结构不同而不同。该信息在屏幕上显示为连续波形，当导丝尖端在距离血管壁 1 mm 以内时警告操作员（图 30.9）。另外，这根导丝可以提供射频能量到导丝尖端，以促进其通过硬质纤维化物质。绿色条表示管腔并且射频消融能量被启用。红色条表示导丝靠着血管壁和射频能量被禁用（图 30.10）。当前系统有一些技术的局限性。导丝尖端不能手动成型或弯曲，否则导丝内部的光纤可能断裂。导丝本身并不容易操纵，尽管这个问题已经在最新一代中得到了显著改善。

冠状动脉和外周介入治疗的研究已经证明了

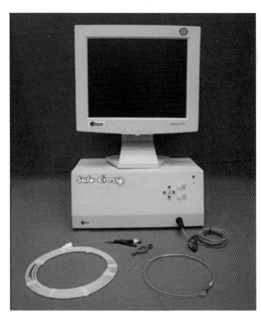

图 30.9 安全交叉系统

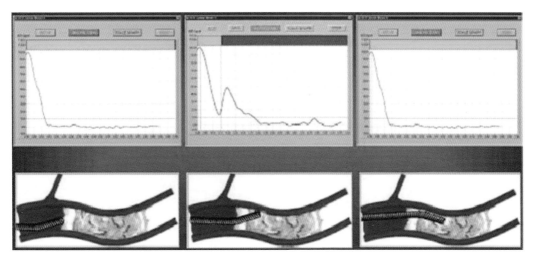

图 30.10 光学相干反射测量引导射频消融波形显示

这一技术的潜力，特别是导丝发生故障后。GRIP 注册研究是首次关注完全闭塞 Safe-Cross 系统再通的外周装置研究之一[27]。该设备成功率为 76%，定义为获得远端管腔位置。56 例再通病例中，平均术前 ABI 是 0.59；平均 ABI 术后为 0.86。在另一项研究，Dippel 等证明在常规技术失败后，CTO 在外周血管再通的成功率为 72.7%[28]。导频射频能量消融完全闭塞注册研究[29] 是一个前瞻性、非随机化、多中心注册研究，纳入 116 名长期冠状动脉完全闭塞患者，其中 > 10 min 尝试传统的导丝穿越闭塞失败了。装置在 116 名患者中的 63 名（54.3%）获得了成功。不幸的是，这项技术已不再可用；然而，没有选择相干反射测量可能会在未来出现在专用导丝。

磁导航系统（MNS）

Niobe MNS（Stereotaxis，Saint Louis，MO）是一种完全集成的系统（工作站和磁铁控制设备），用于导航专用导管和导丝，它们的远端放置有非常小的磁体。这些设备的方向由两个安装在患者两侧的机械定位器上的大型钕铁硼磁体所产生的磁场精确操纵控制。这个系统可能有助于 CTO 的治疗。Niobe 磁铁精确地控制着专用导丝的工作端，使用动脉的三维重建允许准确和高效的导航通过难以治疗的周围血管系统和 CTO 区域。三维地图与 CT 血管造影数据融合可以帮助操作员导航导丝通过闭塞段内的弯曲[30]。2008 年，美国 FDA 因其磁化尖端批准了立体定向技术 PowerAssert 射频导丝与一个射频源耦合穿过外周血管系统中的 CTO。

溶栓治疗

溶栓治疗仍然是治疗急性和亚急性动脉闭塞以及移植血栓形成的选择，关于溶栓治疗慢性动脉闭塞[31-33] 有几个报道（图 30.11 ～图 30.18）。Motarjeme 一系列报道，268 名接受血栓溶解治疗的患者中，276 处动脉闭塞（病变长度 3 ～ 66 cm）进行了治疗。虽然闭塞的持续时间基于血管造影在大多数患者中未能确定，但 17 名患者动脉闭塞 2 年以上和半数患者有间歇性跛行 8 个月到 10 年。80% 的 CTO 包括髂骨和腹股沟以下闭塞溶栓反应良好。

大多数动脉闭塞（长度超过几厘米）与动脉血栓形成有一定程度的相关，因此可能适合溶栓治疗。小导管可用性进一步提高（3 F 和 4 F）和开放式可注射导丝的开发提高了成功率（由于更好的传输系统和并发症减少）。在没有出血的情况下，溶栓治疗可以继续作为低剂量延长输注直到完全溶栓为止。

(a)

第一幅造影

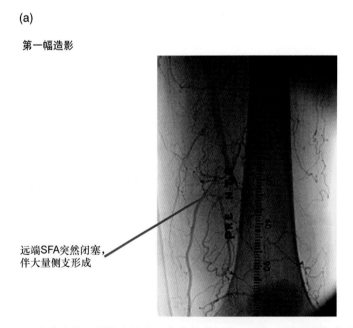

远端SFA突然闭塞，
伴大量侧支形成

图 30.11　溶栓治疗。（a，b）54 岁非裔美国男性左腿有一个月的跛行史。过去几周患者注意到腿部疼痛。该患者注意到在他的小足趾上有一个直径 1/2 cm 不愈合的溃疡

(b)

第一幅造影-3

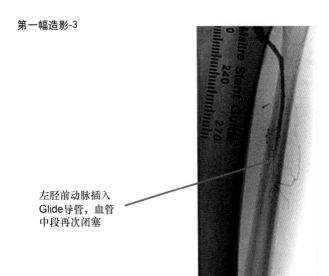

左胫前动脉插入
Glide导管，血管
中段再次闭塞

第二天再次造影

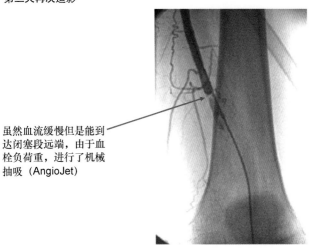

虽然血流缓慢但是能到
达闭塞段远端，由于血
栓负荷重，进行了机械
抽吸（AngioJet）

图 30.12　左侧滑行导管经过胫前动脉。瑞替普酶通过左侧的鞘被注入股动脉和滑翔导管。第二天再次造影

第二天再次造影

第二天再次造影

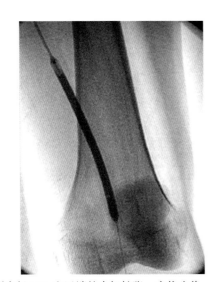

抽吸后行PTA

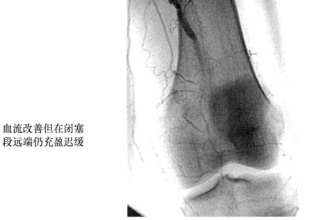

血流改善但在闭塞
段远端仍充盈迟缓

图 30.13　Lytics 再次行 PTA 和远端的支架扩张，症状改善

图 30.14　患者无跛行，肢体温暖。ABI 右边 0.75，ABI
左边 0.69

一个月后

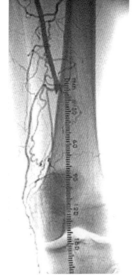

症状再发，在SFA原闭塞处再次闭塞

图 30.15　1 个月后患者返回，跛行加重

一个月后

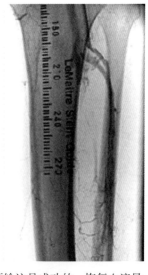

插入过Glide导管的胫前动脉也闭塞了

图 30.16　溶栓剂的再输注是成功的，恢复血流量

2个月后

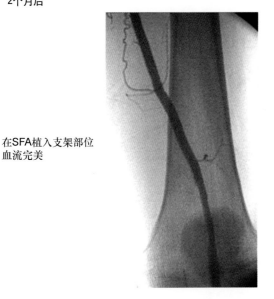

在SFA植入支架部位血流完美

图 30.17　一个月后患者返回，植入腘动脉的支架

2个月后

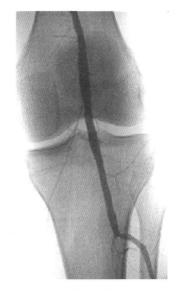

腘动脉血流完美

图 30.18　腘动脉血流恢复较好

医疗管理

虽然详细的医疗管理超出本章的范围，但医疗机构在晚期的 PVD 患者中的作用不应该被低估。即使在需要侵入性介入治疗的患者，医疗管理已被证明可改善预后、延长介入成功、提高功能和延长寿命。必须解决所有可改变的危险因素包括吸烟、高血压、血脂异常、肥胖、缺乏运动和糖尿病。除此之外，推荐患者适当使用 β - 受体阻滞药、抗血小板治疗、血管紧张素转换酶

（ACE）抑制药、他汀类药物。

未来的技术

许多创新技术可治疗慢性血管闭塞，如声能量、磁导航、胶原酶输注，而特制球囊就是其中的一个新产品。Minnow Medical（San Diego, CA）正在开发新产品（基于球囊技术与射频和微波技术相结合）。该设备提供一系列射频微丝排列在球囊上，并且可以单独校准和受控。这将有

可能在靶血管提供高度选择性的射频热能输送。有希望输送正性牵引修饰和改善不植入支架的结果。快速成像的进展，以及 MRI 下可见的特殊导管，使得实时磁共振指导的治疗变为可能 Raval 等通过在猪模型上，成功使用实时 MRI 指导开通了长段外周动脉 CTO 使得以后在人的外周动脉闭塞变得可能，还能避免 X 线照射和肾毒性的造影剂使用。

总结

目前，血管内介入治疗在多数髂动脉闭塞性病变中总体情况良好，被认为是一种有效的治疗方式，但其在腹股沟区的作用仍值得商榷。慢性完全闭塞的成功介入取决于耐心、技术和经验。新技术，包括 Frontrunner 导管、安全交叉系统和重新进入导管，显著提高了穿过长的完全闭塞病变的成功率。不断创新和经验的积累提高了即使是最复杂的慢性闭塞长期再通的成功率。在未来，更多的患者将有机会对动脉疾病进行侵入性较小的治疗。

参考文献

1 Heuser RR, Henry M: *Textbook of Peripheral Vascular Interventions Second Edition* 2008. Taylor & Francis, an imprint of the Taylor & Francis Group.

2 Uher P, Nyman U, Lindh M *et al.* Long-term results of stenting for chronic iliac artery occlusion. *J Endovasc Ther* 2002; **9**: 67–75.

3 Carnevale FC, De Blas M, Merino S et al. Percutaneous endovascular treatment of chronic iliac artery occlusion. *Cardiovasc Intervent Radiol.* 2004; **27**: 447–452.

4 Lofberg AM, Karacagil S, Ljungman C et al. Percutaneous transluminal angioplasty of the femoropopliteal arteries in limbs with chronic critical lower limb ischemia. *J Vasc Surg* 2001; **34**: 114–121.

5 Leville CD, Kashyap VS, Clair DG *et al.* Endovascular management of iliac artery occlusions: extending treatment to TransAtlantic Inter-Society Consensus class C and D patients. *J Vasc Surg.* 2006; **43**: 32–39.

6 Yilmaz S, Sindel T, Yegin A, Luleci E. Subintimal angioplasty of long superficial femoral artery occlusions. *J Vasc Interv Radiol.* 2003; **14**: 997–1010.

7 Hirsch AT, Haskal ZJ, Hertzer NR *et al.* ACC/AHA 2005 guidelines for the management of patients with peripheral arterial disease (lower extremity, renal, mesenteric, and abdominal aortic). *J Am Coll Cardiol.* 2006; **47**: 1239–1312.

8 Saha S, Gibson M, Magee TR *et al.* Early results of retrograde transpopliteal angioplasty of iliofemoral lesions. *Cardiovasc Intervent Radiol.* 2001; **24**: 378–82.

9 McLafferty RB. Patient selection: lesion characteristics and predictors of outcome. *Perspect Vasc Surg Endovasc Ther* 2006; **18**: 25–9.

10 Bolia A, Brennan J, Bell PR. Recanalization of femoropopliteal occlusions: improving success rate by subintimal recanalization. *Clin Radiol* 1989; **40**: 325.

11 Nice C, Timmons G, Bartholemew P, Uberoi R. Retrograde vs. antegrade puncture for infra-inguinal angioplasty. *Cardiovasc Intervent Radiol* 2003; **26**: 370–374.

12 Nadal LL, Cynamon J, Lipsitz EC *et al.* Subintimal angioplasty for chronic arterial occlusions. *Tech Vasc Interv Radiol* 2004; **7**: 16–22.

13 Ingle H, Nasim A, Bolia A *et al.* Subintimal angioplasty of isolated infragenicular vessels in lower limb ischemia: long-term results. *J Endovasc Ther* 2002; **9**: 411–416.

14 Jacobs DL, Motaganahalli RL, Cox DE *et al.* True lumen re-entry devices facilitate subintimal angioplasty and stenting of total chronic occlusions: Initial report. *J Vasc Surg* 2006; **43**: 1291–1296.

15 Topaz O, Minisi AJ, Bernardo NL *et al.* Excimer laser effect on platelet aggregation. *Am J Cardiol* 2001; **87**: 849–855.

16 Balzer JO, Gastinger V, Thalhammer A *et al.* Percutaneous laser-assisted recanalization of long chronic iliac artery occlusions: primary and mid-term results. *Eur Radiol* 2006; **16**: 381–390.

17 Scheinert D, Laird JR, Schroder M *et al.* Excimer laser-assisted recanalization of long, chronic superficial femoral artery occlusions. *J Endovasc Ther* 2001; **8**: 156–166.

18 Laird JR. Late Breaking Clinical Trials. LACI (laser angioplasty in chronic ischemia) trial. TCT Annual Meeting, September, 2002; Washington, DC.

19 Mossop PJ, Amukotuwa SA, Whitbourn RJ. Controlled blunt microdissection for percutaneous recanalization of lower limb arterial chronic total occlusions: a single center experience. *Catheter Cardiovasc Interv* 2006; **68**: 304–310.

20 Melzi G, Cosgrave J, Biondi-Zoccai GL *et al.* A novel approach to chronic total occlusions: the crosser system. *Catheter Cardiovasc Interv* 2006; **68**: 29–35.

21 Grube E, Sütsch G, Lim VY *et al.* High Frequency Mechanical Vibration to Recanalize Chronic Total Occlusions after Failure to Cross with Conventional Guidewires. *J Invasive Cardiol* 2006; **18**: 85–91.

22 Gandini R, Volpi T, Pipitone V, Simonetti G. Intraluminal recanalization of long infrainguinal chronic total occlusions using the Crosser system. *J Endovasc Ther* 2009; **16**: 23–27.

23 Joye J. The PATRIOT (Peripheral Approach to Recanalization in Occluded Totals) study results. *Am J Cardiol* 2007; **100**: Supp 1, S24.

24 Al-Ameri H, Mayeda GS, Shavelle DM. Use of high-frequency vibration energy in the treatment of peripheral

chronic total occlusions. *Cathet Cardiovasc Interv* 2009; **74**: 1110–1115.

25 Khalid MR, Khalid FR, Farooqui FA *et al.* A novel catheter in patients with peripheral chronic total occlusions: a single center experience. *Catheter Cardiovasc Interv* 2010; **76**: 735–739.

26 Morales PA, Heuser RR. Chronic total occlusions: experience with fiber-optic guidance technology–optical coherence Reflectometry. *J Interv Cardiol* 2001; **14**: 611–616.

27 Kirvaitis RJ, Heuser RR, Das TS *et al.* Usefulness of optical coherent reflectometry with guided radiofrequency energy to treat chronic total occlusions in peripheral arteries (the GRIP trial*). Am J Cardiol* 2004; **94**: 1081–1084.

28 Dippel EJ, Shammas NW, Takes VS, Youngblut MM. Single center experience with the novel intra-luminal Safe-Cross wire for percutaneous treatment of peripheral vascular chronic occlusions. TCT-185. September 15–17 2003.

29 Baim DS, Braden G, Heuser R *et al.* Utility of the Safe-Cross-guided radiofrequency total occlusion crossing system in chronic coronary total occlusions (results from the Guided Radio Frequency Energy Ablation of Total Occlusions Registry Study). *Am J Cardiol* 2004; **94**: 853–858.

30 Iyengar S, Gray WA. Use of magnetic guidewire navigation in the treatment of lower extremity peripheral vascular disease: report of the first human clinical experience. *Catheter Cardiovasc Interv* 2009; **73**: 739–44.

31 Wholey MH, Maynor MA, Wholey MH, *et al.* Comparison of thrombolytic therapy of lower extremity acute, subacute and chronic arterial occlusions. *Cathet Cardiovasc Diagn* 1998; **44**: 159–169.

32 Motarjeme A. Thrombolysis and angioplasty of chronic iliac artery occlusions. *J Vasc Interv Radiol* 1995; **6**: 665–725.

33 Motarjeme A. Thrombolytic therapy in arterial occlusion and graft thrombosis. *Semin Vasc Surg.* 1989; **2**: 155–178.

34 Raval AN, Karmarkar PV, Guttman MA *cp* Real-time magnetic resonance imaging-guided endovascular recanalization of chronic total arterial occlusion in a swine model. *Circulation.* 2006; **113**: 1101–7.

实战病例 1 ～ 3

病例 1：如果一个病人来就诊的原因是溃疡，请仔细询问病史。

一位 56 岁的变性女性，主因足背部 4×5 cm 不愈合溃疡 3 个月就诊。该患者既往被诊断为特发性心肌病。该患者有高脂血症和烟草滥用病史。进一步追问病史，该患者有间歇性双侧跛行。在截肢前，由于有可能存在心脏方面的问题，该患者就诊于心脏科。我们决定进行血管造影。

血管造影提示：SFA 在进入收肌管处长段100% 闭塞。通过使用对侧的方法，6 F Wildcat catheter（Avinger，Redwood City，California）轻易通过闭塞病变处（图 30.19b）。图 30.19c 证实 Wildcat catheter 进入相对正常的 SFA- 腘动脉段。笔者使用 0.9 mm 激光导管（Spectranetics，Colorado Springs，Colorado）对病变进行销蚀。

在用 2 cm×6 mm AngioScore balloon（Fremont，California）扩张后，植入了 6 mm×4 cm 的自膨胀支架（Medtronic，Minneapolis，Minnesota）（图 30.19d）。术后患者血供得以改善，随访 1 周时，足部溃疡已有改善。

结论

临床病史提示患者患有外周疾病时，很有必要进行外周血管造影，必要时进行干预改善外周血流。笔者怀疑这个患者的心肌病极有可能是缺血性心肌病。笔者将在她的伤口愈合以后进一步评估。

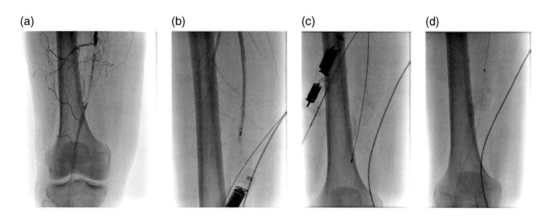

(a) (b) (c) (d)

图 30.19 （ a ～ d ）治疗过程

病例 2：TPA 需要给到合适的位置

43 岁女性患者，主因足背部 2×3 cm 溃疡不愈合 3 个月，由创伤诊所送诊。该患者不吸烟、无糖尿病，但是有厌食性神经衰弱和蛋白质 C 缺乏症。

1 个月前，她由当地医院内科医生转诊给血管外科医生。外科医生未能通过她的 CTO 病变，注射了 52 小时的 TPA，还是不能通过。外科医生建议患者进行锻炼，如果间歇性跛行加重时再次就诊。伤口未能愈合，患者出现静息跛行。

使用对侧方法完成造影（图 30.20a）。闭塞段位于两个大的侧支之后。腘动脉显影不清（图 30.20b）。膝下动脉稀少（图 30.20c）。使用 5 F Wildcat 导管很容易通过 CTO 病变（图 30.20d）。在推送 Wildcat 导管通过腘动脉时，虽然推送较容易，但是 Wildcat 导管出现卡住的情况（图 30.20e）。笔者既不能推送也不能回撤导管。最终，在对侧 6 F 鞘的支撑下，笔者使用了较大的力量才将导管拔除。

退出导管后，造影提示我们已经充分地使 CTO 节段再血管化（图 30.20f）。因此，尽管造成了明显的夹层，笔者小心操控 Whisper（Abbott Vascular，Abbott Park，Illinois）导丝通过闭塞段。在球囊（AngioScore，Fremont，California）扩张后，夹层吸收，完全闭塞处两支血管向远端良好供血（图 30.20g）。

在 CTO 开通后一个星期以内，患者的伤口已经改善。回顾图 30.21a，笔者怀疑血管外科医生并没有把 TPA 在闭塞处给药，而是给在侧支循环处。使用 Wildcat 可以通过阻力严重的 CTO 病变。但是，较硬的探针部陷入了钙化斑块中。很幸运的是，笔者在没有对血管造成永久性创伤的情况下，成功移除了探针。

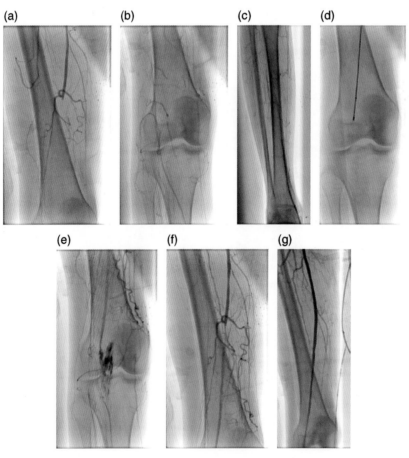

图 30.20　（a～g）治疗过程

病例 3：腋动脉闭塞病例

57 岁女性患者，主因双侧和右臂间歇性跛行就诊。她的冠状动脉疾病因素包括慢性吸烟史和高脂血症（图 30.21a）。笔者首先处理了她的膝下动脉病变。然后处理她的右侧腋动脉闭塞，据病史推断至少闭塞 6 年。6 年前，她曾经就诊于血管外科，做完造影后血管外科医生告诉她无法开通。

笔者首先采用右侧腹股沟入路和右侧肱动脉入路。造影提示腋动脉仍为闭塞。在锁骨下动脉的参考图帮助下，笔者采用桡动脉方法进入了腋动脉。6 F Wildcat 导管（Avinger，Redwood City，California）（图 30.21b）通过闭塞病变并证实（图 30.21c）。笔者使用 6 mm×4 cm AngioScore（Fremont，California）球囊进行了成形术。之后，6 mm×8 cm IDEV 支架（Webster，Texas）植入，取得了良好的结果（图 30.21d）。

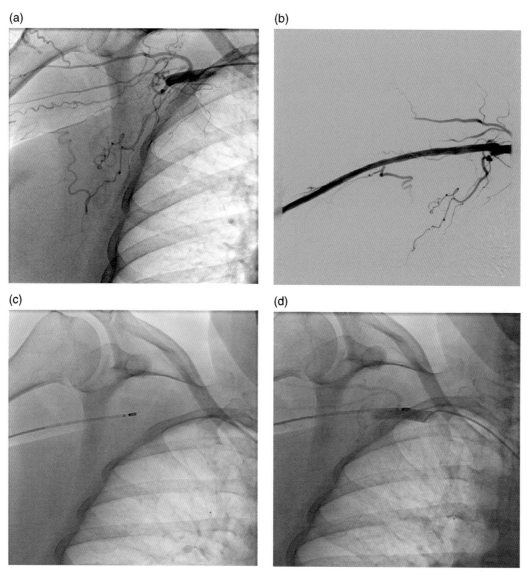

(a) (b) (c) (d)

图 30.21 （a ～ d）治疗过程

31 第 31 章

高频机械振动方式的血运重建

Eberhard Grube & Lutz Buellesfeld
HELIOS Heart Center，Siegburg，Germany

（祝 领 译）

慢行闭塞病变成功 PCI 的首要条件是导丝通过闭塞病变。为了达到这一目的，人们采用了很多技术和设备，如锥形头导丝和亲水导丝[1-2]、光学相干技术引导下射频消融导丝[3-4]、钝性切割和激光技术等[5-7]。这些技术方法是否能成功地解决 CTO 和术者的手术技术也密切相关，寻找一个简单可靠的有效方法解决 CTO 仍然任重道远。

我们报道了一种通过机械振动方法来定向消除斑块的新技术。这项技术来源于冠状动脉及外周动脉的血管内超声斑块治疗技术。高能量的超声波可以使局部生物组织产生声空化效应、局部升温并机械振动。在体研究发现，超声消融技术可以使斑块变成微观颗粒，斑块 90% 以上的成分会形成直径小于 $20 \sim 25\ \mu m$ 的微观颗粒[8-9]。高频超声波能否选择性地穿透斑块取决于斑块及其邻近组织的弹性，而组织弹性主要取决于胶原蛋白的含量。动脉的肌层内含大量的胶原蛋白，动脉粥样硬化斑块中也含有胶原蛋白，但这种是非正常的胶原蛋白，斑块的弹性明显低于邻近的动脉壁。当对斑块进行高频振动时，在一定水平的能量条件下，与弹性好的动脉壁相比，弹性差的动脉粥样硬化斑块更容易变形和裂解。斑块的裂解主要是由于高频振动引起探头尖端在坚硬的斑块上快速移动；而正常的动脉壁由于弹性比较好，可以避开探头尖端而不会受到损伤。过去因为探头尺寸太大以及缺少设备，这项技术未能在冠状动脉中得到应用[10-12]。现在新型的 Crosser 系统因为拥有更小的探头而使这项技术得到应用。

Crosser 系统

Crosser 系统（FlowCardia，Inc.，Sunnyvale，CA）使用高频机械振动脉冲的方式裂解钙化及非钙化斑块。这套系统由发生器和探头导管两部分组成（图 31.1），首先由发生器发送高频的电流给传感器，传感器将电流信号转换成高频的机械振动，然后传送到探头顶端。传感器的频率接近 21 kHz。探头导管的设计是单轨通道，可以让导丝通过探头。当探头导管采用高频机械振动使斑块裂解后，导丝通过探头导管就可以通过慢性闭塞病变。

发生器是可以重复使用的，而探头是一次性的。在介入手术中，两者由一层薄膜包裹，确保无菌。

临床研究结果

一项前瞻性注册研究纳入了 2002 年 12 月至 2004 年 1 月欧洲四个中心共 53 名患者，这 53 名患者存在 55 处慢性闭塞病变，并且适合行 PCI 治疗。所有患者闭塞病变形成至少 1 个月以上，并且 TIMI 血流为 0 级或 1 级；都尝试过传统的方法来开通闭塞血管并且失败了。

试验分为两个阶段，第一阶段称为可行性阶段，包括 30 处闭塞病变，用于评估技术安全性及设备改进。第二阶段称为评估阶段，包含 25 处闭塞病变，用于评估设备的有效性（在设备改进的

Chronic Total Occlusions：*A Guide to Recanalization*，Second Edition. Edited by Ron Waksman and Shigeru Saito.
© 2013 John Wiley & Sons，Ltd. Published 2013 by John Wiley & Sons，Ltd.

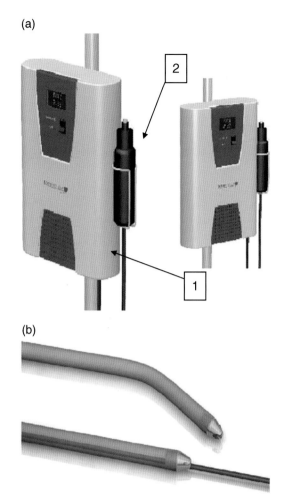

图 31.1　Crosser 系统的组成部分。(a) Crosser 电子元件包括发生器(1)和换能器(2)。(b) Crosser 导管分为预塑形和直头(有导丝的)两种

基础上在探头导管上加上一层亲水涂层)。

两个阶段主要的不同除了设备的熟悉度不一样外,第一阶段的探头导管直径是 1.3 mm,在弯曲的病变中经常被卡住。第二阶段,对探头导管的末端加上一层亲水涂层以及导管直径变为 1.1 mm 后,可操控性明显提高。

所有纳入患者在使用高频机械振动设备前都尝试采用传统方法开通闭塞病变,在传统方法失败后才使用 Crosser 系统。Crosser 的探头导管穿在导丝上,然后沿着导丝抵近到 CTO 斑块的纤维帽上,再将导丝撤回探头导管内。导丝撤回导管内后,Crosser 系统通电,导管开始慢慢地对斑块进行高频机械振动。一般情况下,我们通常用冠状动脉闭塞病变两端的血流评估闭塞病变的长度,将显影的闭塞段的远段拿来作为路标。术者在手术过程中随时都会用到导丝。当导丝通过病变并且确认在血管真腔内后,随后就是用球囊对病变

进行扩张以及支架植入。Crosser 系统探头导管使用之前需要 5 分钟的激活启动时间,然后就可以使用其尝试开通 CTO。当导管激活后 15 分钟内仍未能开通闭塞病变,将判定为手术上和技术上的失败,患者将按照正常住院程序进行治疗。

在第一阶段,共有 46.7% 的闭塞病变开通,并且设备有效性只有 40%。随访的 30 天内,没有发生高频振动及造影相关的临床不良事件及并发症。根据第一阶段的使用经验对仪器进行了调试,调试后的设备将用于第二阶段的试验。

在第二阶段,调试完成的设备有效性为 76%(表 31.1),两个阶段的平均设备有效性为 56.4%。两个阶段都很安全,主要心血管事件发生率为 0%,尤其没有冠状动脉穿孔和心包填塞发生。

表 31.2 总结了 Crosser 系统未能开通的 CTO 病变的原因,导丝或者探头导管进入夹层是主要原因。该研究中,Crosser 系统使用的平均时间是 2 min 51 s。

临床影响及未来展望

该研究证明,当传统方法开通 CTO 失败时,高频机械振动方法开通 CTO 是可行的、可耐受

表 31.1　研究终点的小结(n = 55 病变)

	可变阶段 (n = 30)	关键阶段 (n = 25)	所有 (n = 55)
技术成功, n(%)	14(46.7)	19(76.0)	33(60)
器械有效, n(%)	12(40.0)	19(76.0)	31(56.4)
临床成功, n(%)	12(40.0)	19(76.0)	31(56.4)

表 31.2　Crosser 器械未能通过 CTO 的原因(n = 55 lesions)

	病变数量
不能推送至闭塞处	3
通过闭塞无进展	5
部分通过闭塞	2
导丝或 Crosser 在内膜下	8
术者由于以下原因放弃手术 非靶血管痉挛	1
病人在整个手术过程中有胸痛	1
远端纤维帽处血管瘤	1
远端靶血管不可见	1

的并且是安全的。虽然该研究样本量较少，但是76%的成功率还是让人很受鼓舞的，并且该系统使用过程是安全的。高频机械振动开通血管后，没有患者出现临床并发症及末梢血管栓塞引起的后遗症，如心动过缓、血管痉挛。而且，Crosser系统的配置和培训都比较简单。

高频机械振动的一个潜在的重要副作用是由于导管的高频机械振动引起的局部组织发热。不过 Crosser 系统的探头导管产生的热量 95% 集中在导管末端周围组织。

Crosser 系统虽然在上一代的基础上有了很大的技术进步，但是还有改进的空间。导管头端在弯曲的血管中通过还存在一定局限性，因为右冠状动脉常合并明显的迂曲。导管操控性不佳导致经常出现导管通过病变时进入侧支或者导管放置位置不合适的情况。如果加用预成型导管或者在导丝引导下，可能 Crosser 导管就可以避免上述情况。在该研究中，为了提高导管的可操控性，在一些病例中尝试使用了头端有一定角度的探头导管，但是并没有很好的效果，导管的操控性欠佳及缺少导丝的指引使得这种头端成角的导管使用很少。新版本的设备如果能够解决这些问题，那么更多的慢性闭塞病变将会得到成功治疗。

参考文献

1 Corcos T, Favereau X, Guerin Y *et al.* Recanalization of chronic coronary occlusions using a new hydrophilic wire. *Catheter Cardiovasc Diagn* 1998; **43**: 83–90.

2 Saito S, Tanaka S, Hiroe Y *et al.* Angioplasty for chronic total occlusion by using tapered-tip guidewires. *Catheter Cardiovasc Intervent* 2003; **59**: 305–311.

3 Chen WH, Ng W, Lee PY *et al.* Recanalization of chronic and long occlusive in-stent restenosis using optical coherence reflectometry-guided radiofrequency ablation guidewire. *Catheter Cardiovasc Intervent* 2003; **59**: 223–229.

4 Hoye A, Ondewater E, Cummins P *et al.* Improved recanalization of chronic total coronary occlusions using an optical coherence reflectometry-guided guidewire. *Catheter Cardiovasc Intervent* 2004; **63**: 158–163.

5 Whitbourn RJ, Cincotta M, Mossop P *et al.* Intraluminal blunt microdissection for angioplasty of chronic coronary total occlusions. *Catheter Cardiovasc Intervent* 2003; **58**: 194–198.

6 Hamburger J, Serruys PW, Scabra-Gomes R *et al.* Recanalization of total coronary occlusions using a laser guide-wire (the European TOTAL surveillance study). *Am J Cardiol* 1997; **80**: 1419–1423.

7 Hamburger JN, Gijsbers GHM, Ozaki Y *et al.* Recanalization of chronic total coronary occlusions using a laser guide wire: A pilot study. *J Am Coll Cardiol* 1997; **30**: 649–656.

8 Siegel RJ, Fishbein MC, Forrester J *et al.* Ultrasound plaque ablation. A new method of recanalization of partially or totally occluded arteries. *Circulation* 1988; **78**: 1443–1448.

9 Rosenscheim U, Bernstein JJ, Disegni E *et al.* Experimental ultrasound angioplasty: disruption of atherosclerotic plaques and thrombi *in vitro* and arterial recanalization *in vivo. J Am Coll Cardiol* 1990; **15**: 711–777.

10 Siegel RJ, Gunn J, Ahsan A *et al.* Use of therapeutic ultrasound in percutaneous coronary angioplasty: experimental *in vitro* studies and initial experience. *Circulation* 1994; **89**: 1587–1592.

11 Cannon LA, John J, LaLonde J. Therapeutic ultrasound for chronic total coronary artery occlusions. *Echocardiography* 2001; **18**: 219–223.

12 Siegel RJ, Gaines P, Crew JR *et al.* Clinical trial of percutaneous peripheral ultrasound angioplasty. *J Am Coll Cardiol* 1993; **22**: 480–488.

CTO 消蚀技术

Etsuo Tsuchikane

Toyohashi Heart Center，Toyohashi，Japan

（祝　领　译）

药物洗脱支架的植入极大地避免了慢性完全闭塞（CTOs）成功再通后再狭窄的发生[1-4]。尽管其治疗效果很好，但在含有严重钙化和偏心病变的复杂解剖结构中，药物洗脱支架仍然具有挑战性。在这一章中，我们会论述在药物洗脱支架时代斑块消蚀的适应证和技术，并举例说明。在这一章的末尾，读者将会了解到斑块消蚀在现代介入性心脏病学中的作用。

斑块消蚀的适应证

严重钙化病变的管理对介入性心脏病专家来说是一个巨大的挑战。从技术角度来看，这些形态学的几何结构和硬度的异常通常会影响介入器械的通过和展开。为了解决这种复杂的病变，应考虑斑块消蚀。在 CTO-PCI（经皮冠状动脉介入治疗）中冠状动脉内旋磨术（rotational atherectomy，RA）和定向性斑块旋切术（directional coronary atherectomy，DCA）是最常使用的两种斑块消蚀技术。此外，一种新引入的斑块消蚀系统—SilverHawk 被认为在介入治疗中是最有前景的。

冠状动脉内旋磨术使用一种高速的、尖端为钻石的钻头，可将血栓粉碎成微小粒子。定向性斑块旋切术使用的导管，其尖端配置一个装有叶片的转子，可以切掉斑块，切掉的斑块碎片将被收集在一个微小的容器中。SilverHawk 斑块切除系统含有一个斑块旋切装置，可以穿过动脉管腔。

它包括一个微小的旋转刀片，可切除病灶处的斑块，切除的物质被收集在设备尖端的一个容器里，并从患者体内取出。

冠状动脉内旋磨术（RA）

RA 是通过将粥样硬化物质变为成千上万个比红细胞小的微粒来去除斑块的。它适用于有严重钙化的巨大斑块。在 CTO 中，巨大斑块被认为会影响支架的充分扩张和（或）加速支架扩张后支架内膜的增殖。

CTO 病变进行斑块消蚀需要仔细地对病例进行选择。例如，如果传统的导丝进入内膜下，应该避免使用 RA。血管内超声检查可能有助于确定是否合适使用 RA。RA 的禁忌证包括严重充血性心力衰竭或血管严重弯曲。此外，RA 技术被认为是手术成功的一个重要因素。由于 CTO 病变有斑块负荷，且前向血流不充足，应小心地推进旋转钻头，以防止出现无复流现象。谨慎选择病例和有效的手术方法是取得手术成功、避免严重并发症的关键。

除非病变处能达到满意的扩张，病变顺应性更好，否则不可能完成理想的支架植入。严重钙化斑块病变的充分准备有利于支架送达病变部位、支架更好地扩张贴壁和药物释放更均匀。RA 可以帮助进行最大限度的病变准备，使药物洗脱支架可以在高度钙化的病变处达到完全扩张，从而预防再狭窄。

如果进行 RA，需要用到 OTW 球囊或 3 F 导管，使用旋磨导丝（Boston Scientific，Natick，MA）替代普通工作导丝。在必要时使用 OTW 球囊进行预扩张。旋磨钻头的大小是根据血管的大小来确定的。应该使用 IVUS 成像来确定钻头的大小。高速 RA 是首选，因为药物洗脱支架要在斑块切除术后植入。案例说明参见图 32.1。

定向冠状动脉斑块旋切术

定向冠状动脉斑块旋切术（DCA）用以切除闭塞性冠状动脉粥样硬化，是唯一一种操作人员决定斑块切除方向的设备。虽然在支架植入前使用 DCA 进行斑块消蚀可以降低复杂病例再狭窄的发生率[5-6]，但关于 CTO 消蚀策略的研究很少。此外，CTO 的形态学特征并不总是适用于

DCA。因此，DCA 在 DES 时代起着非常有限的作用。在目前的临床实践中，我们认为 DCA 仅适用于左前降支（LAD）开口处 CTO 的年轻患者。在这种情况下，最理想的斑块消蚀旨在防止 DES 植入，从而使双重抗血小板治疗使用一个月就可以终止。

要进行 DCA，IVUS 的使用是必不可少的。要根据血管造影和 IVUS 的发现以及患者的临床情况来选择适合于 DCA 的病变。DCA 不能用于直径小于 2.8 mm 血管内的病变、通过 IVUS 评估表面钙化弧度大于 180° 的病变、支架或 DCA 术后再狭窄的病变、无防护的左主干病变、主动脉开口处病变、旁路移植处病变、血栓负荷重的病变或急性心肌梗死病例。案例说明请参

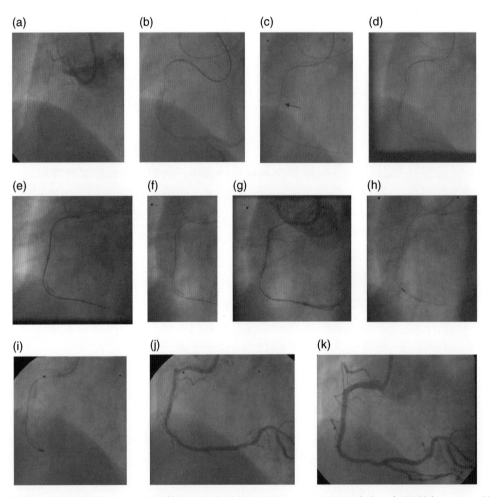

图 32.1　右冠长 CTO 伴严重钙化。（**a**）虽然使用锥形头端导丝（Confianza）通过病变，但是所有 1.5 mm 的球囊均不能通过。（**b**）穿通导管（Tornus）使用仍不能通过最狭窄部（**c** 图箭头）。因此，再通过一根硬导丝（Miraclebros 12）以挤压硬斑块，但是球囊仍不能通过，所以再放入第 3 根导丝（**e**）。撤回两根导丝后，1.5 mm 球囊最终通过（**f**）。前向血流获得（**g**）。这项技术应被称为"挤压斑块技术"，为确保 DES 通过，用 1.25 mm 和 1.75 mm 的施磨头分别施磨（**h**，**i**），在血管修饰后（**j**），植入 3 枚 Cypher 支架未遇到阻力，造影结果完美（**k**）。

见图 32.2。

SilverHawk 斑块切除系统

SilverHawk 斑块切除系统最近在美国获批用于外周血管，在欧洲获批用于冠状动脉和外周血管。该装置由两部分组成：一个导管和一个手掌大小的驱动装置。所有设备的功能都是由位于驱动单元上的单个开关控制。导管顶端的一个微小叶片在激活时旋转并从动脉壁上清除斑块。每次通过后，刀具通过锥体收集组织，最大限度地提高收集室的存储容量。该装置可用于治疗非常长的血管段，并可去除 100 ~ 200 g 或更多的斑块。由于 CTO 有着巨大的斑块负荷，因此可以期望利用该设备来改善现代 CTO-PCI 的治疗结果。遗憾的是，该设备尚未在日本获得批准，但它终将适用于 CTO-PCI。

CTO-PCI 预后

在裸金属支架（BMS）时代，斑块消蚀减轻了 CTOs 中的巨大斑块负荷，在减少再狭窄方面发挥了重要作用[7-8]。然而，在药物洗脱支架时代，斑块消蚀的作用仅限于促进支架植入成功。日本的一项研究表明，在支架植入前进行旋转或定向的动脉粥样斑块切除术，手术并发症的发生率较高，限制了斑块消蚀技术在某些病变部位的使用[9]。这项研究是在基于植入裸金属支架进行的，是一个多中心、前瞻性的随机对照试验，用于评估支架植入前进行 CTOs 消蚀的有效性。本研究的主要终点事件是 6 个月内的血管造影再狭窄率。次要终点事件为 1 年内的手术相关事件发生率和主要心血管不良事件（MACE）。手术相关事件包括：30 天内的 MACE 事件（死亡、Q 波心

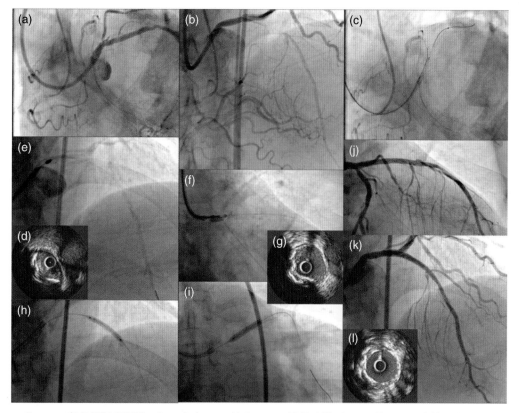

图 32.2 LAD 和 CTO 病变伴轻度钙化。（**a/b**）在 LCx 放入 IVUS 导管确认了 CTO 的入口，中等硬度导丝（Miraclebro 3）通过病变。用 1.5 mm 球囊扩张后行 IVUS 提示 LAD 和斑块负荷重但钙化较轻，可用 DCA 行斑块销蚀（**d**）。但是，LAD 近端的表浅钙化可能会导致 DCA 器械的鼻锥部不能通过。为了保证通过，使用 2.0 mm 的旋磨头进行旋磨（**e**）旋磨后，IVUS 指导进行 DCA。（**f**）LAD 开口部的斑块被成功切除。（**g**）从而避免了 DES 植入后斑块向 LCx 移位，LAD 中段植入 3.0 mm Cypher 支架，LAD 开口植入 3.5 mm Cypher 支架，支架未突入左主干。（**i**）造影结果满意。（**j/k**）最终 IVUS 影像证实支架梁膨胀良好，没有斑块移位至 LCx（**l**）

肌梗死、冠状动脉旁路移植术、靶血管再血管化、亚急性血栓形成）、手术失败（血流障碍、残余狭窄、支架不能送达病变部位），以及手术并发症（穿孔、短暂无血流、非 Q 波心肌梗死）。在这项研究中，斑块消蚀组手术相关事件的发生率显著高于未消蚀组（18.1 vs 9.4%，P = 0.04），未消蚀组相比，斑块消蚀组的患者再狭窄率较低（23.8 vs 34.6%，P = 0.072）。

斑块消蚀在 CTO-PCI 中的作用

只有病变部位达到充分的扩张，支架才能顺利植入[5]。在这种情况下，RA 在伴有严重钙化的患者中仍然发挥着重要作用，它能促使支架成功植入，并能使支架完全扩张[6]。这些病变进行 RA 准备的目的是促进支架的递送，减少斑块的移位，并使支架充分扩张。支架在钙化病变处容易扩张不良，容易发生支架内在狭窄[10]。Clavijo 等报道了冠状动脉内旋磨术对经过冠状动脉重度钙化病变 DES 治疗的疗效，该研究在 150 名患者中进行（69 名患者植入 DES，没有行旋切术，81 名患者进行旋切术，以促进 DES 的植入）。两组患者的临床成功率是相同的，两组间的再入院率无差异。在 6 个月内，病变部位的血管重建率在仅接受 DES 组中为 4.9%，同时接受 RA 和 DES 组为 4.2%（P = ns）。雷帕霉素洗脱支架在复杂的严重冠状动脉钙化病变患者中使用效果良好，相关事件发生率低[11]。虽然在本研究中没有观察到明显的差异，但结果表明，对于伴有冠状动脉严重钙化病变的 CTO，支架植入前进行 RA 对于改善 DES 的植入效果起着重要作用，否则支架可能不能得到充分扩张。

为了确定在药物洗脱支架植入分支病变前进行定向斑块旋切术去除斑块的疗效，一个多中心、非随机、前瞻性试验在日本进行。该试验共纳入 99 名患者，平均随访周期为 259±79 天。在随访中 89 名患者进行了血管造影（随访率 90%），主干及分支血管再狭窄率分别为 1.1%（1/89）和 3.4%（3/89），本研究的主要终点事件是总的再狭窄率，为 4.5%（4/89）。在 96 名患者中完成了一年的临床随访（占整个队列的 97%）。没有患者发生死亡、冠状动脉旁路移植术或心肌梗死，没有

观察到支架血栓形成。然而，一名患者（1%）的主干和另一名患者（1%）的侧支中需要 TLR[12]。定向斑块旋切术为理想且简单的药物洗脱支架植入提供了最佳的解剖条件，因为它可以清除位于 LAD 开口处 CTO 的大量动脉粥样硬化斑块。在没有左主干病变的 CTO 中，斑块旋切术可以使没有斑块延伸到回旋支的 LAD 开口病变植入药物洗脱支架。在有左主干病变的患者中，在定向斑块旋切术后，可采用 BSKT 技术在左主干及前降支开口植入支架。这些斑块旋切后的药物洗脱支架植入可以降低侧支的再狭窄率，这在目前的支架技术中是很常见的。

总结

在药物洗脱支架时代，斑块消蚀仅限于单纯使用常规血管成形术不能得到满意疗效的某些复杂病变。在药物洗脱支架植入前通过斑块消蚀进行病变准备可能是一种提高支架植入成功率而不影响临床预后的合适方法。

参考文献

1 Werner GS, Krack A, Schwarz G et al. Prevention of lesion recurrence in chronic total coronary occlusions by paclitaxel-eluting stents. *J Am Coll Cardiol* 2004; **44**: 2301–2306.

2 Migliorini A, Moschi G, Vergara R et al. Drug-eluting stent-supported percutaneous coronary intervention for chronic total coronary occlusion. *Catheter Cardiovasc Interv* 2006; **67**: 344–348.

3 Nakamura S, Muthusamy TS, Bae JH et al. Impact of sirolimus-eluting stent on the outcome of patients with chronic total occlusions. *Am J Cardiol* 2005; **95**: 161–166.

4 Hoye A, Tanabe K, Lemos PA et al. Significant reduction in restenosis after the use of sirolimus-eluting stents in the treatment of chronic total occlusions. *J Am Coll Cardiol* 2004; **43**: 1954–1958.

5 Palmer ND, Nair RK, Ramsdale DR. Treatment of calcified ostial disease by rotational atherectomy and adjunctive cutting balloon angioplasty prior to stent implantation. *Int J Cardiovasc Intervent* 2004; **6**: 134–136.

6 Moses JW, Carlier S, Moussa I. Lesion preparation prior to stenting. *Rev Cardiovasc Med* 2004; **5**(suppl 2): S16–S21.

7 Braden GA, Young TM, Love WM et al. Rotational atherectomy of chronic total coronary occlusion is associated with very low clinical rates: the treatment of choice. *J Am Coll Cardiol* 1999; **33**: 48A.

8 Tsuchikane E, Otsuji S, Awata N et al. Impact of pre-stent

plaque debulking for chronic total occlusions on restenosis reduction. *J Invasive Cardiol* 2001; **13**: 584–589.

9 Tsuchikane E, Suzuki T, Asakura Y *et al.* and DOCTORS Investigators. Debulking of chronic coronary total occlusions with rotational or directional atherectomy before stenting. *Int J Cardiol* 2008; **125**: 387–403.

10 Hadjimiltiades S, Tsikaderis D, Louridas G. Rotational ablation of unexpandable sirolimus-eluting stent. *J Invasive Cardiol* 2005; **17**: 116–117.

11 Clavijo LC, Steinberg DH, Torguson R *et al.* Sirolimus-eluting stents and calcified coronary lesions: clinical outcomes of patients treated with and without rotational atherectomy. *Catheter Cardiovasc Interv* 2006; **68**: 873–878.

12 Tsuchikane E, Aizawa T, Tamai H *et al.* PERFECT Investigators. Pre-drug eluting stent debulking of bifurcated coronary lesions. *J Am Coll Cardiol* 2007; **50**: 1941–1945.

振动血管成形术

Lampros K. Michalis
University of Ioannina，Ioannina，Greece

（张荣怀 译）

引言

振动血管成形术最初出现于 1993 年[1]。该技术促进常规冠状动脉导丝通过难过性病变，使得经皮介入手术顺利进行。目前，已经证明，在操作困难的慢性冠状动脉完全闭塞病变（CTOs）、慢性长段股腘动脉完全闭塞病变及慢性膝下动脉完全闭塞病变中，应用振动血管成形术可顺利完成手术。

技术描述

振动血管成形术工作流程如下：常规冠状动脉成形术导丝（0.014 英寸）通过整体交换式导管，1～5 mm 导丝从远端伸出，而导管和导丝的近端钳在振动血管成形术装置上（图 33.1）。

振动血管成形术装置（Medical Miracles，UK）是一个 CE 认证的手持式机动装置，可在导丝里产生频率为 16～100 Hz 的往返和横向运动。导丝的运动可以通过导管传递，在导管远端伸出的导丝末端产生一个复杂的运动（往返运动，频率两倍于往返运动的横向运动频率，节点驻波）。运动的程度取决于往返运动的频率（该装置允许术者选择其频率）和伸出的导丝长度（也可由术者选择）。伸出的导丝短，则导丝的运动主要是往返运动，如果较长，则运动将更为复杂。

在手术的任何时候，该装置都可以连接在任意的血管成形术导管导丝联合装置的导丝上，而

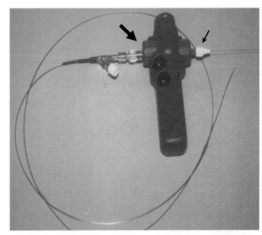

图 33.1 振动血管成形术装置，连接着一个整体交换式血管成形术导管和一个冠状动脉成形术导丝。球囊导管的近端连接到本装置的前端（粗箭头），而血管成形术导丝在通过本装置后连接在其远端（细箭头）

且可以任意控制运动时间，不需要另外增加手术人员，为手术人员更灵活地操作振动血管成形术装置提供了便利。该技术的设想是通过击碎血栓起始端的坚硬部分或者通过寻找现存的细微通道，从而使导丝到达血管残留的真正管腔。联合振动血管成形装置和目前已有的治疗 CTOs 的各种规格的导丝（扭矩好，导丝尖端大量不同的特性，如硬度、亲水性等）使该技术有非常好的应用前景。振动血管成形装置与通过股动脉和桡动脉的冠状动脉成形术使用的各种尺寸导管或鞘管都兼容。该装置与任何 0.014 英寸的传统冠状动脉导丝都兼容。使用该装置时导丝尖端极速的探查运动导致导丝尖端的破坏程度远大于传统的手动操

Chronic Total Occlusions：A Guide to Recanalization，Second Edition. Edited by Ron Waksman and Shigeru Saito.
© 2013 John Wiley & Sons，Ltd. Published 2013 by John Wiley & Sons，Ltd.

作。后面的实验数据支持此论断。

振动血管成形术操作流程

启动该装置时，轻轻推进整体交换式血管成形术导管以增加往返运动产生的穿透效果，减小横向运动探查血栓管腔时的阻力。在不同的体位进行造影，以确保导丝沿着预期的路线行进。如果导丝没有达到预期目标，关闭该装置，轻轻将整体交换式血管成形术导管向后撤，手动重新定向导丝。当导丝尖端变形时，可以用相同或者略有不同的导丝替换（通常导丝的尖端会更小、更浅）。在慢性闭塞性病变进展过程中，联合球囊导管和导丝手术暂停的情况并非少见。在这种情况下，术者可选择相同或者不同型号的导丝，在血栓内手动操作。在最初硬导丝进入血栓后，有很好力矩的软导丝往往更容易通过血栓。随后，主要通过双侧造影确定导丝在管腔内的位置后，术者可尝试应用相同的球囊导管或者低剖面单轨球囊通过血栓。应用现有的技术，仅仅约 8% 的手术导丝可以成功通过闭塞而球囊导管无法通过（数据未发表）。

优点和潜在的缺点

振动血管成形术是一种可以短时间掌握的技术。这提高了术者的熟练程度，可以将传统装置（整体交换式血管成形术导管和冠状动脉导丝）连接到振动血管成形术装置。振动血管成形术的装置不能作为应用高能量处理血栓的装置，而是熟练的术者处理 CTOs 过程中出现的不同问题的另

一项器械。未发表的数据显示，应用该技术减少了辐射暴露的时间和造影剂的使用量。

目前，本装置是一次性使用的。当振动血管成形术装置用于慢性动脉完全闭塞病变的治疗时，可控的向前做贯穿运动和搜寻低阻力通道的导丝与该装置联合使用，具有防止损伤的效应，实验研究显示，振动血管成形术比手动操作的动脉损伤小[2]。

振动血管成形术装置限用于极度弯曲和血栓位于急性弯曲之后，这主要是由于导丝的运动受限。

实验经验

实验检测了正常羊冠状动脉使用冠状动脉软导丝的损伤程度。手动和振动导丝都导致了明显的血管损伤，但是振动导丝造成的损伤程度小（表 33.1 和图 33.2）[2]。

临床经验

慢性冠状动脉完全闭塞病变

已发表的数据显示，在 6 个心脏中心，208

表 33.1　正常羊冠状动脉振动和手动操作造成的组织损伤对比

	振动血管成形术	传统手工操作	P 值
切片数量（张）	62	50	
受损的切片数量（%）	35.5%	64.0%	0.004
严重受损的切片数量（%）	13.0%	32.0%	0.009

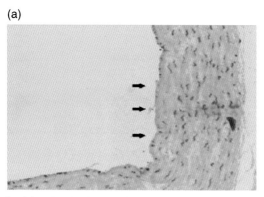
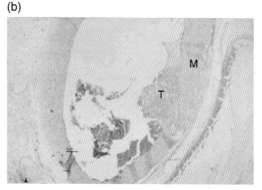

图 33.2　分别应用振动血管成形术（a）和传统手动操作（b）的导丝通过羊冠状动脉后对血管的损伤。（a）在导丝通过后，应用振动血管技术，可见内皮细胞损失（箭头）。（b）导丝通过后手动操作，可见血栓形成（T）和中膜夹层（M）

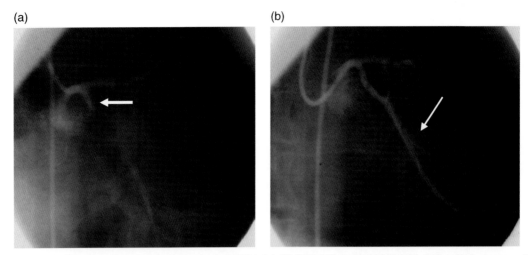

图 33.3 一名首次应用振动血管成形术的患者。(a) 应用振动血管成形术治疗不通畅的冠状动脉左旋支（LCX，近 LCX 处钝头样闭塞，两支小血管起始于闭塞部位，估计闭塞时间为 7 个月）CTO（白色粗箭头）；(b) 最终显示完全再通的 LCX。由于放置双 J 支架有困难（在血管成形术时唯一存在的类型），再通位点遗留了一长段未显示的血管（白色细箭头）

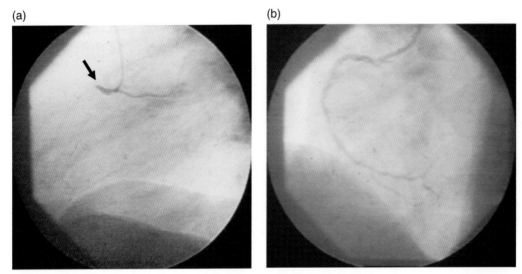

图 33.4 一例相当难通的右冠状动脉主干 CTO（位置靠近分支处，估计闭塞时间为 3 年左右）。(a) 靠近分支处完全闭塞的右冠状动脉（粗黑箭头）；(b) 术后显示右冠状动脉主干完全再通。尽管整个血管的情况不好，但血管成形术成功实施

名 CTO 患者接受了 9 名术者振动血管成形术治疗（图 33.3 和图 33.4）。在这些患者中，应用振动血管成形术，或者作为传统技术治疗失败的替代治疗（115 名），或者作为首选的治疗手段（93 名）。

在 115 名慢性冠状动脉完全闭塞病变的患者（导丝联合传统的技术没有通过血栓者）中应用振动血管成形术的研究结果已经发表[3-5]，结果如表 33.2。本实验的结果显示，最终的成功率分别为 84.3% 和 77.4%，而且无患者死亡。心包填塞和导丝撤退率分别为 0.8% 和 2.6%。

随机多中心研究比较振动血管成形术和传统技术在连续的慢性完全闭塞病变中的治疗效果，结果显示，尽管振动血管成形术的效果并不优于

表 33.2　在 CTO 患者中，传统技术失败后尝试振动血管成形术的所有经验

病例数	115
技术成功，no.（%）	97（84.3）
最终成功，no.（%）	89（77.4）
死亡，no.（%）	0（0）
心包填塞，no.（%）	1（0.8）
血管穿孔，no.（%）	3（2.6）
急性心梗，no.（%）	1（0.8）

传统方法，但应用振动血管成形术减少了辐射暴露时间和造影剂的使用（结果尚未发表）。

评估振动血管成形术治疗不同慢性冠状动脉完全闭塞失败的预测指标为：闭塞的时间（＞6

个月）、闭塞的血管长度（＞15 mm）及应用软导丝。所在的冠状动脉中闭塞位置出现桥侧支、钙化和血栓的形态（突起形成锥形截面）不是手术失败的预测指标。值得注意的是，低龄是围术期并发症发生的独立预测指标[5-6]。

关于治疗难治性慢性冠状动脉完全闭塞病变的一项回顾性研究发现，振动血管成形术优于亲水导丝，其最终的成功率分别为 75% 和 44.4%[5]。

本研究数据显示，在手术之初就使用联合硬导丝的振动血管成形术设备，较少发生动脉夹层，并有着较高的成功率[6]。

慢性外周动脉完全闭塞疾病

在已发表的研究中证明，振动血管成形术治疗慢性外周动脉完全闭塞患者有效（6例股腘动脉闭塞病变和21例膝下动脉闭塞病变）[7-8]（图33.5）。

振动血管成形术依旧是一个有用的工具吗？

在过去的几年里，治疗慢性血管完全闭塞疾病的方法有了长足的进步。主要是由于药物洗脱支架的发明减少了再狭窄的发生，维持了慢性冠状动脉完全闭塞的血管再通的长期效果，从而使介入治疗专家可以非常有效地治疗慢性冠状动脉完全闭塞病变。为了达到此目标，新技术（如逆行管腔再通术）变得非常流行，也出现了可用的新设备（新导丝和微导管），使得目前 CTO 的成功率攀升到 90%。振动血管成形术是一种并未广泛应用的技术，在这些新方法和新设备出现之后并未有机会体现其效用。然而，根据笔者的经验，随着新技术的进步，振动血管成形术的应用潜力已然提升，因为它不基于任何花哨的设备，而是基于现有导丝的特性和术者的技能。随着振动性血管成形术联合新导丝和微导管的使用，CTO 患者的血管正向再通的成功率将会大大提升，这降低了技术相当复杂、并发症相当高的逆向血管再通术的需求。基于上述情况，振动血管成形术可能降低了辐射暴露和造影剂的使用量，这些都是限制 CTOs 患者应用经皮冠状动脉介入治疗的主要因素。另一个没有完全显示的振动血管成形术

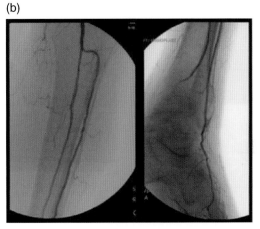

图 33.5 严重下肢缺血患者，应用振动血管成形术再通一支胫前动脉和一支腓动脉。（a）术前，膝盖以下的动脉完全闭塞，完全没有血液流到足部；（b）术后结果显示，胫前动脉和腓动脉完全再通，足部血运完全恢复

的潜力是，它能够用于治疗膝盖以下慢性血管完全闭塞患者。介入心脏病专家也应将严重下肢缺血介入治疗纳入治疗范围，比较直的胫动脉是应用振动血管成形术的理想动脉。然而值得一提的是，如果不说服介入专家更为广泛地使用这项非常有前景的技术，将会导致该技术的消亡。

参考文献

1 Rees MR, Michalis LK. Vibrational angioplasty in chronic total occlusions. *Lancet* 1993; **342**: 999–1000.

2 Katsouras CS, Michalis LK, Malamou-Mitsi VD *et al*. Histologic comparison of vibrating guidewire with conventional guidewire technique in an experimental coronary in vivo model. *Cardiovasc Interv Radiol* 2003; **26**: 454–58.

3 Rees MR, Michalis LK. Activated guide-wire technique for treating chronic coronary artery occlusion. *Lancet* 1995; **346**: 943–4.

4 Michalis LK, Rees MR, Davis JAS *et al*. Use of vibrational angioplasty for the treatment of chronic total coronary

occlusions: preliminary results. *Cathet Cardiovasc Interv* 1999; **46**: 98–104.

5　Michalis LK, Rees MR, Davis JAS *et al*. Vibrational angioplasty and hydrophilic guidewires in the treatment of chronic total coronary occlusions. *J Endovasc Ther* 2000; **7**: 141–8.

6　Rees MR, Michalis LK, Pappa EC *et al*. The use of soft and flexible guidewires in the treatment of chronic total coronary occlusions by activated guidewire angioplasty. *Br J Radiol* 1999; **72**: 162–7.

7　Michalis LK, Tsetis DK, Katsamouris AN *et al*. Vibrational angioplasty in the treatment of chronic femoropopliteal arterial occlusions: preliminary experience. *J Endovasc Ther* 2001; **8**: 615–21.

8　Tsetis DK, Michalis LK, Rees MR *et al*. Vibrational angioplasty in the treatment of chronic infrapopliteal arterial occlusions: preliminary experience. *J Endovasc Ther* 2002; **9**: 889–95.

应用药物洗脱支架治疗慢性冠状动脉完全闭塞病变：血管造影术和预后

David E. Kandzari

Piedmont Heart Institute，Atlanta，GA，USA

（张荣怀　译）

引言

在随机对照临床试验中，与裸金属支架治疗相比，药物洗脱支架（DES）治疗在降低血管再狭窄率和降低再次血管成形术方面有显著的统计学差异。除了随机对照试验之外，在广泛的、未按照严格限制性纳入标准选择患者的观察性研究，已经将 DES 的益处扩展到具有更复杂冠状动脉病变和不同临床情况的患者。尽管经皮冠状动脉再血管化的早期和晚期手术和临床结果取得了这些进展，但慢性冠状动脉闭塞仍然是介入心脏病学中的一项巨大挑战和未解决的难题。虽然在诊断性心导管介入术中约三分之一至多一半被确定为慢性冠状动脉完全闭塞（CTO），但尝试血管重建仅占所有经皮冠状动脉介入治疗（PCI）患者的 10%[1-2]。这种差异不仅突出体现了与 CTO 相关的技术和策略上的局限，也体现了 CTO 血运重建的临床益处的不确定性和传统 PCI 方法开通后出现的再狭窄。因此，本章的目的是，回顾 CTO 血管重建中的治疗原理，总结最近的临床试验结果，并描述未来的研究方向。

DES 在冠状动脉闭塞血管重建中的临床应用

与广泛评估 DES 超出批准的患者和病变适应证不同，直到最近很少有研究支持 DES 在 CTO 血运重建中的临床益处。CTO 再通术后的长期血管通畅不仅与在其复杂病变形态中 DES 的成功置入有关，而且与 CTO 中裸金属支架的临床缺陷有关（血运重建术）。尽管前几次比较球囊血管成形术和裸金属支架置入的试验[3-10]（表34.1）在设计和方法上有很大差异，但是它们的研究结果非常一致，表明 DES 显著降低血管再狭窄、再闭塞和冠状动脉支架置入相关的重复介入治疗。然而，CTO 成功放置支架后的中期和长期结果仍然低于治疗非 CTO 的患者所观察到的结果。在加拿大 TOSCA-1 试验结果证明，复杂病变6个月的再狭窄率和再闭塞率分别超过50% 和10%[3]。在3年的随访中，再闭塞的发生与较高的死亡趋势和重复血管重建显著增加[11]。

考虑到在涉及裸金属支架的 CTOs 血运重建中，靶病变失败率很高，因此设计新的支架以改善再狭窄率和再闭塞率的潜力是相当大的。与更多的非急性闭塞的 PCI 手术相比，CTOs 中支架置入的技术和成功率均较低。需要在 CTOs 对 DES

表 34.1　血管成形术与支架术治疗慢性冠状动脉完全阻塞的随机临床试验。NS =差异不显著

试验	n	再闭塞			再狭窄			靶血管再生		
		PTCA	支架	P值	PTCA	支架	P值	PTCA	支架	P值
慢性冠脉阻塞的支架术（SICCO）[4]	114	26%	16%	0.058	74%	32%	< 0.001	42%	22%	0.025
意大利研究组的冠状动脉闭塞支架术 [6]	110	34%	8%	0.004	68%	32%	0.0008	22%	5%	0.04
Mori 等 [7]	96	11%	7%	0.04	57%	28%	0.005	49%	28%	< 0.05
支架术与经皮血管成形术治疗慢性全闭塞 [5]	85	24%	3%	0.01	64%	32%	0.01	40%	25%	NS
加拿大完全血管闭塞研究（TOSCA）[3]	410	20%	11%	0.02	70%	55%	< 0.01	15%	8%	0.03
完全血管闭塞中支架对再狭窄预防作用 [8]	96	17%	8%	NS	71%	42%	0.032	42%	25%	NS
慢性冠状动脉闭塞支架后支架成形术 [10]	110	14%	2%	0.05	62%	26%	0.01	55%	24%	0.05
原发性冠状动脉闭塞支架成形术（PRISON）[9]	200	7%	8%	0.99	33%	22%	0.14	29%	13%	< 0.0001

安全性和有效性进行系统评价。此外，CTO 再通后未能达到或维持局部区域和整体左心室收缩功能障碍、复发性心绞痛和靶血管再通有关，并导致后期的心脏搭桥手术的增加[12]。考虑到 DES 抑制血管新生内膜的增殖，改善冠状动脉再狭窄，因此，DES 在 CTOs 中具有潜在的临床意义。

当代 DES 治疗 CTO 血运重建试验

雷帕霉素洗脱支架

不同于多个非随机对照研究，观察性研究显示 DES 改善了血管造影和临床效果，只有一项随机试验将 DES 与裸金属支架进行了比较。PRISON Ⅱ 试验中，荷兰的两个中心共 200 名 CTO 患者进行单盲的随机化治疗，应用雷帕霉素洗脱支架（SES；Cypher，Cordis 公司，迈阿密湖，佛罗里达州）或者使用裸金属 VelocityBX 支架（Cordis 公司）[13]。纳入本研究的患者进行了 6 个月血管造影随访，以评估节段内的再狭窄为主要终点事件（最小管腔直径减少 ≥ 50%）。总之，

13% 的患者有糖尿病，55% 的患者有不超过 3 个月的一支冠状动脉完全闭塞，平均血栓和支架长度分别约为 16 mm 和 30 mm。在 6 个月时，SES 治疗显著降低支架内（36% vs 7%，P < 0.0001）和血管内（41% vs 11%，P < 0.001）再狭窄的发生率（图 34.1）。尽管两组患者都至少服用阿司匹林和氯吡格雷 6 个月，但 SES 组显著降低血管再闭塞率（13% vs 4%，P < 0.04）。SES 治疗的血管造影检查结果与临床疗效相一致，尤其是 12 个月时裸金属支架和 SES 治疗患者的靶血管重建的发生率分别为 21% 和 5%（P = 0.001）。SES 治疗后 5 年内，患者的受益情况一直持续存在，表现为靶血管重建（30% vs 12%，P = 0.001）和主要心脏不良事件（36% vs 12%，P < 0.001）显著降低（图 34.2[14]）。值得注意的是，8 名 SES 治疗的患者中，有 1 名使用裸金属支架治疗的患者有明确的或可能的支架内血栓（P = ns）。

除了这个随机试验，最近一些中等规模的研究观察了 CTO 患者应用 DES 治疗的临床预后，支持 DES 可能在 CTO 患者中获得与非复杂血栓病变相

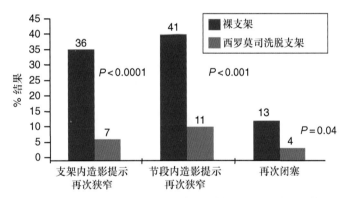

图 34.1 PRISON Ⅱ 试验中患者 6 个月的血管造影结果。ABR 表示血管造影再狭窄率

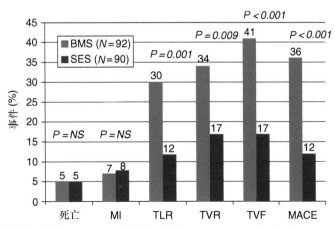

图 34.2 PRISON Ⅱ 试验五年临床结果。MACE，主要心脏不良事件；MI，心肌梗死；TLR，血栓血管重建；TVF，靶血管未通；TVR，靶血管再通

同的降低靶血管重建的需求（表 34.2[15-24]）。在一项回顾性研究中，122 名慢性冠状动脉完全闭塞给予 SES 治疗（n = 144 血栓）的患者与以前的 259 例裸金属支架治疗的患者进行了临床疗效和血管造影结果的比较（n = 286 处血栓）[15]。6 个月后，接受 SES 治疗的患者主要不良心血管事件发生率明显较低（16.4% vs 35.1%，P < 0.001），主要是由于靶血管再通率显著降低（7.4% vs 26.3%，P < 0.001）。在 SES 组中，有 9.2% 的患者发生了再狭窄，而裸金属支架组为 33.3%（P < 0.001）。多因素分析显示，6 个月内主要不良事件的重要预测因素是裸金属支架（RR：2.97；95%CI：1.80 ~ 4.89）、血栓长度（RR：2.02；95%CI：1.37 ~ 2.99）、参考血管直径 > 2.8 mm（危险系数 0.62；95% CI：0.42 ~ 0.92）。

在鹿特丹心脏病医院（RESEARCH）的雷帕霉素洗脱支架评估注册试验中，56 名患者接受 SES 治疗进行 CTO 血管重建后，1 年靶血管血运重建的发生率为 3.6%，而在接受裸金属支架患者的历史对照组中，这一比例为 17.9%[16]。同样，前瞻性 e-Cypher 注册研究发现，360 名 CTO 患者中，6 个月靶血管血管重建率仅为 1.4%[17]。在亚洲 CTO 血管重建的 180 名患者中放置 SES，6 个月的血管造影再狭窄率和靶血管重建率分别为 1.5% 和 2.3%[18]。

一项多中心亚洲注册研究评估 DES，比较了 CTO 置入 SES 重建血管的 60 名患者与 120 名置入裸金属支架对照组患者的临床疗效和血管造影结果[19]。在 6 个月的临床疗效和血管造影随访中，SES 的治疗显著减少支架的晚期遗失、血管再狭窄和再闭塞。6 个月内，SES 置入者血管再通率显著降低（23% vs 2%，P = 0.001），左心室射血分数显著提高（51.8% vs 57%，P < 0.01），后者提示 DES 维持血管通畅可能是一个预测左心室功能改善的重要指标。术后 1 年，SES 治疗与分级主要不良事件（3% vs 42%，P = 0.001）及靶血管重建（43% vs 3%，P = 0.001）持续降低有关。对 226 例 CTO 血管重建持续 4 年的随访研究（SES 106 例，裸金属支架 120 例）发现，SES 置入持续而显著降低心血管主要不良事件（7.5% vs 33.8%，P < 0.001）[25]。

最近，慢性闭塞置入雷帕霉素洗脱支架 / 冠状动脉完全闭塞 -4（ACROSS）/TOSCA-4 试验前瞻性研究纳入了 200 名 CTO 使用现代技术和交叉技术植入 SES 后血管再通的患者[26]。在这个非随机研究中，与既往的 TOSCA-1 试验中接受裸金属支架置入的患者比较了临床疗效和 6 个月的血管造影结果。与裸金属支架组相比，使用 SES 治疗的患者年龄大、慢性血管完全闭塞时间长（> 6 周）、血管口径小、并发糖尿病的比例高、栓子和支架长。然而，尽管 SES 组的情况更复杂，但置入支架的血管中血管再狭窄这一主要终点事件减

表 34.2 临床试验评估药物洗脱支架在完全冠状动脉闭塞中的应用

试验	N	血管再狭窄（%）	靶血管重建（%）	主要心脏不良事件（%）	靶血管重建（%）	主要心脏不良事件（%）
			6 个月		12 个月	
SICTO[24]	25	0	8.0	12.0	12.0	12.0
e-Cypher Registry[17]	360	—	1.4*	3.1	—	—
RESEARCH Registry[16]	56	9.1	3.6	3.6	—	—
Werner 等[20]	48	8.3	—	—	6.3	12.5
Nakamura 等[19]	60	2.0	3.0	—	3.0	—
Ge 等[15]	122	9.2	9.0	16.4	—	—
WISDOM Registry[23]	65	—	—	—	6.7	1.7
TRUE Registry†[21]	183	17.0	16.9	17.1	—	—
Buellesfeld 等[22]	45	13.2	13.2	15.6	—	—
ACROSS/TOSCA-4[26]	200	7.5	6.0	6.5	—	—

* 血栓中血管重建，† 7 个月临床和造影结果

少了 33%（55.2% vs 22.6%，$P < 0.001$；图 34.3 和图 34.4），置入支架的血管长度为支架置入前暴露于球囊扩张的血管。校正再狭窄的基线特性后，减少植入支架再狭窄的治疗效果增加到 85%。血管内和支架内再狭窄的发生率分别为 12.4% 和 9.5%。在 12 个月的临床随访中，心肌梗死和靶血管再通发生率分别为 1% 和 9.8%，靶血管手术失败（心血管死亡、心肌梗死或靶血管再次血管重建）的复合终点事件发生率为 10.9%（图 34.5）。3 年的随访发现，靶血管血管重建率和支架血栓形成率分别为 10.9% 和 .0%，1 年内无支架血栓形成[27]。

在 ACROSS 试验中，用冠状动脉血管造影术独立并前瞻性地检查了支架断裂。在血管造影随访期间，32 名（16%）患者中有明确或可能的支架断裂（56 例中 44 例为明确病例，12 例为可能

病例），5 名患者发生血管造影支架内再狭窄。患者支架断裂常见于：右冠状动脉（84%）、显著的成角病变（> 45°，23%）和（或）支架放置区域运动程度非常大（14%）。与未见支架断裂的患者相比，支架断裂者的支架长度明显偏长。尽管罕见，但支架断裂患者出现支架内和节段内再狭窄的发生率约为非支架断裂患者的两倍。然而，支架断裂部位的再狭窄只发生在 5 名患者中的 2 名，但是有 1 名患者在两处断裂部位发生了再狭窄。没有相关的动脉瘤形成。在 1 年随访中，以支架断裂确诊的患者中，血栓部位血管再次重建更为常见（25.0% vs 6.7%，$P = 0.005$），但在 8 名患者中仅有 3 名发生断裂部位重复血管化。然而，在本研究中，很难完全将支架长度与支架断裂在再狭窄中的作用区分开，因为在发生断裂组中，

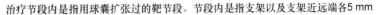

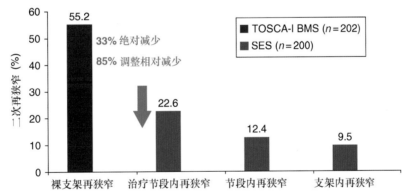

图 34.3 ACROSS/TOSCA-4 中雷帕霉素洗脱支架（SES）治疗 CTOs 与以前的裸金属支架（BMS）对照组（TOSCA-1），6 个月时血管造影结果

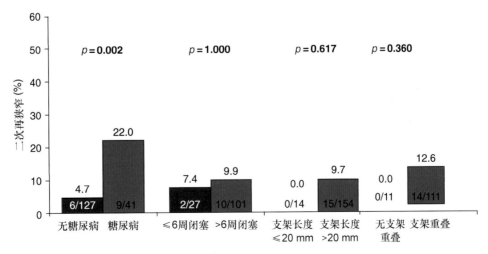

图 34.4 ACROSS/TOSCA-4 筛选的雷帕霉素洗脱支架（SES）治疗 CTOs 组与以往裸金属支架（BMS）治疗（TOSCA-1）的对照组，6 个月的随诊血管造影结果

	1 年	Δ$^{1-3}$ 年	3 年
死亡	0	2.6	2.6%
MI	1.0%	3.2	4.2%
TLR	9.8%	1.1	10.9%
支架血栓*	1.0%	0	1.0%
MACE	10.3%	4.8%	15.1%

*美国学术研究联合会（ACR）定义为可能发生支架内血栓

图 34.5　ACROSS/TOSCA-4 试验中，雷帕霉素洗脱支架（SES）治疗 CTOs 后，1 年和 3 年的临床结果。MACE，心脏主要不良事件；MI，心肌梗死；TLR，靶血管重建

支架长度显著长于对照组（66 mm *vs* 42 mm），而且再狭窄发生在断裂部位并不常见。

这些研究进一步验证了 SES 在 CTO 血管再通后的安全性和有效性，也提示了 CTO 血管重建中使用 DES 的作用。例如，鉴于治疗狭窄段处的再狭窄在支架边缘发生率（19%）近两倍于支架内（7.5%），球囊预扩张血管成形术所暴露的整个闭塞部位用 SES 支撑，会进一步减少再狭窄和随后的重复血管重建。后一项研究结果与先前在 CTOs 中进行的 DES 治疗研究结果相一致，该研究显示，用裸金属支架（"混合方法"）治疗弥漫性动脉粥样硬化的方法与使用 DES 进行单独治疗的策略相比，其重复靶血管血运重建显著增高[28]。

紫杉醇洗脱支架

与 SES 的研究相比，支持紫杉醇洗脱支架（paclitaxel-eluting stents，PES）在 CTO 血管再通中的作用的证据相对有限。Werner 等对 48 名 CTO 患者进行了 PES 血管再通（Taxus，Boston Scientific Corporation，Natick，MA）治疗，并将这些患者与具有相似临床表现和血管造影特征的历史对照组进行比较[20]。6 个月后，在使用 PES 治疗的患者中再狭窄（8.3% *vs* 51.1%，*P* < 0.001）和再闭塞（2.1% *vs* 23.4%，*P* < 0.005）的发生率显著降低。在紫杉醇组中，由于反复 PCI 或搭桥手术的发生率显著降低，总体主要不良事件也显著降低。在血管重建后一年，在 PES 组的 3 名患者和裸金属支架组 21 名患者再次进行了血管重建（6.3% *vs* 43.8%，*P* < 0.001）。

在欧洲 TRUE 的注册中心，183 名完全冠状动脉闭塞患者接受了 PES 治疗，7 个月的再狭窄和靶血管的再次血管重建率分别为 17% 和 16.9%[21]。值得注意的是，在本研究中，每个患者的支架数量的均值（±标准差）为（2.2±1.2）个，总支架长度（58±33）mm，大大超过以前的 DES 试验涉及的治疗非复杂病变的值。其他对 PES 治疗 CTO 血管重建的研究纳入的患者数量较少。Buellesfeld 等研究了 45 名 PES 治疗 CTO 患者的临床疗效和血管造影结果[22]。6 个月时，血管造影再狭窄率和靶血管再血管化率为 13.2%。在国际 WISDOM 注册中心的 65 名 CTO 患者中，使用 PES 治疗的患者一年内未发生主要心脏不良事件和应用冠状动脉再通术的比例分别为 93.3% 和 98.3%[23]。

Meta 分析比较在 CTO 血管重建中的 DES 试验

随着 CTO 血管再通中临床试验经验的增加，使血管造影和临床结果的荟萃分析得以实现。与裸金属支架相比，在 CTO 血管再通的 17 项评估 SES 和（或）PES 的研究中，DES 治疗与血管造影再狭窄率显著降低有相关性（OR：0.15，95%CI：0.08 ～ 0.26）[29]。平均随访时间为 18.9±16.5 个月，累计发病死亡、心肌梗死或者支架内血栓形成在 DES 和裸金属支架所有研究中都有类似的结果。药物洗脱支架治疗患者在 6 ～ 12 个月发生血运重建（OR：0.13，95%CI：0.06 ～ 0.26）和靶血管再次血运重建（OR：0.18，

95%CI：0.11～0.31）持续低于对照组。在＞12个月结果的研究报告中也发现有类似的安全性和疗效事件发生率。在一个包含14个试验（n＝4394）的第二次meta分析中，与裸金属支架相比，DES治疗显著减少了再次血运重建和复合主要心脏不良事件，而未增加死亡或心肌梗死的危险[30]。然而，在DES中观察到有更高风险的支架内血栓形成的趋势。尽管如此，使用DES观察到的益处在报告的随访时间≥3年的试验中一直保持。

不同的DES之间的安全性、临床疗效和血管造影结果是否相似，最近才进行了研究。尽管血管造影术和血管内超声对新内膜增生的测量有更大的可预测差异，但在不同的临床试验中，临床结果的表现不那么一致。然而，有一个正在进行的研究，是关于血管造影和临床结果的差异是否出现在更复杂的病变形态上，尤其是与冠状动脉的完全闭塞是否有特别的相关性。

目前，在CTOs患者中至少进行了5次关于SES和PES的比较试验（表34.3）[31-40]。总的来说，这些研究受限于研究人数少，这限制了统计比较、试验设计的可变性以及有限的临床和血管造影随访。在单中心鹿特丹的注册中心（RESEARCH和T-SEARCH）比较CTO患者裸金属支架（n＝26）、SES（n＝76）和PES（n＝57）之间的临床结果，尽管在DES治疗患者的支架数量和长度显著增加，但与裸金属支架组相比1年未发生再次血运重建（与SES组比较为97.4%，与PES组比较为96.4%，与裸金属支架组相比为

80.8%，P＝0.01）的患者显著增加[31]。同样，亚洲多中心慢性冠状动脉完全闭塞注册中心报告，SES治疗（n＝396）与PES治疗的患者（n＝526），1年的靶血管再次血运重建率分别为3.6%和6.7%，无统计学差异[32]。在本研究随访3年的一组患者中，SES组主要心脏不良事件发生率显著低于PES组（10.9% vs 16.3%，P＝0.03），但靶血管再次血运重建率统计结果相近（7.7% SES vs 9.5% PES，P＝ns）[33]。最近，同一批研究人员报告了一项包含1149名CTO患者的前瞻性注册研究的治疗结果（n＝365），包括SES（n＝365）、PES（n＝482）、唑他莫司洗脱支架（N＝154）、他克莫司洗脱支架（TES，n＝109）和内皮祖细胞（EPC）捕获支架（n＝39）[34]。9个月后，与ZES组、TES组和EPC组相比，SES组靶血管血管重建率显著降低，但与PES组无统计学差异。在另一项对照研究SES（n＝107）和PES（n＝29）治疗CTO患者的疗效非随机试验中发现，尽管靶血管血运重建率没有统计学差异（3.7% with SES vs 6.9% with PES，P＝NS）[35]，但血管造影再狭窄（9.4% with SES vs 28.6% with PES，P＜0.05）有统计学差异。此外，在一项中等规模的随机试验研究中比较了在CTO血运重建中SES（n＝60）和PES（n＝58）的作用，8个月的靶血管血运重建率分别为3.3%和7.0%[36]。最后，一项给CTO患者使用SES（n＝142）和PES（n＝344）的观察性研究，报道了6个月和9个月血管造影再狭窄的发生率（15.9% vs 22.7%，P＝0.23）相似，靶血管重建率（11.9% vs 14.5%，P＝0.54）

表 34.3　比较不同药物支架在CTO病变中疗效的试验

试验名称	N	造影再狭窄（%）		靶血管重建（%）		主要心脏不良事件（%）	
		SES	PES	SES	PES	SES	PES
RESEARCH/T-SEARCH Registry[31]*	76 SES，57 PES	—	—	2.6	3.6	—	—
Nalamura et al., Asian Registry[32]*	396 SES，526 PES	4.0	6.7	3.6	6.7	3.6	6.7
Suarez de Lezo et al.[36]†‡	60 SES，58 PES	7.4	19.0	3.3	7.0	3.0	7.0
Jang et al.[35]	107 SES，29 PES	9.4	28.6¶	3.7	6.9	4.2	14.2¶
Valenti et al.[37]	142 SES，344 PES	15.9	22.7	11.9	14.5		

¶ 除非特殊提示，P＜0.05有统计意义。P=NS无统计意义；* 1年结果；† 8个月结果；

‡ 仅48%的患者完成了造影随访

也相当[37]。

近期完成的 PRISON Ⅲ 试验，其目的是通过开放性试验，比较 300 名 CTO 患者用雷帕霉素洗脱支架 Cypher、唑他莫司洗脱支架 Endeavor（MedtronicCardioVascular，Santa Rosa，CA）或者唑他莫司洗脱支架 Resolute（Medtronic CardioVascular，Santa Rosa，CA）后的临床疗效和血管造影结果（[38] clinicaltrials.gov identifierNCT00428454）。主要终点是 8 个月时随访血管造影中晚期的腔内损伤，还包括次要临床终点的评估，包括靶血管血运重建、靶血管衰竭和支架血栓形成。考虑到支架类型之间的潜在差异，试验分为两阶段：Cypher（n = 51）与 Endeavor（n = 46），Cypher（n = 103）与 Resolute（n = 104）。8 个月后，虽然 Cypher 与 Resolute 组之间无显著性差异（6.2%Cypher vs 5.9%Resolute，P = 0.09）（M. Suttorp，personal communication），但是用 Endeavor 的患者双侧血管造影支架内再狭窄比 Cypher 更为常

见（11.1% vs 0，P = 0.03）。虽然试验目的并不是为了研究临床事件的统计学差异的显著性，但在 1 年的时间里，两个比较组之间（3%Cypher vs 6%Endeavor，5%Cypher vs 5%Resolute）的靶血管血运重建率和安全性结果相似（图 34.6）。

另一项研究评估了 PES 与依维莫司洗脱支架（EES）。在 258 名慢性完全冠状动脉闭塞患者（n = 112 EES，146 PES）的闭塞血管长度 ≥ 40 mm，9 个月血管造影发现再狭窄的比率为 EES 11.8% 和 PES 为 31.4%（P = 0.001）[39]。9 个月时，与 PES 相比，EES 的主要心脏不良事件发生率明显降低（8.9% vs 22.6%，P = 0.003；靶血管血管重建，8% vs 20.5%，P = 0.005）。在 PES 组中，5 名患者中有明确或可能的支架内血栓形成（3.4%），EES 组无血栓形成（P = 0.048）。另外，进一步评估 CTO 血管重建的研究在进行中（CIBELES[40]，clinicaltrials.gov identifierNCT00793221；ACE CTO，clinicaltrials.govidentifierNCT01012869；

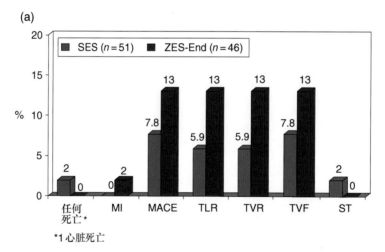

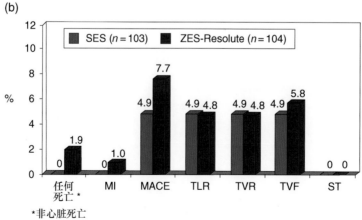

图 34.6 PRISON Ⅲ 试验对比雷帕霉素洗脱支架与唑他莫司洗脱支架 Endeavor（a）和 Resolute（b）在 1 年临床随访 CTO 血管重建结果

EXPERT CTO）。

总结

最近详细评估 DES 在 CTO 血管再通过程中观察到的临床和血管造影之前，笔者对 CTO 经皮血管重建后应用 DES 的手术和中期安全性和疗效的了解，受到大部分介入心脏病临床试验中常规剔除患者的限制。虽然与裸金属支架的历史数据相比，在 CTOs 中几个中等规模的研究已经显示 SES 和 PES 对血管造影和临床措施有很大的改善作用，但仍需进一步系统性、前瞻性地评估 DES 治疗 CTO 血管重建效果。除了当前试验设计、方法和随访持续时间的可变性，因为有些经历了再闭塞或再狭窄的患者可能持续无症状，这可能是血管造影随访应该被应用于一个适合的患者群体中，以确认新的 DES 在复杂病变患者"概念证据"疗效的原因。在评价下一代 DES 时，CTOs 患者的血管造影和临床结果的评估也很重要，因为在从简单到中度复杂性病变时观察到的结果与在 CTOs 中观察到的结果有明显的不同。最后，考虑到 CTOs 的经皮血管再通常与更广泛的支架植入相关，不确定是否再狭窄的改善会被一个潜在的、更高风险的血栓性闭塞、支架断裂或获得性晚期支架贴壁不良相关的并发症所抵消[26, 41]。

慢性冠状动脉完全闭塞被称为"PCI 成功的最后一个巨大障碍"，这不仅是由于再通术在技术上的挑战，也是因为维持裸金属支架远期通畅率的不一致性导致的。虽然仍会发生再狭窄和闭塞，但 DES 的治疗在血管造影和临床结果方面有相当大的改善。然而，由于病变的复杂性和支架长度和数量的增加，对于任何给定的 DES 或不同的 DES 来说，结果是否会不同并不确定。而且，尽管它们普遍应用于临床实践，但 DES 不是美国食品药品监督管理局正式批准用于治疗完全闭塞的手段，这是由于除了参与长期（例如 5 年）的和批准后的监测，缺乏独立的及严格的临床试验来评估安全性和有效性。这些问题，除了需要批准 DES 扩大在这类患者中的应用范围外，还需要进行持续的研究，不仅需要确认目前已批准的 DES 应用的益处，还需要评估将来的新型抗增殖剂和支架设计在冠状动脉完全闭塞中的作用。

参考文献

1 Srinivas VS, Borrks MM, Detre KM *et al.* Contemporary percutaneous coronary intervention versus balloon angioplasty for multivessel coronary artery disease. A comparison of the National Heart, Lung, and Blood Institute Dynamic Registry and the Bypass Angioplasty Revascularization Investigation (BARI) study. *Circulation* 2002; **106**: 1627–1633.

2 Christofferson RD, Lehmann KG, Martin GV *et al.* Effect of chronic total occlusion on treatment strategy. *Am J Cardiol* 2005; **95**: 1088–1091.

3 Buller CE, Dzavik V, Carere RG *et al.* Primary stenting versus balloon angioplasty in occluded coronary arteries: the Total Occlusion Study of Canada (TOSCA). *Circulation* 1999; **100**: 236–242.

4 Sirnes PA, Golf S, Myreng Y *et al.* Stenting in Chronic Coronary Occlusion (SICCO): a randomized, controlled trial of adding stent implantation after successful angioplasty. *J Am Coll Cardiol* 1996; **28**: 1444–1451.

5 Hoher M, Wohrle J, Grebe OC *et al.* A randomized trial of elective stenting after balloon recanalization of chronic total occlusions. *J Am Coll Cardiol* 1999; **34**: 722–729.

6 Rubartelli P, Niccoli L, Verna E *et al.* Stent implantation versus balloon angioplasty in chronic coronary occlusions: results from GISSOC trial. *J Am Coll Cardiol* 1998; **32**: 90–96.

7 Mori M, Kurogane H, Hayashi T *et al.* Comparison of results of intracoronary implantation of Palmaz-Schatz stent with conventional balloon angioplasty in chronic total coronary arterial occlusion. *Am J Cardiol* 1996; **78**: 985–989.

8 Lotan C, Rozenman Y, Handler A *et al.* for the Israeli Working Group for Interventional Cardiology. Stents in total occlusion for restenosis prevention (STOP). *Eur Heart J* 2000; **21**:1960–1966.

9 Rahel BM, Suttorp MJ, Laarman GJ *et al.* Primary stenting of occlusded native coronary arteries: final results of the Primary Stenting of Occluded Native Coronary Arteries (PRISON) study. *Am Heart J* 2004; **147**: e16–e20.

10 Sievert H, Rohde S, Utech A *et al.* Stent or angiogplasty after recanalization of chronic coronary occlusions: the SARECCO trial. *Am J Cardiol* 1999; **84**: 386–390.

11 Buller CE, Teo KK, Carere RG *et al.* Three year clinical outcomes from the Total Occlusion Study of Canada (TOSCA). *Circulation* 2000; **102**: II–1885.

12 Stone GE, Kandzari DE, Mehran R *et al.* Percutaneous recanalization of chronically occluded coronary arteries: a consensus document: part I. *Circulation* 2005; **112**: 2364–2372.

13 Suttorp MJ, Laarman GJ, Braim MR *et al.* Primary Stenting of Native Totally Occluded Coronary Arteries II (PRISON II): a randomized comparison of bare metal stent implantation with sirolimus-eluting stent implanta-

tion for the treatment of total coronary occlusions. *Circulation* 2006; **114**: 921–928.

14 Suttorp M. Primary Stenting of Native Totally Occluded Coronary Arteries II (PRISON II): 5-year results. Presented at the Transcatheter Therapeutics 2010 Scientific Sessions, September 23, 2010, Washington, DC.

15 Ge L, Iakovou I, Cosgrave J et al. Immediate and mid-term outcomes of sirolimus-eluting stent implantation for chronic total occlusions. *Eur Heart J* 2005; **26**: 1056–1062.

16 Hoye A, Tanabe K, Lemos PA et al. Significant reduction of restenosis after the use of sirolimus-eluting stents in the treatment of chronic total occlusions. *J Am Coll Cardiol* 2004; **43**: 1954–1958.

17 Holmes D. Complex lesions in the e-Cypher Registry. Presented at the Transcatheter Therapeutics 2004 Scientific Sessions, September 28-October 1, 2004, Washington, DC.

18 Nakamura S, Selvan TS, Bae JH et al. Impact of sirolimus-eluting stents on the outcome of patients with chronic total occlusions: multicenter registry in Asia. *J Am Coll Cardiol* 2003; **43**: 35A.

19 Nakamura S, Muthusamy TS, Bae JH et al. Impact of the sirolimus-eluting stent on the outcome of patients with chronic total occlusions. *Am J Cardiol* 2005; **95**: 161–166.

20 Werner G, Krack A, Schwarz G et al. Prevention of lesion recurrence in chronic total coronary occlusions by paclitaxel-eluting stents. *J Am Coll Cardiol* 2004; **44**: 2301–2306.

21 Grube E, Biondi Zoccai G, Sangiorgi G et al. Assessing the safety and effectiveness of TAXUS in 183 patients with chronic total occlusions: insights from the TRUE study. *Am J Cardiol* 2005; **96**: 37 H.

22 Buellesfeld L, Gerckens U, Mueller R et al. Polymer-based paclitaxel-eluting stent for treatment of chronic total occlusions of native coronaries: results of a Taxus CTO registry. *Catheter Cardiovasc Interv* 2005; **66**: 173–177.

23 Abizaid A, Chan C, Lim YT et al. Twelve-month outcomes with a paclitaxel-eluting stent transitioning from controlled trials to clinical practice (WISDOM Registry). *Am J Cardiol* 2006; **98**: 1028–1032.

24 Lotan C, Almagor Y, Kuiper K et al. Sirolimus-eluting stent in chronic total occlusion: the SICTO study. *J Interv Cardiol* 2006; **19**: 307–312.

25 Nakamura S, Nakamura S, Bae JH et al. Four-year durability of sirolimus-eluting stents in patients with chronic total occlusions compared with bare metal stents: multicenter registry in Asia. *Am J Cardiol* 2007; **100**: 93 L.

26 Kandzari DE, Rao SV, Moses JW et al. Clinical and angiographic outcomes with sirolimus-eluting stents in total coronary occlusions: Approaches to Chronic Occlusions with Sirolimus-eluting Stents/ Total Occlusion Study of Coronary Arteries-4 (ACROSS)/TOSCA-4 trial. *JACC Cardiovasc Interv* 2009; **2**: 97–106.

27 Kandzari DE. Clinical Trials and Outcomes with Drug-Eluting Stents in Chronic Total Occlusion Revascularization: Redefining and Refining Standards of Treatment. Presented at 8th Annual Transcatheter Therapeutics Left Main and CTO Summit, February 15, 2011, New York, New York.

28 Werner GS, Schwarz G, Prochnau D et al. Paclitaxel-eluting stents for the treatment of chronic total coronary occlusions: a strategy of extensive lesion coverage with drug-eluting stents. *Catheter Cardiovasc Interv* 2006; **67**: 1–9.

29 Saeed B, Kandzari DE, Agostoni P et al. Use of drug-eluting stents for chronic total occlusions: a systematic review and meta-analysis. *Catheter Cardiovasc Interven* 2011; **77**: 315–322.

30 Colmenarez HJ, Escaned J, Fernandez C et al. Efficacy and safety of drug-eluting stents in chronic total coronary occlusion recanalization: a systematic review and meta-analysis. *J Am Coll Cardiol* 2010; **55**: 1854–1866.

31 P. Serruys, personal communication.

32 Nakamura S, Bae JH, Cahyadi YH et al. Comparison of efficacy and safety between sirolimus-eluting stent and paclitaxel-eluting stent on the outcome of patients with chronic total occlusions: multicenter registry in Asia. *Am J Cardiol* 2005; **96**: 38 H.

33 Nakamura S, Bae JH, Cahyadi YH et al. Comparison of efficacy and durability of sirolimus-eluting stents and paclitaxel-eluting stents in patients with chronic total occlusions: multicenter registry. *Am J Cardiol* 2007; **100**; 93 L.

34 Nakamura S, Bae JH, Yeo HC et al. Drug-eluting stents for the treatment of chronic total occlusion: a comparison of sirolimus, paclitaxel, zotarolimus, tacrolimus-eluting and EPC capture stents: multicenter registry in Asia. *Am J Cardiol* 2007; **100**: 16 L.

35 Jang JS, Hong MK, Cheol WL et al. Comparison between sirolimus- and paclitaxel-eluting stents for the treatment of chronic total occlusions. *J Invas Cardiol* 2006; **18**: 205–208.

36 Suarez de Lezo J, Medina A, Pan M et al. Drug-eluting stents for the treatment of chronic total occlusions: a randomized comparison of rapamycin- versus paclitaxel-eluting stents. *Circulation* 2005; **112**: II–477.

37 Valenti R, Migliorini A, Signorini U et al. Impact of complete revascularization with percutaneous coronary intervention on survival in patients with at least one chronic total occlusion. *Eur Heart J* 2008; **29**: 2336–2342.

38 Suttorp MS, Laarman GJ. A randomized comparison of sirolimus-eluting stent implantation with zotarolimus-eluting stent implantation for the treatment of total coronary occlusions: rationale and design of the PRImary Stenting of Occluded Native coronary arteries III (PRISON III) study. *Am Heart J* 2007; **154**: 432–435.

39 Valenti R, Vergara R, Migliorini A et al. Comparison of everolimus-eluting stent with paclitaxel-eluting stent in

long chronic total occlusions. *Am J Cardiol* 2011; **107**:1768–1771.

40 Moreno R, Garcia E, Teles RC *et al*. A randomized comparison between everolimus-eluting stent and sirolimus-eluting stent in chronic coronary total occlusions. Rationale and design of the CIBELES (non-acute Coronary occlusion treated By EveroLimus-Eluting Stent) trial. *EuroIntervention* 2010; **6**: 112–116.

41 Hong MK, Mintz GS, Lee CW *et al*. Incidence, mechanism, predictors, and long-term prognosis of late stent malapposition after bare-metal stent implantation. *Circulation* 2004; **109**: 881–886.

激光在 CTO 再血管化中的应用

On Topaz

Charles George Veterans Affairs Medical Center and Duke University School of Medicine，Asheville，NC，USA

（项 羽 译）

引言

爱因斯坦（Albert Einstein）发现了被称为激光（Light Amplification by Stimulated Emission of Radiation，LASER）的物理现象（辐射受激发射的光放大）。当代医疗激光装置包含激光发生器，能够产生强烈的电磁能量。激光能量的通量通过含有光纤的柔性导管转化为光子。激光装置的目标是创建靶向生物组织的光消融。大多数在心血管系统应用的经验都是通过脉冲波、"冷"、在光谱 308 nm 波长处获得的紫外光准分子激光[1]。心血管准分子激光系统（Spectranetics，Colorado Springs，CO，USA）在美国和欧洲批准用于原生冠状动脉的病变、旧的隐静脉移植和外周血管的血管再生。这种激光系统也用于提取和去除心脏起搏器和衰老的 AICD（自动植入式心脏除颤器）和功能失调的引线。在靶向生物组织内吸收准分子激光能量，对动脉粥样硬化斑块的非水成分和伴随的血栓形成独特的影响。激光能量吸收的过程在斑块特异性反应中达到高峰，其中包括光化学和光机械反应，并随着发展的声波，将斑块物质转化为蒸汽。斑块的汽化和伴随的声波传播最终导致组织的脱落和去除[2]。

激光的临床应用

冠状动脉和外周介入治疗激光血管成形术的主要临床对象是患有急性或慢性冠状动脉综合征和（或）外周缺血性疾病的有症状的患者。这些患者经常出现复杂的动脉粥样硬化斑块和血栓形成性病变，这些被认为是经皮介入或手术血运重建的标准技术不可取的或非理想的病变。随着激光技术的不断改进，激光应用于冠状动脉[4]和外周血管[5]更具挑战性和复杂性的病变。在利用激光治疗冠状动脉粥样硬化性疾病和外周动脉粥样硬化性疾病的多种适应证中，慢性完全闭塞再通（CTO）是一个重要的应用领域[6]。在组织学上，CTO 可能是一个完全闭塞的病变（图 35.1）的表现，也可能是先前植入支架再狭窄的最终产物（图 35.2）。激光技术在这两种类型的 CTO 病变中的基本优势是其对慢性完全闭塞病变的主要组织病理学成分（即动脉粥样硬化斑块、有组织的血栓、纤维化和钙化）的独特作用。值得注意的是，动脉粥样硬化斑块及其伴随的血栓都可以受到准分子激光能量的影响，因此，可以用这种技术靶向消融和去除。在这方面，血栓栓塞在 CTO 内表现出特殊的解剖学-组织学挑战，因为不同年限和不同厚度的下层血栓层被嵌入到这些病变内。通常，在尝试再次 CTO 时，血栓变得活跃且易碎[7]。这一过程伴随着血小板聚集增强、新血栓形成和血管活性物质的释放。准分子激光对血栓有独特的作用，它能对血块内产生的纤维网状结构进行机械冲击，从而导致血块溶解。激光诱导的血小板聚集抑制作用已被证实[8]，激光发射水平与对血小板聚集的抑制作用之间存在直接相关性。这应该被认为是该设备的重要临床特性，特别是当这些

Chronic Total Occlusions：*A Guide to Recanalization*，Second Edition. Edited by Ron Waksman and Shigeru Saito.

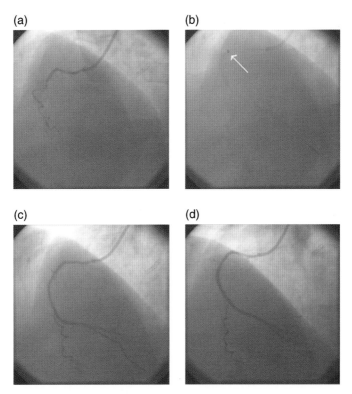

图 35.1　CTO 激光治疗适用于弥漫性 28 mm 支架内闭塞（**a**）。使用 0.9 mm×80 mm 的准分子导管（**b**- 用箭头标记的激光的尖端）沿阻塞的支架缓慢顺行和逆行激光导致形成足够的中试再通（**c**）。最终结果显示经治疗的支架和血管显著通畅。（Courtesy of Nelson Bernardo M.D.，Washington Hospital Center，Washington，DC，USA.）

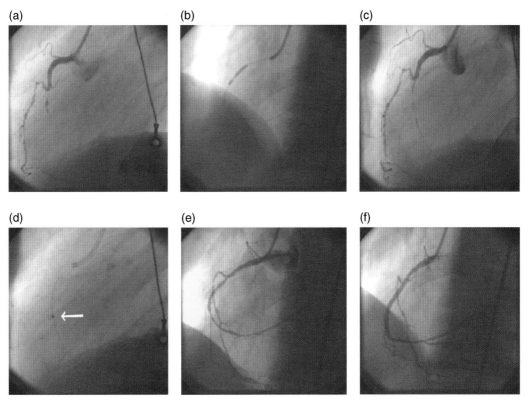

图 35.2　RCA 的 CTO（**a**）旋磨器未能穿透病变。球囊扩张（**b**）失败（**c**）。采用 0.9 mm×80 mm 的激光（**d**- 箭头），然后是 1.4 mm 的 COS 准分子激光扩张再通（**e**）。（**f**）在辅助球囊扩张和支架植入，靶 CTO 和血管是未闭塞的。（Courtesy of Nelson Bernardo M.D.，Washington Hospital Center，Washington，DC，USA.）

药物的优点缺乏令人信服的证据[9]，用于不能接受 2b/3a 受体拮抗药或旧隐静脉移植的患者时。在一个新的发展过程中，应该注意到，最近人们对激光在静脉内再通的应用的兴趣越来越浓。

激光技术

激光导管可以推进或交换导丝进入 CTO。这些导管可以通过引导导丝轻松推进或更换为不同尺寸的导管。在指定的情况下，激光需要激活和在导丝的尖端推进。在这种激光技术期间和之后，靶 CTO 损伤的后续形态转变使导丝前进和穿透到完全闭塞中。随后通过阻塞性组织的充分再通，导致病变完全穿越，并促进辅助球囊和支架植入。激光导管在 CTO 激光照射过程中的前进速度是非常重要的。小心前进——低于 0.5 mm/s——是必要的，因为它增加了激光斑块的吸收。一方面，在激光照射期间使用盐水冲洗是必要的，因为它降低了造影剂对声冲击波的协同效应，从而减小了激光 CTO 内的压力。另一方面，许多介入医生认为，CTO 的坚固性要求不注入生理盐水，因此，激光诱导的声学现象的最大效应将会产生增强的靶病变消融。

激光导管包含高纯度硅纤维制成的柔性光纤电缆。典型的 2 mm 准分子激光导管具有 240 根纤维，每根具有 61 μm 的芯直径。光导纤维被排布在导丝腔的周围，并且远端被打圆并抛光。紫外激光从单根纤维中射出，穿透 40 ～ 50 μm 到靶组织上。各种导丝和快速交流准分子激光导管可用于 CTO 治疗。这些激光导管小至 0.7 mm[11]，高达 2.5 mm，包括 1.4、1.7、2.0、2.3 和 2.5 mm 的导管，根据型号不同，可以是同心或偏心的光纤阵列。大多数同心激光导管采用"最佳间隔"（90 μm 间距分离单根纤维）排列纤维，与老式导管（纤维之间 77 μm 间距）相比，可提供更好的消融处理[10]。能量水平范围从 40 Hz 时的 25 mJ/mm² 到 80 Hz 时高达 80 mJ/mm²，能量选择取决于导管规格和操作者对再通的困难程度的评估。操作者可以使用任何优选形状的引导导丝来将期望的导丝和所选择的激光导管输送到完全闭塞部位中。根据激光制造商的使用说明和推荐来调节导管尺寸以容纳激光导管。第一个激光导管的尺寸的选择是由操作者自行决定的。从机械和安全的角度来看，经常会用一个小的导管（如 0.9 mm）产生"导流通道"。然而，要提供坚固的支持和稳定的处理时可能需要使用较大尺寸的初始导管，如用于浅表股动脉（SFA）的 2.0 mm 导管。在用激光进行冠状动脉和外周 CTO 介入期间，辅助药物包括血栓溶解剂、2b/3a 受体拮抗药或直接凝血酶抑制药的治疗可以与准分子激光能量的递送协同组合。这种激光能量对药物作用的增强或协同作用被称为"功率血栓溶解"[12]。

冠状动脉完全闭塞

这些病变可以用传统的激光导管或激光导丝系统进行治疗。事实上，在大多数情况下，顺行再通方法是优选的[13]，然而，对于逆行再通技术优选的情况，可以操纵诸如 0.7 mm 或 0.9 mm 的小型激光导管。参与欧洲 TOTAL 多中心研究的研究人员在 20 世纪 90 年代后期得到了独特的激光导丝系统治疗冠状动脉血管 CTO 的重要经验[14]。在研究中，采用 0.018 英寸的激光导丝进行再通。这项试验表明，激光导丝与标准导丝用于 CTO 再通一样有效和安全。激光导丝在机械导丝之前累积穿越成功率为 61%，并且约一半患者在完成穿越需要透视时间小于 30 min。研究人员认为，对于标准导丝不能穿越需要用不同的机械方式进行改变的情况，激光导丝是一种有用的工具。Perin 及其同事描述了他们利用"无导丝"技术对冠状动脉和隐静脉移植 CTO 的激光再通术的经验[15]。

浅表股动脉（SFA）闭塞

准分子激光切除这些病变已被证实相当有用（图 35.3）。SFA 的长动脉粥样硬化病变需要仔细导航和操作血运重建装置。德国 Biamino 公司开发并推荐用于再通这些病变的首选激光技术[17-18]。该技术将以"逐步"的顺序激活激光结合其中，其中引导导丝首先进入 CTO 的起点，然后将激光导管推进到超过导丝的尖端，进入闭塞前几个毫米。然后激发激光导管并逐步推进 5 mm，随后将导丝重新推进到激光导管的尖端，该过程为重复的激光导管顺序地前进并在支撑导丝之前激活数

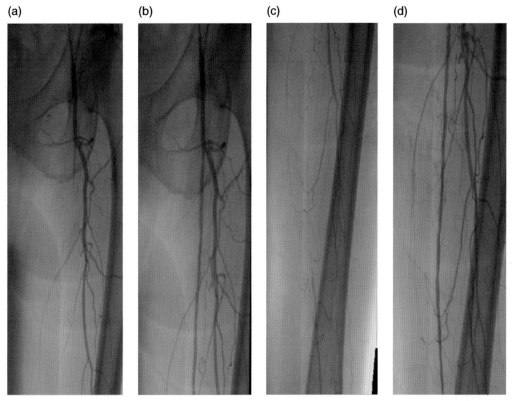

图 35.3　SFA 的 CTO。（**a**）前近端 SFA（浅表股动脉）激光闭塞；（**b**）后涡轮 2.0 mm 准分子激光器；（**c**）远端 SFA 的激光前 CTO；（**d**）涡轮 2.0 mm 激光治疗后的结果。（Courtesy of Tony Das MD，Presbyterian Heart Center，Dallas，TX，USA）

毫米，直到完全通过整个闭塞为止。Biamino 及其同事在这种类型的病变中获得了广泛的激光应用经验，他们报道了 318 名慢性 SFA 闭塞患者的 318 例激光血管成形术的结果。平均病变长度为 19.4±6.0 cm。应用逐步激光技术达到了 91% 的成功率，只有 7% 的病变治疗需要后续支架植入。一年后，主要血管通畅率为 65%，然后再次干预再闭塞血管，有 75% 的再次通畅率。SFA 完全闭塞病变获得的经验使激光与上述技术一起应用于其他解剖位置血管完全闭塞，如髂总动脉和胫动脉[19-20]。

严重肢体缺血中的完全闭塞

严重肢体缺血（Critical limb ischemia，CLI）常常与主动脉–下肢动脉严重动脉粥样硬化性疾病相关。这种疾病表现为包含大量血栓成分的长时间完全闭塞[18-21]。在此临床场景中，一种包含准分子激光的重建血管化策略具有多种优势，包括促进病变穿越、消除闭塞或抗动脉粥样硬化的负担、将潜在的血栓汽化，以及建立一个"导通通道"用于球囊辅助扩张[20]。观察到完全闭塞部位的远端栓塞明显减少，并且髂下动脉对支架的需求减少[19-22]。LACI 2、LACI CIS 和 LACI 比利时试验[23]选择了一组行导丝血管成形术的 CTO 患者进行分析。总共有 46 名患者接受卢瑟福分级 4 ～ 6 级，47 个肢体和 205 处病变（SFA 为 67%，胸动脉为 11%，髂下动脉为 20%），平均长度为 73.4±7.3 mm（平均 4.4 个病变肢体）进行准分子激光血管成形术治疗。在试图用导丝穿越闭塞时利用了逐步激光技术。手术成功率为 72%，足部直线血流建立达到 79%。在 42 名存活的患者中，95% 获得了保肢。操作者强调在一组有复杂的医疗问题的患者中实现了这种高保肢率，否则将需要截肢。

总结

准分子激光产生的紫外线、脉冲光可以通过光纤传输到靶生物组织，如动脉粥样硬化斑块。这种激光特异地适用于 CTO 血管重建术，因为它对动脉粥样硬化斑块和相关的血栓有选择性的消除作用。患有急性或慢性缺血性冠状动脉或外周综合征的患者，如出现CTO需要经皮血管再血管化可使用该技术治疗。使用方便、贯通或快速交换的激光导管可诱导血小板减少和血栓溶解，这些效应被认为是心血管系统中复杂CTO成功再通的先决条件。随着准分子激光的实现，也促进了辅助支架的植入。准分子激光器利用适当的激光技术，可以安全有效地进行CTO的冠状动脉和周围血管消融，其应用通常具有高成功率和低并发症率。

参考文献

1 Topaz O, Bernardo NL, Shah R et al. Effectiveness of excimer laser coronary angioplasty in acute myocardial infarction or in unstable angina pectoris. *Am J Cardiol* 2001; **87**: 849–855.

2 Topaz O. Plaque removal and thrombus dissolution with pulsed wave lasers' photoacoustic energy-biotissue interactions and their clinical manifestations. *Cardiology* 1996; **87**: 384–391.

3 Topaz O. Laser. In: Topol EJ, ed. *Textbook of Interventional Cardiology*, 4th edn. WB Saunders, Philadelphia, 2003: 675–703.

4 Topaz O, Polkampally PR, Rizk M et al. Excimer laser debulking for percutaneous coronary intervention in left main coronary artery disease. *Lasers Med Science* 2009; **24**: 955–960.

5 Topaz O, Polkampally PR, Topaz A, et al. Utilization of excimer laser debulking for critical lesions unsuitable for standard renal angioplasty. *Lasers Surg Med* 2009; **41**: 622–627.

6 Das T. Excimer laser angioplasty for CTOs. *Endovasc Today* 2003; **10**: 1–4.

7 Topaz O. On the hostile massive thrombus and means to eradicate it. *Cath Cardiovasc Intervent* 2005; **65**: 280–281.

8 Topaz O, Minisi AJ, Bernardo NL et al. Alterations of platelet aggregation kinetics with ultraviolet laser emission: the stunned platelet phenomenon. *Thromb Haemost* 2001; **86**: 1087–1093.

9 Topaz O. Ischemic coronary syndromes and SVG interventions – do 2b/3a inhibitors miss the target? *Cath Cardiovasc Interven* 2007; **69**: 630–631.

10 Topaz O, Lippincott R, Bellendir J, et al. "Optimally spaced" excimer laser coronary catheters: performance analysis. *J Clin Laser Med Surg* 2001; **19**: 9–14.

11 Taylor K, Harlan K, Branan N. Small 0.7 mm diameter laser catheter for chronic total occlusions, small vessels, tortuous anatomy, and balloon resistant lesions-development and initial experience. *Euro Interv* 2006; **2**: 265–269.

12 Topaz O, Perin EC, Jesse RL et al. Power thrombolysis in acute coronary syndromes. *Angiology* 2003; **54**: 457–468.

13 Topaz O. The impenetrable CTO; in support of enhanced antegrade recanalization *Cath Cardiovasc Intervention* 2009; **73**: 276-277.

14 Serruys PW, Hamburger JN, Kooler JJ et al. The TOTAL trial. *Euro Heart J* 2000; **21**: 1797–1805.

15 Perin EC, Leite-Sarmento R, Silva GV, et al. "Wireless" laser recanalization of chronic total coronary occlusions. *J Invas Cardiol* 2001; **13**: 401–405.

16 Steinkamp HJ, Wissgott C, Rademaker J et al. Short superficial femoral artery occlusions: results of treatment with excimer laser angioplasty. *Cardiovasc Intervent Radiol* 2002; **25**: 388–396.

17 Biamino G. The excimer laser: science fiction fantasy or practical tool? *J Endovasc Ther* 2004; **11(suppl 2)**: 207–222.

18 Laird JR, Reiser C, Biamino G, Zeller T. Excimer laser assisted angioplasty for the treatment of Chronic total occlusions that cause critical limb ischemia such as complex tibial disease can be recanalized successfully as well critical limb ischemia. *J Cardiovasc Surg* 2004; **45**: 239–245.

19 Zeller T, Scheinert D. Laser angioplasty for critical limb ischemia. *Endovasc Today* 2004; **2**: 63–65.

20 Das TS. Percutaneous peripheral revascularization with excimer laser: equipment, technique and results. *Lasers Med Sci* 2001; **16**: 101–107.

21 Boccalandro F, Muench A, Sdringola S, Rosales OR. Wireless laser assisted angioplasty of the superficial femoral artery in patients with critical limb ischemia who have failed conventional percutaneous revascularization. *Cath Cardiovasc Intervent* 2004; **63**: 7–12.

22 Topaz O. Rescue excimer laser angioplasty for treatment of critical limb ischemia. *Cath Cardiovasc Intervent* 2004; **63**: 13–14.

23 Bosiers M, Peeters P, Elst FV et al. Excimer laser assisted angioplasty for critical limb ischemia; results of the LACI Belgium study. *Eur J Vasc Endovsc Surg* 2005; **29**: 613–619.

ENABLER-P：一种新型的 CTO 通过系统

Maurice Buchbinder

Stanford University，Stanford，CA，USA

（唐治国　译）

引言

周围动脉疾病（Peripheral arterial disease，PAD）的特征往往在于复杂的高度动脉粥样硬化逐渐堵塞血管。普通人群中，症状性 PAD 的发病率在 3%～10%[1-2]。PAD 的主要症状包括间歇性跛行，伴有肢体疼痛和麻木，通常随着步行或锻炼而加重，并且在短暂休息后常常缓解。严重的 PAD 可能表现为萎缩、腿部变色，提示肢体缺血[1]。

血运重建策略包括保守治疗。血管内技术和（或）旁路手术目的是改善血流和维持组织灌注，从而减少或消除缺血症状。血管内治疗方案可以预防或延缓严重肢体缺血时的手术干预，如旁路移植或截[3]。

外周动脉的慢性完全闭塞（CTO）是成功进行血管内血管重建中一些最具挑战性的解剖学结构。这些闭塞许多是长的、钙化的或极度纤维化的病变，并存在典型的高阻力纤维帽。CTO 常见于股浅动脉（SFA），目前高达 50% 的 PAD 患者存在 CTO[4]。SFA 闭塞的主要原因很可能是独特的机械力沿着其特定导管路线施加于该血管[5-6]。

穿过 CTO 最常见的经皮技术是利用传统的光滑的亲水性或加强型导丝，由操作人员从进入部远程引导进入阻塞并通过病变。血管内 CTO 治疗手术的成功率不同，很大程度上取决于病变的形态和操作者的经验[6-7]。手术失败倾向于以下解剖学特征：病变长（尤其是大于 10 cm）、靶血管广泛钙化、CTO 的存在和弥漫性远端疾病[1, 8]。虽然结果可能会有所不同，但使用传统导丝时，慢性完全闭塞的再通失败率可达 30%[9-11]。在 CTO 病变的情况下，导致失败的主要原因是导丝无法穿过闭塞或者无法在内膜下穿越后重新进入真腔[8, 11]。

闭塞远端的腔内通路是血管再通成功的先决条件。已经开发出许多新型的技术和装置来提高外周血运重建术的安全性和有效性，包括如 Frontrunner（Cordis）之类的机械交叉装置；利用各种类型的能量的装置，如 RF 供电 Crosser（FlowCardia/BARD）[7, 13] 和 Spectranetics 的准分子激光辅助设备[9, 14]。

经远端再入的内膜再通术，已推荐用于闭塞血管的再通，特别是在长而复杂的病变[15-16]。尽管重新进入靶血管真腔的能力仍然受到严重的限制，并且可能需要使用再入装置[18]，但已经报道该技术的成功率为 74%～92%[17, 19]。这些技术也可能需要相当大的导丝推进超出靶区域，导致下内膜血管成形术或支架远远超过闭塞段[20]。

因此需要额外的技术和设备来帮助成功穿越 CTO，特别是在严重钙化、长时间、复杂的病变。在本章中，ENABLER-P 球囊导管系统是一种用于穿越股浅动脉中慢性完全闭塞的理想工具。

Chronic Total Occlusions：A Guide to Recanalization，Second Edition. Edited by Ron Waksman and Shigeru Saito.
© 2013 John Wiley & Sons，Ltd. Published 2013 by John Wiley & Sons，Ltd.

eNABLER-P 球囊导管系统

系统总览

ENABLER-P 球囊导管系统（EndoCross Ltd.，Yokneam，Israel）的设计用于促进标准导丝的腔内推进，并超越外周脉管系统中的慢性完全闭塞。这种一次性使用的系统由专门设计的通腔支撑球囊导管和压力控制单元（Pressure Control Unit，PCU）（图 36.1）组成。双腔气囊导管与传统 0.035 英寸导丝和 6-Fr 导引鞘相兼容。

ENABLER-P 支撑球囊导管系统允许医师在闭塞附近锚定球囊，同时，在球囊激活时提供增强的导丝推动性和维持腔内定位。通过标准导线的集中和自动化改进，ENABLER 系统提供了足够的力量来跨越最具挑战性的 CTO。该装置已经

有效推进导丝通过 CTO 内的一系列血管形态，同时保持管腔定位。通过使用标准的导管技术，该系统与相对较短的学习曲线相关联，并且容易在常规血管内手术中采用。

机制

ENABLER-P 球囊导管在新型设计中利用传统的球囊导管材料和技术。与标准的球囊扩张导管相似，ENABLER-P 支撑球囊导管在其远端附近装有不顺应的球囊。独特的结构产生抓地力提前释放机制，从而增强了导丝的推动性和腔道穿越。与形状相对一致的标准球囊扩张不同，ENABLER-P 球囊呈现专有的锥形形状，并有一个内部折叠的远端（图 36.2）。

这种独特的设计使得 ENABLER-P 球囊能够

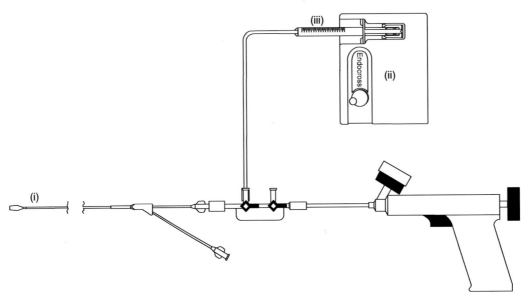

图 36.1 ENABLER-P 导管系统。ENABLER-P 系统由一个 ENABLER-P 球囊导管（i）和在无菌袋中的压力控制单元（ii）组成，手动充气（系统外装置）用于充盈球囊，锚定压力为 1.5 大气压。1 cc 注射器（iii）用于传导从 PCU 到球囊的压力

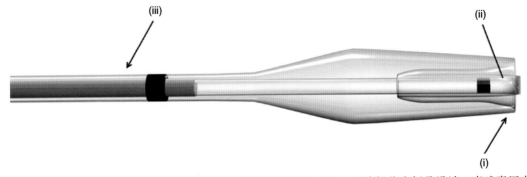

图 36.2 ENABLER-P 球囊导管的设计。ENABLER-P 球囊为锥形形状（i），远端部分为折叠设计。当球囊压力超过 1.5 大气压（锚定压力），最远端部分（ii）抓住导丝，延长球囊。当球囊内压力下降到 1.5 大气压，导丝连接部变得像弹簧一样，使球囊回缩为原有的形态。压力控制单元（PCU）是电液压的。通过注射器、压力线和集合管与 ENABLER-P 导管相连。整个系统大小约为 13×11×5 cm，PCU 配有无菌袋

在不超过其固有直径的情况下，在额外的周期性膨胀时拉长。当球囊的锥形远端部分在血管内展开并滚动向前，实现无摩擦的伸长而没有锚定导管的向前运动。

将 ENABLER-P 支撑球囊导管手动推进至靶病变之后，使用标准手动充气器 Endocross 对球囊充气，并将其锚定在紧靠闭塞部位的血管壁上。如前所述，这提供了导丝的稳定性和中心。然后启动压力控制单元（PCU）以快速调节球囊导管内部的压力。当球囊内部的压力增加时，球囊的远端随着充气 / 放气的每个循环而扩张，使得内管在导丝周围伸展和收紧。因此，当球囊保持在原位时，夹持导丝向前移动。导丝每周期可以前进多达 3 mm。

当球囊压力被 PCU 降低时，球囊恢复到原始状态，在球囊保持锚定在血管壁的同时松开夹持导丝。随着 PCU 的连续激活，循环以每秒 2.5 个的速率继续，直到操作员停止。

手术方法

ENABLER-P 球囊导管通过标准的 0.035 英寸导丝向靶部位推进，类似于传统的球囊导管。导管定位在病变的近端，使用标准充气器手动充气至 1.5atm 的压力。在这个压力下，球囊被牢固地锚定，并且导丝能够自由移动。PCU 激活后，便于使用球囊伸展和收缩，因为它通过反复的球囊扩张和球囊回报而循环，这种重复运动使导丝末端每循环运动 3 mm。在系统激活期间，医师可以控制导丝的前进。通过在导丝上施加柔和的稳定力来获得进步。当 PCU 故意停止时，球囊内部提供的附加压力降低，系统恢复到原来的 1.5atm 的充气压力，使导丝再次自由移动。应当指出的是，ENABLER-P 球囊导管不是作为用于支架植入的扩张导管或输送球囊。

临床经验

在评估 ENABLER-P 球囊导管安全性和有效性的临床研究中，该系统用于 37 例在股浅动脉和（或）腘动脉中有 37 处闭塞的患者（图 36.3）。患者平均年龄 67.5 岁（41 ～ 87 岁），男性 59.5%，吸烟者 40.5%，糖尿病患者 29.7%。91.9% 发生高

血压，37 例患者中 67.6% 发生高脂血症。

由于受球囊大小的限制，靶病变被限制在 4 ～ 6 mm 直径的血管中。闭塞长度范围 10 ～ 340 mm，平均 86 mm。

通过 ENABLER-P 系统的成功导丝获得了 86.4%（32/37）的病例。一旦成功穿越，闭塞的部分用各种标准的辅助治疗包括旋切术、球囊血管成形术和（或）支架治疗。除了一个成功的例子外，其他所有的情况都能实现。在使用 ENABLER-P 导管系统时，在一例病例中发现血管穿孔，其中在 300 mm SFA 阻塞的治疗期间，注意到小的有限的穿孔并且被介入治疗。没有严重的不良事件与使用该装置有关。

使用 ENABLER-P 球囊导管系统的技巧和窍门

为了使导丝效率最大化，ENABLER 球囊导管的充气直径应该接近血管的直径。与完全扩张的球囊相比，在较大的血管中使用球囊导管，将导致锚定不充分，且系统激活无效。理想情况下，球囊应位于病变近端 10 ～ 15 mm 处，直径 4 ～ 6 mm，而在锚定区内无明显的近端管腔阻塞。如果病变近端有明显的管腔阻塞，应该预扩张该区域以获得最佳的导管性能。

有些闭塞可能需要使用 ENABLER-P 球囊导管系统仅穿过近端帽，而另一些则可能需要使用处于阻塞状态的装置，以便最佳地穿过整个病灶。如果病变内的导丝前进减慢或停止，则考虑以下方面：①在主动模式下，使用 ENABLER-P 系统在导丝上施加持续的轻微压力；②使气球囊放气并将其推进到更远侧的位置；③使锚定球囊放气，并注射造影剂以定位导丝在血管腔内位置。如果导丝似乎遵循适当的内腔路径，请保持耐心激活。经验表明，当试图穿越闭塞的高度钙化部分时，导丝的推进可能需要几分钟的时间。

目前观点和未来的方向

该装置的早期临床应用表明，ENABLER-P 球囊导管系统可以成为慢性完全闭塞再通安全有效的工具。这个系统更广泛的临床应用可能表明它是一

(a)

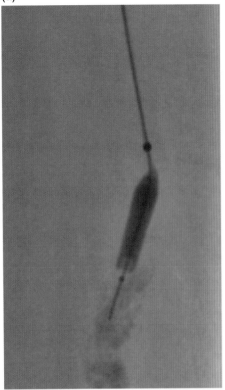

(b)

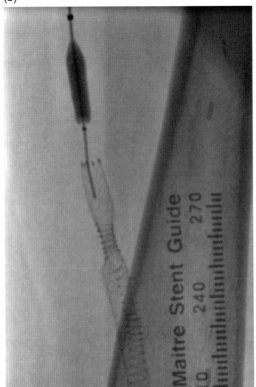

(c)

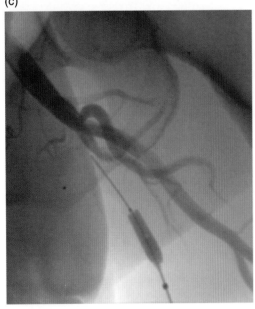

图36.3　使用 ENABLER-P 球囊导管治疗闭塞病变。ENABLER-P 系统可用于通过多种闭塞，包括（ a ）高度钙化病变，高度纤维化，支架内再狭窄和长段闭塞（ b ）。系统可用于对侧、自身桥侧支。在一个病例中也被用于逆向途径。

个穿越慢性完全闭塞病变简单、安全、更可靠的方法。ENABLER-P 球囊导管系统的未来发展方向可能包括更多的球囊尺寸，包括膝盖以下的闭塞。

参考文献

1 Norgren L, Hiatt WR, Dormandy JA *et al.* Inter-Society Consensus for the Management of Peripheral Arterial Disease (TASC II). *Eur J Vasc Endovasc Surg.* 2007; **33** Suppl 1:S1–75.

2 Diehm C, Schuster A, Allenberg JA *et al.* High prevalence of peripheral arterial disease and co-morbidity in 6880 primary care patients: cross-sectional study. *Exp Clin Endocrinol Diabetes* 2004; **112**: 566–73.

3 Romiti M. *et al.* Meta-analysis of infrapopliteal angioplasty for chronic critical limb ischemia; *J Vasc Surg* 2008; **47**: 975–81.

4 Nadal, LL, Cynamon J, Lipsitz EC, Bolia A. Subintimal angioplasty for chronic arterial occlusions. *Tech Vasc Interv Radiol*, 2004; **7**: 16–22.

5　Banerjee S, Das T. DFA disease: The lay of the land, *Endo Vasc* 2009; **Jun**: 30–34.

6　Davies MG, Waldman DL, Pearson TA. Comprehensive Endovascular Therapy for Femoropopliteal Arterial Atherosclerotic Occlusive Disease. *J Am Coll Surg* 2005; **201**: 275–296.

7　Khalid, MR, Khalid, FR, Ali Farooqui, F. *et al.* A Novel Catheter in Patients with peripheral chronic total occlusions: A single center experience; *Catheter Cardiovasc Interv* 2010; **76**: 735–739.

8　Arain SA, White CJ. Endovascular therapy for critical limb ischemia; *Vasc Med* 2008; **13**: 267.

9　Boccalandro F, Muench, A, Sdringola S *et al.* Wireless laser-assisted angioplasty of the superficial femoral artery in patients with critical limb ischemia who have failed conventional percutaneous revascularization; *Catheter Cardiovasc Interv* 2004; **63**: 7–12.

10　Charalambous N, Schafer PJ, Trentmann J, *et al.* Percutaneous Intraluminal Recanalization of Long, Chronic Superficial Femoral and Popliteal Occlusions Using the Frontrunner XP CTO Device: A Single-Center Experience; *Cardiovasc Intervent Radiol* 2010; **33**: 25–33.

11　Sharafuddin M, Hoballah J, Kresowik T *et al.* Impact of agressive endovascular recanalization techniques on success rate in chronic total arterial occlusions (CTOs); *Vasc Endovascular Surg.* 2010; **44**: 460–467.

12　Mossop P, Cincotta M, Whitbourn R. First case report of controlled blunt microdissection for percutaneous transluminal angioplasty of chronic total occlusions in peripheral arteries; *Catheter Cardiovasc Interv* 2003; **59**: 255–258.

13　Beschorner U, Rastan A, Zeller T. Recanalization of femoropopliteal occlusions using the crosser system; *J Endovasc Ther* 2009; **16**: 526–527.

14　Scheinert D, Laird J, Schroder M *et al.* Excimer laser-assisted recanalization of long chronic superficial femoral artery occlusions; *J Endovasc Ther* 2001; **8**: 156–166.

15　Bolia A, Brennan J, Bell PR. Recanalisation of femoro-popliteal occlusions: improving success rate by subintimal recanalisation. *Clin Radiol.* 1989; **40**: 325.

16　Markose G, Bolia A. Subintimal angioplasty in the management of lower limb ischaemia. *J Cardiovasc Surg.* 2006; **47**: 399–406.

17　Glasby MJ, Markose G, Bolia A. Subintimal angioplasty. *C2I2* 2008; **VI**, Issue 1.

18　Shin SH, Baril D, Chaer R, *et al.* Limitations of the Outback LTD re-entry device in femoropopliteal chronic total occlusions. *J Vasc Surg* 2011; **53**: 1260–1264. Epub 2011 Jan 7.

19　Bausback Y, Botsios S, Flux J *et al.* Outback catheter for femoropopliteal occlusions: immediate and long-term results. *J Endovasc Ther* 2011; **18**: 13–21.

20　Mustapha JA, Heaney CM. A new approach to diagnosing and treating CLI; *EndoVasc Today* 2010; 41–50.

37 第 37 章
胶原酶消化技术促进导丝通过

Azriel B. Osherov & Bradley H. Strauss
Schulich Heart Centre，Sunnybrook Health Sciences Centre，University of Toronto，Toronto，ON，Canada

（崔倩卫　译）

引言

慢性完全闭塞病变（CTO）定义为"大于1个月的闭塞"，是常见的血管成形术，CTO尝试占经皮冠状动脉介入治疗（PCI）的12%～15.6%[1]。在急性ST段抬高型心肌梗死（STEMI）患者中，12%的患者也发现了非梗死动脉CTO[2]，CTO共存的死亡率更高[2-4]。经皮冠状动脉介入（PCI）仍然是有限的应用于CTO的治疗，成功率在55%～80%[5]。这个血运重建失败的主要原因仍然是导丝无法穿越闭塞性纤维化斑块[6-7]。胶原蛋白是粥样硬化斑块的一种主要结构成分[8-9]。尽管CTO的病理生理学常见，但是最近在详细的临床前模型中才阐明，这也形成了酶降解法，作为修改细胞外基质的基础。在过去的10年中，我们把重点放在胶原酶特性表征的研究进展，其属于基质金属蛋白酶（MMP）家族的一种酶。在本章中，将回顾我们进行的研究，在冠状动脉CTO临床前研究和人类第一次临床试验的早期阶段，胶原酶、间质胶原降解的初始调解[10]。

胶原-细胞外成分的主要结构

动脉粥样硬化斑块的组成已经经过多年认真研究[11]。基于这些研究，我们现在比较熟悉各组分在斑块形成的组织病理学和病理生理学过程中的作用。相反，无论是人类还是动物模型的CTO成分都了解较少。

典型的动脉粥样硬化斑块包括细胞内和细胞外的脂类、平滑肌细胞、细胞外基质和钙。胶原是细胞外基质的主要结构成分，为细胞外基质提供支持的细胞基质成分。在动脉粥样硬化斑块的纤维间质中，28种不同类型的人类胶原蛋白已被确定，主要类型为Ⅰ和Ⅲ型（和少量的Ⅳ、Ⅴ和Ⅵ型）[9, 12]。间质胶原包括三条采用左旋聚二聚体螺旋的α链，三条α链相互缠绕形成一个右手超螺旋[13]，这个MMP-1的底物结合部位形成深裂，催化锌位于底部，这个槽的入口只有5A°宽，只容纳单个多肽链。另一方面，胶原蛋白由α1链（Ⅰ）和α2（Ⅱ）链组成，直径为15A°。为解释上述差异，Chung等提出了证据解释上述差异，胶原酶水解肽键前局部展开三螺旋胶原[14]。此外，将这些超结构连接在一起，酶特定组织在位置连接和化学键上也存在差异。显然CTO成分对胶原酶的速度和效率导致组织消化胶原分子的蛋白水解有显著的影响。CTO病变钙和糖蛋白含量也有差异。最重要的是，每个具体的CTO，在CTO内部所有交织的成分之间，复杂的三维交互作用有很大的变化，以及沿长度的空间差异。因此，需要不同的酶优化各组织类型的降解或周转。

Jaffe等[15]报告了CTO的兔模型中组织学随着时间推移的变化，显示在两周后，管腔内存在含有混合血栓物质的巨噬细胞急性炎性浸润，但在稍后的时间点（24周），只有极少量的巨噬细胞存在，而细胞外脂质积聚的百分比是增加的。在早期时间点（2 周和 6 周），闭塞病变内蛋白多糖含量高，在以后的时间点最低。相反，管腔胶原含量随时间逐渐增加，胶原含量在 6 周时为 $10.7 \pm 1.2\%$，呈上升趋势，24 周时为 $15 \pm 1.1\%$。在 12 周时，CTO 的纵截面显示，入口处胶原密集区即所谓的"近端纤维帽"。富含蛋白的组织柔软且易于穿透，与硬胶原基质形成鲜明对比。

我们对 CTO 发展的理解来源于有限数量的尸体解剖研究、人类受试者的影像学和动物 CTO 模型[8, 16]。从 Srivatsa 等所做的人类 CTO 的组织病理学研究中，我们获得了关于 CTO 纤维钙化斑块的数据。从 61 名患者的尸检中，研究 96 例血管造影 CTO 病变的斑块组成，软斑块主要含有胆固醇，大于 50% 的内膜斑块面积被胆固醇结晶、泡沫细胞和疏松的纤维组织占用。硬斑主要为纤维钙化斑块，大于 50% 的内膜斑块面积为胶原和钙。几乎三分之二的 CTO 患者为纤维钙化斑块，在这些斑块中，大多数（59%）含有 > 50% 胶原蛋白，（28%）含有 > 25% 钙，（10%）含有蛋白 > 25%。在年长的 CTO 患者中，硬纤维钙化病变更占优势。胶原蛋白在 CTO 病变中被广泛发现，不管其比例，均有助于斑块的稳定性和刚度。由于胶原蛋白在 CTO 形成中的主导作用，我们开发了一种新的方法，使用活性酶消化的纤维钙化斑块胶原部分，使它更适合于导丝穿过。CTO 术者普遍认为，富有胶原蛋白的纤维组织的浓度集中在近端和远端病变的两端，促进病灶列样钙化，抗纤维组织通常围绕一个较软的核心，由血栓和血脂组成。然而，如上所述，有很少的人类 CTO 组织学数据来支持这一概念。长期闭塞动脉的实验研究由于缺乏合适的动物模型受到了限制。第一个临床前研究以猪外周动脉为 CTO 模型，是在模型 1 月龄和 3 月龄进行研究[17]。在闭塞的病变里，血块组织有显著的差异。研究者尝试在活的有机体内局部注射尿激酶和胶原酶，未恢复动脉通畅。尿激酶治疗后使用的胶原酶制剂在消化原动脉层和机化血栓中是非选择性的。尽管有这些最初的失败，但正在改进胶原酶制剂，使用局部缓释技术，并使用 CTO 动物模型验证胶原酶的安全性和有效性，胶原酶治疗 CTO 的方法取得了引人注目的进展，在 2009 年 11 月取得了第一个阶段的成功，这是第一个人类临床试验（CTO-1）。

胶原酶制剂

胶原酶类是一组降解胶原蛋白的酶类，属于基质金属蛋白酶家族。组织型基质金属蛋白酶 -1（MMP-1）与急性冠状动脉综合征的病理生理学、支架再狭窄、动脉瘤形成关系密切[18]。尽管在这些条件下，金属蛋白酶是有害的，但是在 CTO 的背景下是有利的，通过改变闭塞斑块的构成，使它们更适合传统导丝通过。人体合成五种不同的胶原酶异构体，以清除死组织和作为机体生长并对机体变化做出反应的组织的新陈代谢。胶原酶是唯一可以打破原胶原蛋白三重螺旋结构的酶。人胶原酶通过切割一个特定位点的结构分解原胶原蛋白。由于胶原组织充满纤维蛋白的上级结构，胶原酶本身在分解胶原组织方面不是很有效。机体也使用其他酶来加速这个过程。

在分解胶原方面，与人类胶原酶比较，细菌溶组织梭菌胶原酶更有效，与哺乳动物不同，可以在多位点切割胶原，形成许多小肽[19]。

实验室级 I 型胶原酶的解决方案首次在临床前研究中使用[20]。本制剂是一个混合物，包括胶原酶、梭菌、胰蛋白酶和中性蛋白酶。在下一阶段，我们使用的纯化人类 C 级溶组织胶原酶（Advance Biofactures Corporation, Lynbrook, NY）包括两个微生物胶原酶，"胶原酶 I A 和胶原酶 II"，胶原酶 I A 和胶原酶 II 不是免疫的，可交叉反应，对所有类型的胶原蛋白有非常广泛的水解反应。尽管每种胶原酶有其特异性，但它们之间对胶原有协同作用。优化配方的关键是确定制剂中的胶原酶和其他蛋白水解酶的剂量，显示出有效性，同时防止对血管壁及下游结构造成更深的毒性，如心肌。C. 胶原酶溶组织 MZ-004 药品用于 CTO-1 试验中，是按照 GMP（良好生产规范）标准生产的，一种高度纯化的胶原酶，由 I a 亚型和 II 亚型与其他数量有限的酶构成。该制剂的剂量是由临床前研究得出的。胶原在 CTO 中减少，在预期的治疗窗口内对周围正常组织没有或几乎没有损害。

股动脉 CTO 的兔模型

为了了解胶原酶治疗 CTO 的效果，我们开发了一个 CTO 模型，是在雄性新西兰白兔股动脉注射一种牛凝血酶溶液到一段暂时结扎两端的孤立的股动脉段，在 12 周的时间内，闭塞血管的血栓被致密的纤维化组织所取代，主要是胶原[20]。病理学上，这个 CTO 模型与人类 CTO 是类似的，有纤维化闭塞和斑块内的微通道的证据[21]。

胶原酶局部释放兔模型

在最初的临床前研究中，我们首次尝试跨 CTO 使用传统的导丝穿过，尝试用 Wizdom 和选择铂导丝。如果这些努力都失败了，CTOs 被随机分配到注射胶原酶或注射安慰剂，这是通过在导丝球囊导管位于近端的末端口做 CTO，球囊扩张到 4 个大气压，以防止近端径流，导丝取出，约 1.5 ml 含酶溶液由导丝端口进入，使球囊保持充气 60 min，让远端的溶液扩散到 CTO。

我们最初尝试使用实验室级的胶原酶提高导丝穿越的成功率［从 29%（在安慰剂治疗）至 62%］（图 37.1）。然而，这种实验室级胶原酶制剂由于杂质而不适于人体研究。在一项开放标签研究中利用纯化的局部灌注胶原酶制剂，人级胶原酶制剂也由组织梭菌发酵而成，穿越 CTO 显示 100% 的成功率[22]。两项研究的组织学评价显示

对深动脉壁结构无损伤，皮下挫伤是明显的，可见两种制剂的高剂量可能是由于从下游形成的与胶原酶接触的薄壁小动脉或毛细血管的泄漏。在猪冠状动脉模型中，心外膜挫伤是冠状动脉内直接注射高剂量胶原酶 24 h 后出现的（未公布的数据）。动脉研究 30 天时，瘀伤已经消退了。家兔模型皮下挫伤和猪模型心外膜挫伤的意义尚不清楚，但影响了临床试验的剂量。

胶原酶治疗的临床经验

胶原酶已被批准用作局部治疗，用来清创伤口。其他制剂目前用于掌腱膜挛缩症、Peyronie 氏病、瘢痕疙瘩、冻结肩综合征的研究中[23]。不同的细胞系的制造过程中，每种胶原酶制剂应被视为独特的生物产品，在生物发酵过程和生产后的修饰和纯化过程中产生不同的产品。非 CTO 研究中，最常见的不良事件是皮下或关节内注射部位的局部挫伤。我们怀疑这是由于胶原酶改变了细小的小动脉和毛细血管中的细胞–细胞连接，导致蛋白质和红细胞渗漏。重复注射胶原酶并没有显著的免疫反应。

CTO-1 临床试验

CTO-1 临床试验是第一项前瞻性、双中心的人类试验，是剂量递增研究（300 ～ 1200 μg），

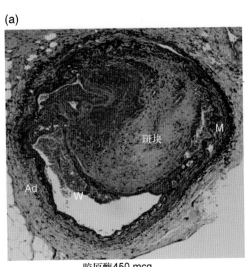

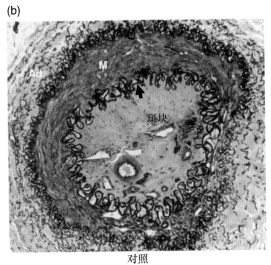

图 37.1　Movat Pentachchrome 染色显示兔股动脉 CTO 通过胶原酶溶解（**a**）和对比组（**b**）的对照。72 小时后尝试进行导丝通过，左图（**a**）成功（W 标记，管腔内深色是 CTO 节段内的红细胞），（**b**）图为失败。Ad ＝外膜，M 中膜，箭头为内弹力板。斑块：阻塞血管的斑块

研究的患者以前至少有一次 CTO 病变尝试的失败。20 名 CTO 患者在第一阶段临床研究中接受治疗，最后一名患者于 2011 年 1 月登记。胶原酶溶液、MZ-004 局部可以通过超丝球囊（OTW）或 Finecross 导管和导丝系统，尝试在次日通过导丝（18 ～ 24 h 后）。

最初，我们用同样的方法为临床前研究推进越线的血管成形术导管（直径 2 mm），透视引导下进入冠状动脉。胶原酶被稀释在生理盐水溶液中，用 0.9 ml 300 μg、600 μg，和 900 μg 和 1.2 ml 1200 μg 剂量。前八种情况下，在导丝被退出后，胶原酶通过线端口被立即注射入最接近的 CTO 位置。球囊膨胀到 4 个大气压，以防止近端径流。胶原酶缓慢滴入 15 min，然后用 0.3 ml 生理盐水冲洗 5 min。总的来说，球囊被充气了 30 min。然而，有时由于推进交换球囊到合适的位置遇到困难，我们转动一个微导管，实际上是推进闭塞病变初始部分 2 ～ 3 mm，然后非常缓慢地注射胶原酶（按上述剂量）。球囊放气或去除细小的交叉导管后，进行最后对比剂注射，以确保 CTO 动脉近端无损伤。在胶原酶注射 24 h 后成功交叉的结果如图 37.2 所示。

总结

对于以前尝试导丝通过失败的患者，提高经皮介入初步成功的可能性非常重要。导丝无法通过闭塞病变是 PCI 治疗失败最重要的原因，占失败原因的 63% ～ 89%[5]。病理学上，CTO 由富含胶原的细胞外基质组成，这是造成困难的主要原因。利用细菌胶原酶改变慢性股动脉闭塞和提高导丝通过率的新方法已经用于 CTO 病变。这种化学方法的目标是充分"软化"闭塞斑块，在不破坏深层动脉层、不导致管壁过度削弱或破裂的情况下，有利于导丝通过。临床前 CTO 模型利用不同胶原酶制剂，表现出良好的导丝穿过的成功率，而不损坏潜在的动脉壁。冠状动脉慢性完全闭塞的患者 1 期临床研究中，胶原酶制剂 GMP CTO-1 似乎是安全和耐受性良好的。

未来的发展方向

我们计划在 10 个美国和加拿大中心启动包

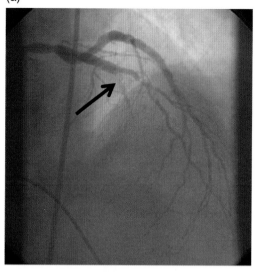

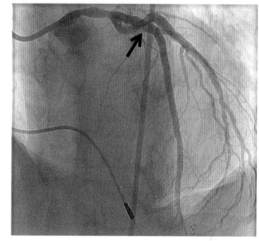

图 37.2 （a）79 岁男性病人，LAD-CTO 时间不确定，大于 15 个月，CCS 心绞痛 2 级。注射胶原酶后 24 小时，Fielder XT 导丝通过 CTO，植入 4 枚药物洗脱支架（总支架长度 102 mm）（b）。心绞痛症状完全缓解。黑箭头：CTO 入口

括 200 名患者的试验，使用我们当前的剂量计划，进一步评价胶原酶在 CTO 中的作用。此外，我们打算评估胶原酶注射后（现在 24 h）尝试 PCI 的最佳时机，并研究专门用于 CTO 的导管的设计。胶原酶可能与其他方法相结合，如 CTO 再血管化的逆行技术。

参考文献

1 Stone GW, Kandzari DE, Mehran R *et al.* Percutaneous recanalization of chronically occluded coronary arteries: a consensus document: part I. *Circulation* 2005; **112**: 2364–72.

2 Claessen BE, Hoebers LP, van der Schaaf RJ *et al.*

Prevalence and impact of a chronic total occlusion in a non-infarct-related artery on long-term mortality in diabetic patients with ST elevation myocardial infarction. *Heart* 2010; **96**: 1968–1972.

3 van der Schaaf RJ, Vis MM, Sjauw KD *et al.* Impact of multivessel coronary disease on long-term mortality in patients with ST-elevation myocardial infarction is due to the presence of a chronic total occlusion. *Am J Cardiol* 2006; **98**: 1165–1169.

4 Claessen BE, van der Schaaf RJ, Verouden NJ *et al.* Evaluation of the effect of a concurrent chronic total occlusion on long-term mortality and left ventricular function in patients after primary percutaneous coronary intervention *JACC Cardiovasc Interv* 2009; **2**: 1128–1134.

5 Stone GW, Reifart NJ, Moussa I *et al.* Percutaneous recanalization of chronically occluded coronary arteries: a consensus document: part II. *Circulation* 2005; **112**: 2530–2537.

6 Kinoshita I, Katoh O, Nariyama J *et al.* Coronary angioplasty of chronic total occlusions with bridging collateral vessels: immediate and follow-up outcome from a large single-center experience. *J Am Coll Cardiol* 1995; **26**: 409–415.

7 Rathore S, Matsuo H, Terashima M *et al.* Procedural and in-hospital outcomes after percutaneous coronary intervention for chronic total occlusions of coronary arteries 2002 to 2008: impact of novel guidewire techniques. *JACC Cardiovasc Interv* 2009; **2**: 489–97.

8 Srivatsa SS, Edwards WD, Boos CM *et al.* Histologic correlates of angiographic chronic total coronary artery occlusions: influence of occlusion duration on neovascular channel patterns and intimal plaque composition. *J Am Coll Cardiol* 1997; **29**: 955–963.

9 Katsuda S, Okada Y, Minamoto T *et al.* Collagens in human atherosclerosis: immunohistochemical analysis using collagen type-specific antibodies. *Arterioscler Thromb* 1992; **12**: 494–502.

10 Dollery CM, McEwan JR, Henney AM. Matrix metalloproteinases and cardiovascular disease. *Circ Res* 995; **77**: 863–868.

11 Burke AP, Kolodgie FD, Zieske A *et al.* Morphologic findings of coronary atherosclerotic plaques in diabetics: a postmortem study. *Arterioscler Thromb Vasc Biol* 2004; **24**: 1266–71.

12 Bode MK, Mosorin M, Satta J *et al.* Complete processing of type III collagen in atherosclerotic plaques. *Arterioscler Thromb Vasc Biol* 1999; **19**: 1506–1511.

13 Ramachandran GN, Kartha G. Structure of collagen. *Nature* 1955; **176**: 593–595

14 Chung L, Dinakarpandian D, Yoshida N *et al.* Collagenase unwinds triple-helical collagen prior to peptide bond hydrolysis. *EMBO J* 2004; **23**: 3020–3030.

15 Jaffe R, Leung G, Munce NR *et al.* Natural history of experimental arterial chronic total occlusions. *J Am Coll Cardiol* 2009; **53**: 1148–58.

16 Katsuragawa M, Fujiwara H, Miyamae M, Sasayama S. Histologic studies in percutaneous transluminal coronary angioplasty for chronic total occlusion: comparison of tapering and abrupt types of occlusion and short and long occluded segments. *J Am Coll Cardiol* 1993; **21**: 604–11.

17 Yoon HC, Goodwin SC, Ko J *et al.* A porcine model of chronic peripheral arterial occlusion. *J Vasc Interv Radiol* 1996; **7**: 65–74.

18 Li C, Cantor WJ, Nili N *et al.* Arterial repair after stenting and the effects of GM6001, a matrix metalloproteinase inhibitor. *J Am Coll Cardiol* 2002; **39**: 1852–1858.

19 Harris ED, Krane SM. Collagenases. *N Engl J Med* 1974; **291**: 557–563.

20 Strauss BH, Goldman L, Qiang B *et al.* Collagenase plaque digestion for facilitating guide wire crossing in chronic total occlusions. *Circulation* 2003; **108**: 1259–1262

21 Strauss BH, Segev A, Wright GA *et al.* Microvessels in chronic total occlusions: pathways for successful guidewire crossing? *J Interv Cardiol* 2005; **18**: 425–36.

22 Segev A, Nili N, Qiang B *et al.* Human-grade purified collagenase for the treatment of experimental arterial chronic total occlusion. *Cardiovasc Revasc Med* 2005; **6**: 65–9.

23 Hurst LC, Badalamente MA, Hentz VR *et al.* CORD I Study Group. Injectable collagenase clostridium histolyticum for Dupuytren's contracture. *N Engl J Med* 2009; **361**: 968–79.

BridgePoint 再入真腔系统

Imran N. Ahmad，Kamran I. Muhammad & Patrick L. Whitlow
Cleveland Clinic Foundation，Cleveland，OH，USA

（潘　硕　译）

引言

慢性闭塞病变（CTO）成功地经皮再血管化被证实可以改善缺血患者的预后[1-7]。尽管现在有更新的导丝及技术，但 CTO 病变的血管再通率还是差强人意。而且，处理 CTO 病变通常会较为昂贵，时间也较长，会导致医生及患者受到高剂量辐射。新技术及设备被研发来配合 CTO 病变球囊的通过，但导丝不能通过还是 CTO 病变再通失败的主要原因[4, 8-9]。在上述情况下，导丝主要会进入内膜下空间，而非远端真腔。由远端再入真腔可能非常困难，先前并没有专门为再入真腔而研发的设备。BridgePoint 系统是一组专门为辅助 CTO 病变快速再血管化的设备，其能够解决 CTO 再血管化的常见问题。

器械的描述及技术的使用

BridgePoint 包含三种器械[10]，第一种是通过导管（CrossBoss），该器械被研发来配合通过 CTO 病变，尤其是近端纤维帽。CrossBoss 导管是钝头、可穿导丝的导管，其头端管腔直径为 1 mm，可通过 0.014 英寸的导丝，被引导至 CTO 病变的近端（图 38.1）。这时可撤出导丝，通过扭转设备来操控导管，快速旋转前进，导管前进至 CTO 近端纤维帽，继续快速旋转导管能够进入近端纤维帽内。如果导管不能进入近端纤维帽，可以使用高硬度的 CTO 导丝扎入纤维帽内，再跟进导管。旋转扭转设备和导管的前进最终会导致两个结果，分别是通过闭塞段进入远端真腔或进入内膜下（图 38.2a）。

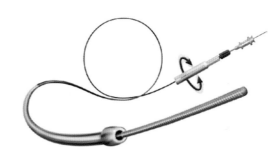

图 38.1 CrossBoss 通过导管是一个贯通导丝的器械（与 0.014 英寸导丝相匹配），其有 1 mm 的圆形头端、缠绕的轴、可移动的近端扭曲装置（释放扭力预防装置损毁）

(a)

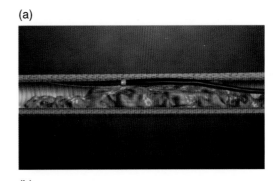

(b)

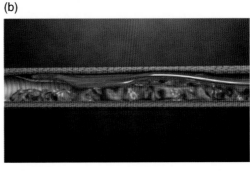

图 38.2 （a）CrossBoss 通过导管能够进入内膜下空间；（b）CrossBoss 通过导管可用 Stingray 再入真腔球囊导管进行交换，如图示其正在内膜下空间

如果能够进入远端真腔，即可交换导丝，撤出 CrossBoss，常规完成病变再通（图 38.3）。

在导管进入内膜下的情况下，我们可以使用 Stingray 强导管重入真腔，该设备是 BridgePoint 系统的第二个组成部分（图 38.4）。使用 Stingray 重入真腔球囊需要明确的远端真腔血管可视性，一般由对侧造影来完成可视性效果。通过导丝来交换

出 CrossBoss 导管，再纳入 Stingray 球囊。一般情况下，CrossBoss 导管制造的内膜下空间能够充分容纳 Stingray 球囊，如果在没有使用 CrossBoss 导管的情况下，小球囊扩张内膜下空间能够创造充分的空间。扁平的半圆形 Stingray 球囊被纳入内膜下空间，其具有自我导向功能，两个导丝出口分别分布在球囊两端，间隔 180°，用于指导进入真腔（图

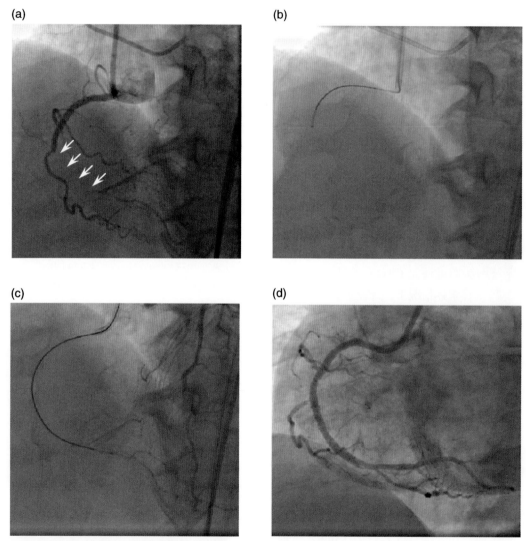

图 38.3　右冠状动脉 CTO 病变（箭头处，**图 a**），CrossBoss 通过导管在 CTO 近端纤维帽（**图 b**），导管穿过 CTO 远端纤维帽到达远端真腔（**图 c**），最终结果（**图 d**）

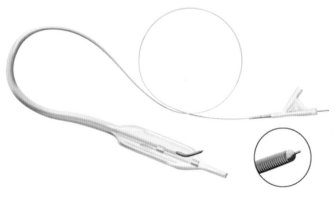

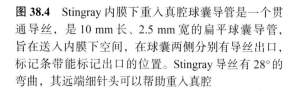

图 38.4　Stingray 内膜下重入真腔球囊导管是一个贯通导丝，是 10 mm 长、2.5 mm 宽的扁平球囊导管，旨在送入内膜下空间，在球囊两侧分别有导丝出口，标记条带能标记出口的位置。Stingray 导丝有 28° 的弯曲，其远端细针头可以帮助重入真腔

38.2b）。一旦在垂直位确定了球囊的方向，即可利用 BridgePoint 系统的最后一种器械——Stingray 导丝。0.014 英寸导丝有一个尖头，能够在远端辅助进入真腔。随后，另一种锥形头的 CTO 导丝

AsahiConfianza Pro 可用来进行再入真腔。合适的 Stingray 导丝再入真腔的位置需要在造影达到管腔垂直位置时，打起球囊作为参照来确定远端真腔的位置（图 38.5）。一旦重入真腔成功后，即需更换

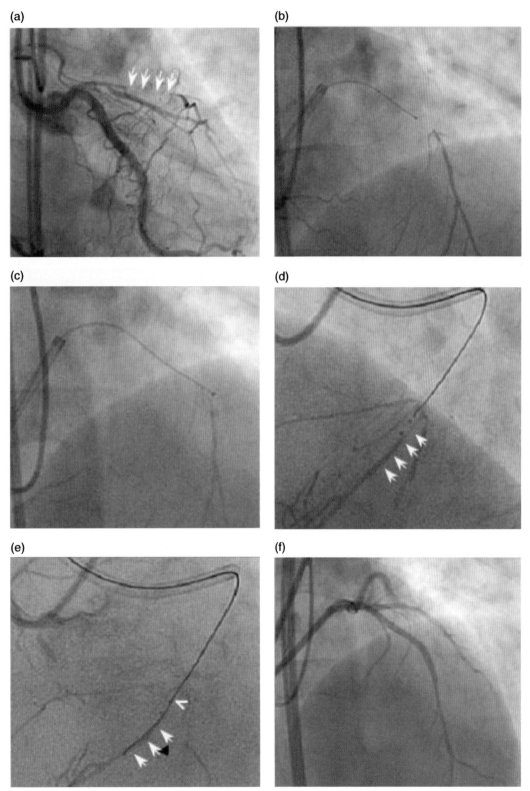

图 38.5　前降支 CTO（箭头，**图 a**），CrossBoss 通过导管在通过 CTO（**图 b**），通过导管在远端纤维帽内膜下（**图 c**），Stingray 重入真腔球囊导管被置入内膜下空间内，造影可确认重入血管真腔的方向（箭头，**图 d**），重入真腔导丝通过球囊（箭头，**图 e**）进入远端真腔（箭头），最终结果（**图 f**）

表 38.1 既往发表的 CTO 再血管化系统临床试验结果

	FAST-CTO	Crosser [15]	SafeCross [16]	Frontrunner [17]
患者例数	147	125	116	107
技术成功比例	77%	61%	54%	56%
30 天 MACE 事件	4.80%	8.80%	6.90%	8%

软头的导丝来减少对远端血管内膜的损伤。完成常规的 CTO 血管再通需撤出 Stingray 球囊，剩下的部分常规操作即可。在上述操作中，远端真腔完全可视是确保重入真腔非常重要的环节，尽量避免导丝及球囊误操作延长内膜下空间，避免远端真腔的丢失，建议及早进行重入真腔操作。

临床经验

最近报道了 BridgePoint 系统的初步临床使经验，其显示了较高的成功率及较低的术中及术后并发症的发生率[11]。总的来说，该实验纳入 40 名 CTO 病变患者，使用 BridgePoint 系统开通 CTO 病变，其中 33 例（82.5%）成功，19 例持续在内膜下走行，在 19 名患者中，16 例（84%）应用 BridgePoint 重入真腔。1 例 CTO 病变开通后出现 I 型冠状动脉穿孔，但不需进一步治疗。术中未出现并发症，术后 30 天未出现副反应。尽管最终结果还未完全揭晓，但预实验的结果无疑是振奋人心的。

CTO 病变辅助正向再入真腔操控技术（FAST-CTO）的临床试验正在进行中，该试验用来评估 BridgePoint 系统。该多中心非随机化的研究旨在证实 BridgePoint 系统的安全性及有效性，其对照为历史对照。纳入标准包括缺血 CTO 病变的患者，导丝难以通过 CTO 病变到达远端真腔，且远端伴有可视的侧支循环。FAST-CTO 试验初步结果很令人振奋，CTO 开通率为 77%，且 30 天 MACE 时间为 4.8%[12]。这些数据与既往发表的 CTO 再血管化系统的结果相当（表 38.1）。BridgePoint 系统的有效性及安全性正在被欧洲的试验结果验证。BridgePoint 系统能够成功地用于治疗外周循环中的 CTO 病变[13-14]。

总结

CTO 病变对介入医生来说仍是一项技术挑战，与经皮再血管化的成功率低、耗时长、花费大有关。BridgePoint 系统是一系列新设备的总称，包括通过导管、再入真腔球囊及导丝，目的为正向快速开通 CTO 病变。该系统首次达到计划性内膜下再入远端真腔，从而开通冠状动脉循环。初步试验显示了 BridgePoint 系统开通成功率高，副反应较少。进一步结果仍在获取中，值得期待。

参考文献

1 Hoye A, Van Domburg RT, Sonnenschein K, Serruys PW: Percutaneous coronary intervention for chronic total occlusions: The thoraxcenter experience 1992-2002. *Eur Heart J* 2005; **26**: 2630–2636.

2 Ivanhoe RJ, Weintraub WS, Douglas JS, Jr *et al*. Percutaneous transluminal coronary angioplasty of chronic total occlusions. Primary success, restenosis, and long-term clinical follow-up. *Circulation* 1992; **85**: 106–115.

3 Olivari Z, Rubartelli P, Piscione F *et al*. Immediate results and one-year clinical outcome after percutaneous coronary interventions in chronic total occlusions: Data from a multicenter, prospective, observational study (toast-gise). *J Am Coll Cardiol* 2003; **41**: 1672–1678.

4 Prasad A, Rihal CS, Lennon RJ *et al*. Trends in outcomes after percutaneous coronary intervention for chronic total occlusions: A 25-year experience from the mayo clinic. *J Am Coll Cardiol* 2007; **49**: 1611–1618.

5 Safley DM, House JA, Marso SA *et al*. Improvement in survival following successful percutaneous coronary intervention of coronary chronic total occlusions: Variability by target vessel. *JACC Cardiovasc Interv* 2008; **1**: 295–302.

6 Suero JA, Marso SP, Jones PG *et al*. Procedural outcomes and long-term survival among patients undergoing percutaneous coronary intervention of a chronic total occlusion in native coronary arteries: A 20-year experience. *J Am Coll Cardiol* 2001; **38**: 409–414.

7 Van Belle E, Blouard P, Mcfadden EP *et al*. Effects of stenting of recent or chronic coronary occlusions on late vessel patency and left ventricular function. *Am J Cardiol* 1997; **80**: 1150–1154.

8 Stone GW, Kandzari DE, Mehran R *et al*. Percutaneous recanalization of chronically occluded coronary arteries: A consensus document: Part i. *Circulation* 2005; **112**: 2364–2372.

9　Tsuchikane E, Katoh O, Shimogami M *et al*. First clinical experience of a novel penetration catheter for patients with severe coronary artery stenosis. *Catheter Cardiovasc Interv* 2005; **65**: 368–373.

10　Werner BG: The BridgePoint devices to facilitate recanalization of chronic total coronary occlusions through controlled subintimal reentry. *Expert Rev Med Devices* 2011; **8**: 23–29.

11　Muhammad K, Lombardi W, Tsuchikane E *et al*. First in man experience with a dedicated coronary re-entry device for revascularization of chronic total occlusion. *Circulation* 2010; **122**: Abstract 20549.

12　Wyman R: The BridgePoint medical CTO system: Results from the FAST-CTO US wide study. Transcatheter Cardiovascular Therapeutics Conference. 2010.

13　Casserly IP, Rogers RK: Use of stingray re-entry system in treatment of complex tibial artery occlusive disease. *Catheter Cardiovasc Interv* 2011; **76**: 584–588

14　Jessup Db, Lombardi W: Recanalization of peripheral chronic total occlusions using the bridgepoint stingray re-entry device. *J Interv Cardiol*, 2011; **24**: 569–73

15　Tiroch K, Cannon L, Reisman M *et al*. High-frequency vibration for the recanalization of guidewire refractory chronic total occlusions. *Catheter Cardiovasc Interv* 2008; **72**: 771–780.

16　Baim Ds, Braden G, Heuser R *et al*. Utility of the safe-cross-guided radiofrequency total occlusion crossing system in chronic coronary total occlusions (results from the guided radio frequency energy ablation of total occlusions registry study). *Am J Cardiol* 2004; **94**: 853–858.

17　Whitlow P, Selmon M, O'Neill W *et al*. Treatment of uncrossable chronic total coronary occlusions with the frontrunner: Multicenter experience. *J Am Coll Cardiol* 2002; **39**: Supplement A, 811–813 (Abstract 829A).

6

第六部分

并发症

CTO 病变逆向治疗的并发症

Shigeru Saito

Shonan Kamakura General Hospital，Kamakura，Japan

（唐治国　译）

引言

由于我们关于逆行方法的经验尚不丰富，与慢性完全闭塞（CTO）病变血管成形术中的正向方法相比，我们对潜在并发症的认识还不够充分。这意味着我们可能会遇到一个在发生之前无法想象的并发症。因此，我们必须仔细磨练我们的感官，并在逆行手术中的任何时刻为任何异常事件做好准备。

并发症的分类

一般并发症

在 PCI 期间，目前已知的任何类型的并发症都可以在逆行方法中发生。逆行方法通常需要双重动脉通路，这意味着接入部位并发症的发生率将至少增加一倍。操作者不仅要熟悉股动脉入路，还要熟悉经桡动脉途径，以防股动脉入路复杂的患者。

使用双引导导管双动脉进入时造影剂使用量更多。操作人员必须特别注意造影剂使用量。在逆行方法中，成功将导丝穿过并行通道并进入 CTO 病灶远端的真腔后，几乎不需要通过对侧导引导管注射对比剂。这可以节省注射对比剂。然而，在侧支通道被导丝穿透之前，我们需要经常向对侧动脉注射染料。为了减少对比剂的消耗，将超选择性对比剂通过微导管尖端可能的旁路通道是有用的。为了避免注入空气，连接含有对比剂的小注射器之前，在助手慢慢地将导丝从微导管拉出时，将对比剂连续地注入微导管的出口是重要的。

逆行成功再通可能导致心肌梗死，原因是 CTO 病变的动脉栓塞[1]。

逆向方法独特的并发症

这些并发症是由引导导管、导丝、微导管和（或）球囊进入提供并侧支的通道或动脉引起的。任何装置的引入本身可能导致损伤、解剖和（或）穿孔。它们进入侧支通道可能会阻塞供应 CTO 病变远端区域的血流并引发严重的局部缺血。

导丝夹在隔膜分支内

由通过迂曲的隔膜分支操纵导丝穿过导致。导丝可能陷入隔膜分支并导致断裂。这是在一篇文章中报告的[2]。如果感觉到导丝被卡住，则必须将微导管尽可能靠近导丝的远端，然后将微导管和导丝拉到一起以取回导丝。这个过程可以防止导丝完全断裂。

解剖供体动脉

由于导引导管需要强大的后支撑以使微导管通过小而曲折的侧支通道，所以可能发生主要侧支输送动脉的夹层。如果怀疑供体动脉的夹层，必须通过快速支架进行充分的处理。图 39.1 是一个很好的案例。

Chronic Total Occlusions：A Guide to Recanalization，Second Edition. Edited by Ron Waksman and Shigeru Saito.
© 2013 John Wiley & Sons，Ltd. Published 2013 by John Wiley & Sons，Ltd.

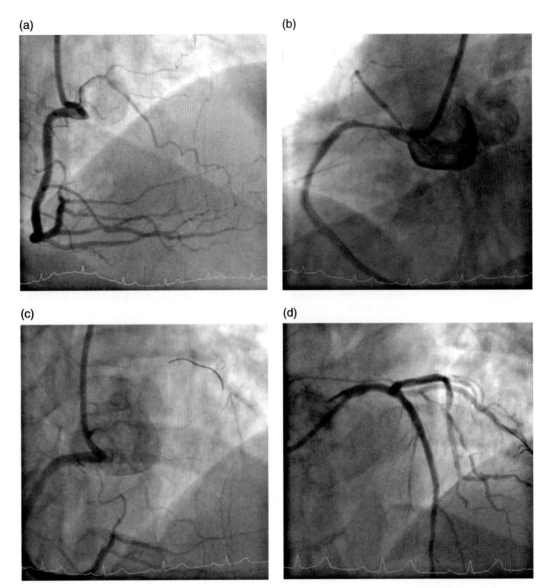

(a)　(b)

(c)　(d)

图 39.1　供体血管夹层。(**a**) 右冠通过间隔支向前降支供血；(**b**) 指引导管导致右冠开口夹层；(**c**) 植入支架后继续手术；(**d**) 最终取得成功结果

由于供应侧支源的动脉闭塞引起的严重缺血

如果使用主要的心外膜旁路途径，则可能会阻断供应完全闭塞远端区域的侧支，这导致 CTO 病变远端区域的局部严重缺血。在这种情况下，术者必须决定是否退出或继续。图 39.2 提供了一个案例。

间隔动脉瘤（第 41 章有趣的病例 10）

尽管最近在导丝制造方面取得了进展，但是目前可用的导丝不能通过非常曲折的间隔动脉成功插管。试图通过这些非常曲折的隔动脉穿过导丝可能导致穿孔和随后的隔膜血肿。有学者报告了一例这种并发症[3]。病例发展为心肌梗死。

在 2010 年复杂导管治疗会议的实况转播过程中，我们还遇到了一个案例：使用 Corsair 微导管中隔动脉平稳逆行通过发展为间隔动脉瘤，这种情况迅速发展成心包填塞和休克。患者从 RCA 和 LAD 末端以及心包穿刺处使用金属圈栓塞间隔动脉完全止血[4]。在报告此病例之前，没有人认为间隔动脉破裂会导致心脏压塞。

心外膜旁路通道的穿孔

与间隔动脉相反，如果发生穿孔，每个人都很容易理解如何快速诱导心脏压塞。如果发生这种情况，治疗的唯一方法就是栓塞动脉并迅速逆转抗凝。在这种情况下，肝素比凝血酶抑制药更适合抗凝，因为前者非常容易地通过添加鱼精蛋

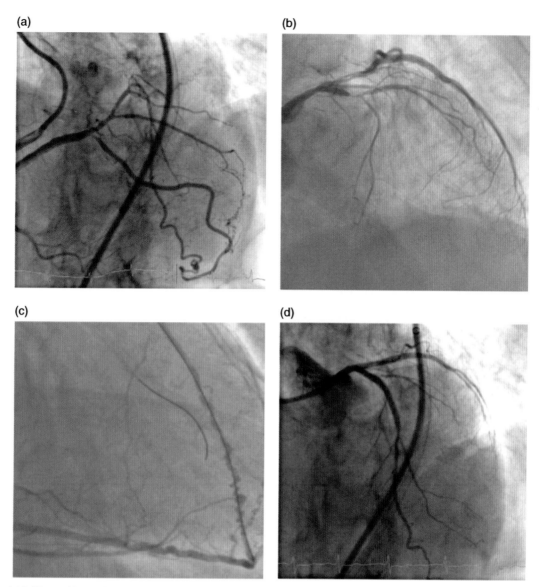

图 39.2　侧支供血血管血流供应减少。（**a**）右冠通过心外膜连接向前降支提供侧支循环；（**b**）前降支完全闭塞；（**c**）心尖部血管压导丝通过后出现假性痉挛，导致严重缺血；（**d**）最终取得成功结果。

白被中和。我们可以使用自体脂肪组织作为栓塞材料。然而，由于栓塞更可靠，所以推荐使用金属线圈。

　　如果穿孔是在隔膜和心外膜动脉交界处形成的，动脉出血可以侵入心外膜下腔，而不是心包膜下腔，从而导致心外膜压迫。这种类型的压迫可以局部化，并且难以经皮心包穿刺去除。文献中的案例就是一个很好的例子[5]。我们可以通过心包积液小切口手术（第 41 章有趣的病例 10）成功治疗这名患者。

概要

　　我们必须承认，我们还没有足够的知识来了

解在逆行 CTO 病变期间可能遇到什么类型的并发症。因此，我们必须对患者病情的任何改变非常敏感。在导管实验室，我们必须准备心包封堵器、各种栓塞线圈的套件，并且至少要快速进入超声心动图。

　　一般来说，逆行途径严重并发症的发生率并不是很高。在笔者的文献[6]中有关于 45 例逆行方法的早期经验，没有观察到严重的并发症。

● 在 6 名患者中观察到导丝尖端的靶动脉或较小的穿孔和（或）解剖间隔动脉。这些患者都没有发生任何缺血。穿过导丝和球囊后，观察到一名患者非常迂曲的心外膜侧动脉供应的区域缺血。如前所述，1 名患者在 PCI 无关的区域中发生了未知原因的严重 ST 抬高。

- 对比剂通过前向引导导管向 RCA 楔入注射导致心室纤颤；急性主动脉瓣关闭不全所致的急性心力衰竭，主要由于左侧Amplatz 引导导管为顺行方法，引起主动脉瓣短暂性畸形；1 例患者顺利通过弹簧圈栓塞密封顺行导丝。所有这三种并发症都不是由逆行而是顺行方式引起的，所有患者都完全康复。

- 1 例患者左侧 Amplatz 引导导管尖端引起侧支供血冠状动脉口开放，并植入支架，无任何局部缺血迹象。

- 没有患者出现随后的 Q 波或非 Q 波心肌梗死、脑卒中或死亡。没有患者需要紧急搭桥手术。

从逆行方法的这一小部分结果来看，我们可以合理地断定逆行方法中的并发症并不常见，并且可以通过仔细的观察和处理来充分控制这些并发症。

参考文献

1 Sachdeva R. ST-elevation myocardial infarction (STEMI) as a complication of retrograde chronic total occlusion (CTO) recanalization. *Catheter Cardiovasc Interv* 2011 Jul 29. doi: 10.1002/ccd.23266. [Epub].

2 Sianos G, Papafaklis MI. Septal wire entrapment during recanalisation of a chronic total occlusion with the retrograde approach. *Hellenic J Cardiol* 2011; **52**: 79–83.

3 Lin TH, Wu DK, Su HM, *et al.* Septum hematoma: a complication of retrograde wiring in chronic total occlusion. *Int J Cardiol* 2006; **113**: e64–6.

4 Hashidomi H, Saito S. Dilation of the septal collateral artery and subsequent cardiac tamponade during retrograde percutaneous coronary intervention using a microcatheter for chronic total occlusion. *J Interv Cardiol* 2011; **24**: 73–6.

5 Matsumi J, Adachi K, Saito S. A unique complication of the retrograde approach in angioplasty for chronic total occlusion of the coronary artery. *Catheter Cardiovasc Interv* 2008; **72**: 371–8.

6 Saito S. Different strategies of retrograde approach in coronary angioplasty for chronic total occlusion. *Catheter Cardiovasc Interv* 2008; **71**: 8–19.

造影剂肾病的预防

Travis J. Bench & Luis Gruberg
Stony Brook University Medical Center，Stony Brook，NY，USA

（徐　晶　译）

引言

造影剂肾病（Contrast induced nephropathy, CIN）是各种应用造影剂操作所引起的一种严重的并发症[1-5]。CIN 是肾功能不全导致住院的第三位病因（前两位分别为肾灌注不足及肾毒性药物），约占 11%[4-5]。近几十年来，在美国，随着诊断及治疗相关的心血管造影数量逐年增加，这个问题在心脏内科并不少见。目前对于很多冠心病患者来说，经皮冠状动脉介入治疗（PCI）是再血管化的首选治疗策略。此外，即使是对于多支病变或复杂冠状动脉病变，由于技术水平及药理学的进展，使得经皮冠状动脉再血管化治疗更广泛开展。资料显示，在这些患者中，高达 1/3 的患者行冠状动脉造影可见严重的冠状动脉疾病，其中至少有一处慢性完全闭塞病变（CTO）[6-12]。尽管 CTO 病变的经皮再血管化治疗已是一种完善的治疗策略，多达 10% 的 CTO 病变患者行 PCI 治疗，但其仍是介入心脏病学中最严苛的治疗策略之一[7-9, 13]，需要术者付出极大的努力及丰富的经验，需要专业的设备和技术，术中会用到更多的造影剂及更长的辐射暴露时间[13]。尽管技术不断进步，成功率也有所提高[6, 14-15]，但长时间的冠状动脉造影及专门应用的碘造影剂已成为肾毒性的常见原因[16]。

慢性完全闭塞病变

解剖学上，CTO 病变由近端坚硬的纤维帽、远端较少纤维组织的纤维帽及有机化血栓的中心区域组成[6]。这些闭塞病变的高度钙化使得成功的经皮再血管化难度增加。通常来说，与非闭塞性病变相比，CTO 病变 PCI 的成功率较低（70% ～ 80% 比 95% ～ 98%），这主要与导丝难以通过病变有关。这些操作与其他的介入操作相比，在技术的许多方面都有所不同，包括术者对时间的掌控、使用的器材、辐射的暴露，以及最重要的一方面，应用造影剂的总量。CTO 介入干预平均造影剂用量为（200±96）ml，与简单病变相比，其平均为（162±65）ml[13]。尽管目前尚无明确的试验验证 CIN 的发生与 CTO 的再血管化有关，但强有力的证据表明，此类操作中造影剂的用量与发生 CIN 的风险增加有关。

定义

在文献中，关于 CIN 的定义有许多种，但最通用的两种定义为：血清肌酐水平较基线上升 ≥ 25% 或自基线水平绝对值增加大于 0.5 mg/dl。在大多数患者中，术后 24 h 内出现肌酐水平升高，术后 3 ～ 5 天达峰值，并伴随着肌酐清除率的降低[1, 3-5, 17-20]。不幸的是，血清肌酐检测是监测肾功能的一种不敏感的方法，在监测到血清肌酐水平升高之前，肾小球滤过率减少 > 50% 即可能发生。关于冠状动脉造影术，多项研究已经证实，术后血清肌酐水平升高与死亡率增加、心肌梗死、靶血管再血管化相关[21-22]。

病理生理学

据推测，CIN 由多种病理过程引起，包括血管收缩、直接肾毒性、活性氧的形成及一氧化碳生成受损[5, 23-24]。目前认为，肾血流动力学障碍和直接肾小管毒性是其主要原因[23]。在注射造影剂后，立即出现肾血流量的短暂增加，其后是更长时期的肾血流量的减少[23-25]。有证据表明，在造影剂负荷后长达 4 h 的时间里，出现肾血流量长时间降低的情况高达 50%[25]。在这段低灌注期间，外侧髓质似乎是最易受缺血损伤的部位[24]。此外，病理学发现细胞坏死、间质炎症及上皮细胞空洞化，可能是造影剂引起的直接肾毒性[5, 23-24]。据推测，细胞毒性的程度与造影剂暴露的时间长短直接相关，因此，围术期维持高的尿流率是十分重要的。此外，在动物模型中，氧自由基的形成参与了肾小管细胞及肾小球细胞的凋亡[3]。

危险因素

由于对目标人群及 CIN 定义的不同，据目前资料显示 CIN 的发生率为 3.3% ~ 14.4% 不等。多变量分析显示，存在基础肾功能障碍、糖尿病、充血性心力衰竭以及使用造影剂量更大增加了 CIN 的发生风险[5, 21, 26]。在无危险因素的情况下，CIN 的总体发生率低至 2% ~ 5%[27]，但在有确定的危险因素的情况下，据报道，发生率为 11% ~ 50%[26-28]。Mehran 及其同事[28]回顾性评估了 8357 名接受 PCI 的患者，并在确定了多个独立的 CIN 预测因子后，展开了风险评分评估。这八个变量包括低血压、使用主动脉内球囊反搏、心力衰竭、年龄 > 75 岁、贫血、糖尿病、造影剂量和血清肌酐 > 1.5 mg/d 或 GFR < 60 ml/min/1.73 m^2。在这组人群中，随着风险评分的增加，CIN 的发生率呈指数增加（低风险评分和高风险评分分别为 8.4% 和 55.9%）[28]。

CIN 最大的独立预测因子是预先存在的肾功能不全，而且肾功能损害的严重程度与 CIN 的发病率直接相关[1-2, 22]。Rihal 等回顾性研究了 7586 例接受冠状动脉介入治疗的患者。在该队列研究中，他们发现对于基线血清肌酐水平在 2.0 ~ 2.9 mg/dl 的患者中，CIN 的发生率为 22.4%，血清肌酐水平高于 3.0 mg/dl 的患者，有 30.6% 发生 CIN。相反，对于肌酐水平 < 2.0 mg/dl 的患者，仅有 2.4% 发生 CIN[1]。

其他重要的危险因素也已经确定。糖尿病是冠状动脉介入术后 CIN 的另一个强有力的预测指标。Rihal 及其同事发现，正常或轻度肾功能受损（定义为血清肌酐 < 2.0 mg/dl）的糖尿病患者与有同样肾功能的非糖尿病患者相比，CIN 的发生率显著升高[1]。但是，对血清肌酐水平超过 2.0 mg/dl 的患者进行分析时发现，糖尿病和非糖尿病患者 CIN 发生率的差异在统计学上无意义。其他研究者也证实了这个结果，其发现与非糖尿病患者相比，平均血清肌酐水平为 1.3 mg/dl 的糖尿病患者的 CIN 发生率更高[19]。此外，一些研究证实，充血性心力衰竭是 CIN 的独立预测因子[1, 2, 17]。与 CHF 相关的风险，可能是由于低血流量状态下肾血流量的改变，或是使用了包括 ACEI 及利尿药这类肾毒性药物[3]。其他报道的危险因素包括动脉内容量减少、同时使用如非甾体类抗炎药或氨基糖苷类肾毒性药物、高血压、低钠血症、输血、高龄以及低白蛋白血症[5, 26, 29-30]。

预防措施

目前尚无明确的治疗方法来逆转造影剂引起的肾病，治疗的目标是预防其发生。在随机对照试验中，包括利尿药、甘露醇、多巴胺、心房钠尿肽和内皮素受体拮抗药在内的许多预防措施未能显示出益处。不幸的是，很少有措施在预防 CIN 方面表现出明确的益处[31]。

肾毒性药物

在择期安排使用造影剂的相关操作前，肾毒性药物应停用数天。当然，考虑到二甲双胍引起乳酸酸中毒的风险，在围术期常规停用二甲双胍。对于血管紧张素转化酶抑制药的应用也考虑到同样的问题。但 Patel 等发表的五项试验的综述揭示了不一致的结果，显示血管紧张素转换酶抑制药与 CIN 发生之间没有明确的相关性[32]（图 40.1）。

水化

用来降低 CIN 发生风险的治疗基础为增加容量。造影剂使用术前及术后生理盐水的水化所带来的益处是增加了有效的肾血流量及肾小球滤过[3, 20, 31]。在一项研究中，1620 名患者随机接受静脉应用 0.9% 或 0.45% 的生理盐水在血管成形术前清晨开始水化[33]，Mueller 等发现在 0.9% 生理盐水水化组 CIN 的发生率显著降低（0.7 *vs* 2%，$P = 0.04$），对于女性、糖尿病及造影剂使用量＞250 ml 的患者益处更显著（图 40.2）。Clavjo 等的另一项研究显示，在冠状动脉造影前 5 min 快速给予 1 L 5% 葡萄糖溶液可以将 CIN 发生率从 5.7% 降至 1.4%（$P = 0.03$）（图 40.3）[18]。在回顾了增加容量的各种试验设计后，为降低 CIN 的发

生风险，CIN 小组提出了最优方案，术前 12 h 及术后 6～24 h 应用等渗晶体溶液以 1～1.5 ml/kg/hr 行水化[31]。若是对于容量负荷过重的心力衰竭患者行此增加容量的操作，需考虑行右心导管监测血流动力学变化。

Merten 等的一项研究评估行诊断或治疗性介入操作的患者给予碳酸氢钠水化对于预防 CIN 的益处[34]。119 名患者随机分为生理盐水组及 5% 葡萄糖溶解的碳酸氢钠溶液组。术前 1 小时给予初始剂量 3 ml/kg，随后术中按 1 ml/kg/h 的剂量输注，术后持续 6 h。尽管随机分入碳酸氢盐组的患

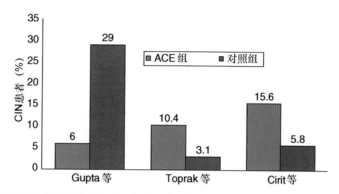

图 40.1　血管紧张素转换酶抑制药组（绿色条）和对照组（红色条）患者造影剂肾病（CIN）的发生率（数据摘自 Patel 等研究[32]）

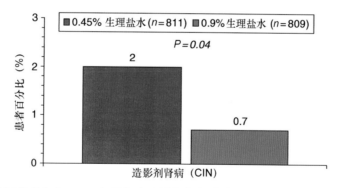

图 40.2　0.45% 生理盐水（红色条）与 0.9% 生理盐水（绿色条）治疗患者造影剂肾病（CIN）的住院率（数据摘自 Mueller 等研究[33]）

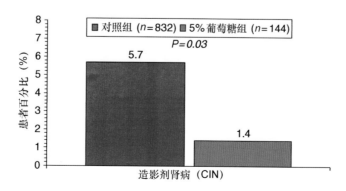

图 40.3　对照组（红色条）与 5% 葡萄糖组（绿色条）治疗患者造影剂肾病（CIN）的住院率（数据摘自 Clavijo 等研究[18]）

者平均血清肌酐基线水平较高，但仅有 1.7% 的患者发生 CIN，而用生理盐水治疗的患者为 13.6%（$P = 0.02$）（图 40.4）。同样，Ueda 等前瞻性分析了慢性肾脏病患者行急诊冠状动脉造影，术前即刻给予碳酸氢钠是否可以预防 CIN。在该试验中，59 名患者随机分为静脉推注或静脉滴注碳酸氢钠组及生理盐水组。碳酸氢钠组的 CIN 发生率显著低于生理盐水组（3.3% vs 27.6%，$P = 0.01$）[35]。

2007 年，REMEDIAL 试验前瞻性评估了三种 CIN 预防策略的疗效[36]。在该试验中，326 名择期安排行冠状动脉或周围血管造影的患者预防性给药，随机分为三组：输注生理盐水和 N- 乙酰半胱氨酸（NAC）组，输注碳酸氢钠和 NAC 组，生理盐水和 NCA 及抗坏血酸组。生理盐水和 NAC 组造影剂肾病（CIN）的发生率为 9.9%，生理盐水和 NCA 及抗坏血酸组发生率为 10.1%（$P = 1.00$）。相反，输注碳酸氢钠和 NAC 组患者 CIN 的发生率仅为 1.9%（$P = 0.02$）。基于这项研究，在预防 CIN 方面，应用碳酸氢钠和 NAC 扩张容量优于生理盐水和 NCA 或是添加抗坏血酸。

此试验中，等渗碳酸氢盐溶液降低 CIN 的发生可能是通过碱化肾小管液及减少随后的氧自由基（尽管可能是混合因素）。在预防 CIN 方面，应用碳酸氢钠和 NAC 扩张容量似乎优于生理盐水和 NCA 或是添加抗坏血酸。先前的四项荟萃分析和最新的十项随机对照研究的荟萃分析表明，静脉注射碳酸氢钠联合 NAC 使 CIN 发生率降低 35%，但是对于行导管插入或 PCI 的患者，并未减少需透析的肾衰竭[37]。

抗氧化药

已经有超过 25 项研究评估了抗氧化药 N-NAC（一种有巯基的乙酰氨基酸）在 CIN 预防中的作用。最近的一项包含 13 项研究 1892 名随机分组患者的荟萃分析表明，CIN 的发生风险降低了 32%，但统计学上无显著性差异（RR 0.68，95% CI 0.46 ～ 1.01）[38]（图 40.5）。发表的荟萃分析记录了目前这些研究结论的局限性来自于不同试验之间的异质性。大多数研究在术前 1 天及手术当天给予标准口服剂量 600 mg 每 24 小时两

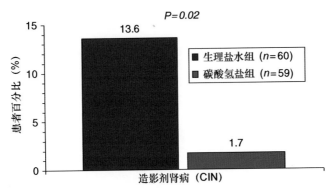

图 40.4　0.9% 生理盐水组（红色条）与碳酸氢盐组（绿色条）治疗患者造影剂肾病（CIN）的住院率（数据摘自 Merten 等研究[34]）

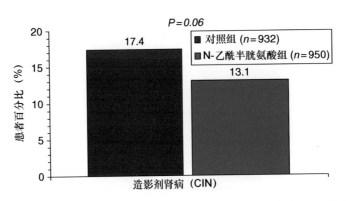

图 40.5　对照组（红色条）与 N- 乙酰半胱氨酸治疗组（绿色条）患者造影剂肾病（CIN）的住院率（数据摘自 Zagler 等研究[38]）

次。然而，最近的荟萃分析显示了明显的获益。Kelly 等在回顾了涉及 NAC 的 26 个随机试验发现，CIN 的相对风险降低了 38%（RR 0.62，95% CI 0.44 ～ 0.88）[39]。由于其成本低、给药方便，并且没有严重的副作用，此结果进一步支持高风险患者，尤其是慢性肾功能不全的糖尿病患者常规使用该药物的临床决策。

抗氧化药抗坏血酸（维生素 C）已经显示可减轻由各种损伤引起的肾损伤。在一项 231 例患者接受抗坏血酸或安慰剂治疗的随机、双盲、安慰剂对照试验中，使用维生素 C 可显著降低 CIN 发生率（图 40.6）[40]。此结果令人鼓舞，但应在大型的临床试验中证实。

造影剂

与各种预防措施一样，有的造影剂也被评估其在引起肾病中的特殊作用。造影剂由具有不同数目碘分子的碘苯单元组成[3, 22]。碘含量增加可获得更好的放射性显像及增加水溶性，但也增加了渗透压。有学者认为，某种造影剂特性，如渗透压，可能影响高危患者发生 CIN 的可能性[3, 24]。多种具有不同特性及生理学效用的化合物已经被制造出来，试图去制造具有高衰减性的放射性造影剂，同时希望减少肾毒性。早期的高渗造影剂（HOCM）（约 2000 mOsm/kg）已被低渗造影剂（LOCM）替代。虽然这些造影剂的渗透压比 HOCM 低 2 ～ 3 倍（600 ～ 800 mOsm/kg），但与血清相比仍然是高渗[27]。Barrett 等在对 25 项随机试验的汇总分析中注意到，对于先前存在肾功能不全的患者，HOCM 和 LOCM 相比发生 CIN 的风险更高[41]。有趣的是，更多的证据表明，等渗造影剂（IOCM）（290 mOsm/kg；碘克沙醇）可以进一步降低高危患者发生 CIN 的风险[42]。对 16 项随机对照试验的荟萃分析比较了应用 IOCM 和各种不同的 LOCM 后血清肌酐的变化。在此分析中，IOCM 患者中 CIN 总发生率为 1.4%，而 LOCM 组为 3.5%[27]。对于慢性肾病、糖尿病或同时患这两种疾病的患者，这两种给药存在最大的差异[27]。

与渗透压类似，冠状动脉造影时造影剂的用量与 CIN 的发生率直接相关[1-3, 5, 14, 19, 26, 29, 43]。Rich 等对 183 例行心导管插入术的患者研究发现，造影剂用量 > 200 ml 是肾毒性的独立危险因素（RR 2.1，P = 0.005）[26]。但是，多次使用的造影剂总量并不是 CIN 的统计学上的单因素预测因子。其原因可能与静脉应用造影剂的剂量依赖效应有关，与不同的体重和肌酐清除率有关。Cigarroa 等提出了造影剂用量限值的计算公式：5 ml × 体重（kg）/ 血清肌酐（mg/dl）。这项研究发现，应用此公式 CIN 的发生率极低[44]。Morcos 提出，在应用较少肾毒性 LOCM 的情况下，Cigarroa 公式定义的限值可以扩大至 1.5 倍[45]。在应用其他公式时也有同样的发现，包括使用造影剂用量评估肾小球滤过率（V/eGFR）[46]。在该试验中，V/eGFR > 2.39 是 STEMI 患者 PCI 术后 CIN 的独立预测因子（OR 4.24；95% CI 1.23 ～ 14.66）。然而，多项研究记录了造影剂用量和需血液透析的肾病的比值比，发现其风险是极低的[19, 47]。Rihal 等在一项包含 7586 例患者的研究中指出，PCI 时每使用 100 ml 的造影剂，与之相关的急性肾衰竭的风险便会增加，OR 1.12[1]。Freeman 等对近 17 000 例冠状动脉介入的患者进行了回顾性分析，试图定义体重和肌酐校正的最大造影剂用量（MRCD）[29]。校正基线危险因素后，高于预

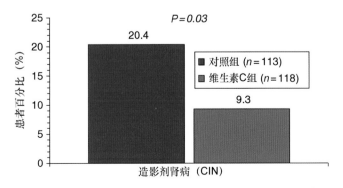

图 40.6　对照组（红色条）与抗坏血酸治疗组（绿色条）患者造影剂肾病（CIN）的住院率（数据摘自 Spargias 等研究[40]）

定 MRCD 的造影用量是需要透析的肾病的最强独立预测因子（OR 6.2，95% CI 3.0～12.8）。此外，超过 MRCD 的患者院内死亡率显著高于未超过 MRCD 的患者。在其他的研究中也发现了这种"阈值"效应，并非是线性剂量效应[44, 48]。Taliercio 等发现应用造影剂量大于 125 ml 的患者发生 CIN 的可能性增加了 10 倍[48]。

血液滤过

连续静脉-静脉血液滤过是一种用于急性肾衰竭患者的肾脏替代疗法，已被评估为预防高危患者 CIN 的替代策略。Marenzi 及其同事进行的一项随机试验中，连续 114 例行冠状动脉介入治疗的慢性肾衰竭患者，随机分入血液透析或等渗盐水水化组，水化方案为术前 4～8 h 至术后 18～24 h。血液滤过组患者的 CIN 发生率低于对照组（5% vs 50%，P＜0.001）[49]，同组研究者对高危人群的其他研究也证实了此结果。

未来方向：冠状静脉窦造影剂引流

大多数冠状动脉造影中使用的造影剂被认为回流至 CS。尽管仍是试验性的，但正在设计新颖的方法确保冠状静脉窦插管切实可行，在造影剂进入全身循环及到达肾脏前检测、获取及清除[50]。一系列涉及猪和狗冠状窦插管的动物实验证实了造影剂清除的可行性[51]。Danenberg 等近期发表了第一例此类的人体研究[52]。在最初的研究中，七名行冠状动脉造影的慢性肾病（血清肌酐 2.96±0.63 mg/dl）患者，使用双腔、带球囊的 7 F Reverse Berman 导管（Arrow International Inc，Reading，PA）行冠状静脉窦插管。有四名患者不能将 Reverse Berman 导管插入冠状静脉窦内的合适位置。但在另外三名患者中，研究者能够清除 44% 注射入的造影剂。此外，他们报道了冠状静脉窦阻塞的累加效应，允许使用更小剂量的造影剂。冠状静脉窦阻塞引起的静脉压升高，降低了造影剂注射时冠状动脉流速，使得可以使用更小剂量的造影剂。Fitzgerald 及其同事评估了 Catharos 医疗器械公司的 Sentinel 导管，这是一种新型的血管内传感系统，可以主动检测和

获取冠状静脉窦内的造影剂[53]。此导管是具有集成光纤的 10-F 的抽吸导管，可以检测到冠状静脉窦内血液稀释（即局部红细胞压积的变化）触发的光学信号的瞬时变化。冠状动脉内注射造影剂引起的变化启动其从冠状静脉窦自动抽吸造影剂。另一项由 Duffy 及其同事最近发表的研究观察了一组 26 名应用 CINCOR 造影剂清除系统（Osprey Medical，St. Paul，Minnesota）的患者[54]。由冠状静脉窦抽吸收集的平均血液量为每位患（169±15）ml，其导致了血红蛋白由（12.3±0.2）g/dl 降至（11.7±0.7）g/dl（P＜0.01），虽然临床上有少量下降，但在统计学上显著降低。冠状静脉窦造影剂抽吸可清除 32%±3% 的造影剂（范围为 6%～64%）。造影剂清除组患者的 GFR 无明显变化，但对照组患者的 GFR 显著降低。这些研究提供了直接从冠状静脉窦检测和清除造影剂的更完善方法的可行性的进一步科学证据，以及预防 CIN 的一种可能的办法。

另一种有前途的治疗方案是 Benephit 输液系统，其是一种为预防肾 CIN 从而直接输注治疗性药物的选择性输液导管系统。在进行冠状动脉造影的同时，共同通过股动脉插管入路，这个系统通过专用的 T 型输液导管将各种药物直接输入两侧肾动脉中。非诺多泮、碳酸氢钠或前列地尔等各种肾保护剂的直接输注可能是获益的，目前正在进行临床试验的评估[55]。

总结

急性造影剂肾损害（CIN）是行冠状动脉造影患者发病率及死亡率的主要原因。除了 CIN 与患者相关的危险因素外，慢性完全闭塞性病变的再血管化额外增加了手术相关的风险，如造影剂用量更多以及对非 CTO 病变重复使用造影剂。尽管开发了创新的技术开通阻塞性病变，但对于 CTO 病变血运重建的患者，现尚无其 CIN 发病率的相关数据，对于这个患者群体中这一可怕并发症的数据是缺乏的。应尽一切努力，用 Mehran 积分识别高危患者，并根据目前可用的数据资料，实施目前现有的各种措施去预防 CIN 的发生。

参考文献

1　Rihal CS, Textor SC, Grill DE et al. Incidence and prognostic importance of acute renal failure after percutaneous coronary intervention. *Circulation* 2002; **105**: 2259–2264.

2　Gruberg L, Mintz GS, Mehran R et al. The prognostic implications of further renal function deterioration within 48 h of interventional coronary procedures in patients with pre-existent chronic renal insufficiency. *J Am Coll Cardiol* 2000; **36**: 1542–1548.

3　Gami AS, Garovic VD: Contrast nephropathy after coronary angiography. *Mayo Clin Proc* 2004; **79**: 211–219.

4　McCullough PA, Adam A, Becker CR et al. Epidemiology and prognostic implications of contrast-induced nephropathy, *Am J Cardiol* 2006; **98**: 5 K–13 K.

5　McCullough PA, Soman SS. Contrast-induced nephropathy. *Crit Care Clin* 2005; **21**: 261–280.

6　Braden GA. Chronic total coronary occlusions. *Cardiol Clin* 2006; **24**: 247–254, vi–vii.

7　Christofferson RD, Lehmann KG, Martin GV et al. Effect of chronic total coronary occlusion on treatment strategy. *Am J Cardiol* 2005; **95**: 1088–1091.

8　Suero JA, Marso SP, Jones PG et al. Procedural outcomes and long-term survival among patients undergoing percutaneous coronary intervention of a chronic total occlusion in native coronary arteries: a 20-year experience. *J Am Coll Cardiol* 2001; **38**: 409–414.

9　Puma JA, Sketch MH, Jr., Tcheng JE et al. Percutaneous revascularization of chronic coronary occlusions: an overview. *J Am Coll Cardiol* 1995; **26**: 1–11.

10　Hoye A, van Domburg RT, Sonnenschein K, Serruys PW. Percutaneous coronary intervention for chronic total occlusions: the Thoraxcenter experience 1992-2002. *Eur Heart J* 2005, **26**: 2630–2636.

11　Drozd J, Wojcik J, Opalinska E et al. Percutaneous angioplasty of chronically occluded coronary arteries: long-term clinical follow-up. *Kardiol Pol* 2006; **64**: 667–673; discussion 674.

12　Baks T, van Geuns RJ, Duncker DJ et al. Prediction of left ventricular function after drug-eluting stent implantation for chronic total coronary occlusions. *J Am Coll Cardiol* 2006; **47**: 721–725.

13　Bell MR, Berger PB, Menke KK, Holmes DR, Jr. Balloon angioplasty of chronic total coronary artery occlusions: what does it cost in radiation exposure, time, and materials?, *Cathet Cardiovasc Diagn* 1992; **25**: 10–15.

14　Migliorini A, Moschi G, Vergara R et al. Drug-eluting stent-supported percutaneous coronary intervention for chronic total coronary occlusion. *Catheter Cardiovasc Interv* 2006; **67**: 344–348.

15　Ge L, Iakovou I, Cosgrave J et al. Immediate and mid-term outcomes of sirolimus-eluting stent implantation for chronic total occlusions. *Eur Heart J* 2005; **26**: 1056–1062.

16　Mintz EP, Gruberg L: Radiocontrast-induced nephropathy and percutaneous coronary intervention: a review of preventive measures. *Expert Opin Pharmacother* 2003; **4**: 639–652.

17　Jo SH, Youn TJ, Koo BK et al. Renal toxicity evaluation and comparison between visipaque (iodixanol) and hexabrix (ioxaglate) in patients with renal insufficiency undergoing coronary angiography: the RECOVER study: a randomized controlled trial. *J Am Coll Cardiol* 2006; **48**: 924–930.

18　Clavijo LC, Pinto TL, Kuchulakanti PK et al. Effect of a rapid intra-arterial infusion of dextrose 5% prior to coronary angiography on frequency of contrast-induced nephropathy in high-risk patients. *Am J Cardiol* 2006; **97**: 981–983.

19　McCullough PA, Wolyn R, Rocher LL et al. Acute renal failure after coronary intervention: incidence, risk factors, and relationship to mortality. *Am J Med* 1997; **103**: 368–375.

20　Rudnick MR, Kesselheim A, Goldfarb S: Contrast-induced nephropathy: how it develops, how to prevent it. *Cleve Clin J Med* 2006; **73**: 75–80, 83–77.

21　Lindsay J, Apple S, Pinnow EE et al. Percutaneous coronary intervention-associated nephropathy foreshadows increased risk of late adverse events in patients with normal baseline serum creatinine. *Catheter Cardiovasc Interv* 2003; **59**: 338–343.

22　Gruberg L, Weissman NJ, Waksman R et al. Comparison of outcomes after percutaneous coronary revascularization with stents in patients with and without mild chronic renal insufficiency. *Am J Cardiol* 2002; **89**: 54–57.

23　Rudnick MR, Goldfarb S. Pathogenesis of contrast-induced nephropathy: experimental and clinical observations with an emphasis on the role of osmolality. *Rev Cardiovasc Med.* 2003; **4 Suppl 5**: S28–33.

24　Tumlin J, Stacul F, Adam A et al. Pathophysiology of contrast-induced nephropathy. *Am J Cardiol* 2006; **98**: 14 K–20 K.

25　Tumlin JA, Wang A, Murray PT, Mathur VS. Fenoldopam mesylate blocks reductions in renal plasma flow after radiocontrast dye infusion: a pilot trial in the prevention of contrast nephropathy. *Am Heart J* 2002; **143**: 894–903.

26　Rich MW, Crecelius CA. Incidence, risk factors, and clinical course of acute renal insufficiency after cardiac catheterization in patients 70 years of age or older. A prospective study. *Arch Intern Med* 1990; **150**: 1237–1242.

27　McCullough PA, Bertrand ME, Brinker JA, Stacul F. A meta-analysis of the renal safety of isosmolar iodixanol compared with low-osmolar contrast media. *J Am Coll Cardiol* 2006; **48**: 692–699.

28　Mehran R, Aymong ED, Nikolsky E et al. A simple risk score for prediction of contrast-induced nephropathy after percutaneous coronary intervention: development and initial validation. *J Am Coll Cardiol* 2004; **44**: 1393–1399.

29 Freeman RV, O'Donnell M, Share D *et al*. Nephropathy requiring dialysis after percutaneous coronary intervention and the critical role of an adjusted contrast dose. *Am J Cardiol* 2002; **90**: 1068–1073.

30 Morcos SK. Prevention of contrast media nephrotoxicity-the story so far. *Clin Radiol* 2004; **59**: 381–389.

31 Stacul F, Adam A, Becker CR *et al*. Strategies to reduce the risk of contrast-induced nephropathy. *Am J Cardiol* 2006; **98**: 59 K–77 K.

32 Patel K, King CA, Jovin IS. Angiotensin-converting enzyme inhibitors and their effects on contrast-induced nephropathy after cardiac catheterization or percutaneous coronary intervention. *Cardiovasc Revasc Med* 2011; **12**: 90–93.

33 Mueller C, Buerkle G, Buettner HJ *et al*. Prevention of contrast media-associated nephropathy: randomized comparison of 2 hydration regimens in 1620 patients undergoing coronary angioplasty. *Arch Intern Med* 2002; **162**: 329–336.

34 Merten GJ, Burgess WP, Gray LV *et al*. Prevention of contrast-induced nephropathy with sodium bicarbonate: a randomized controlled trial, JAMA 2004; **291**: 2328–2334.

35 Ueda H, Yamada T, Masuda M *et al*. Prevention of contrast-induced nephropathy by bolus injection of sodium bicarbonate in patients with chronic kidney disease undergoing emergent coronary procedures. *Am J Cardiol* 2011; **107**: 1163–1167.

36 Briguori C, Airoldi F, D'Andrea D *et al*. Renal Insufficiency Following Contrast Media Administration Trial (REMEDIAL): a randomized comparison of 3 preventive strategies. *Circulation* 2007; **115**: 1211–1217.

37 Brown JR, Block CA, Malenka DJ *et al*. Sodium bicarbonate plus N-acetylcysteine prophylaxis: a meta-analysis. *JACC Cardiovasc Interv* 2009; **2**: 1116–1124.

38 Zagler A, Azadpour M, Mercado C, Hennekens CH. N-acetylcysteine and contrast-induced nephropathy: a meta-analysis of 13 randomized trials. *Am Heart J* 2006; **151**: 140–145.

39 Kelly AM, Dwamena B, Cronin P *et al*. Meta-analysis: effectiveness of drugs for preventing contrast-induced nephropathy. *Ann Intern Med* 2008; **148**: 284–294.

40 Spargias K, Alexopoulos E, Kyrzopoulos S *et al*. Ascorbic acid prevents contrast-mediated nephropathy in patients with renal dysfunction undergoing coronary angiography or intervention. *Circulation* 2004; **110**: 2837–2842.

41 Barrett BJ, Carlisle EJ. Metaanalysis of the relative nephrotoxicity of high- and low-osmolality iodinated contrast media. *Radiology* 1993; **188**: 171–178.

42 Aspelin P, Aubry P, Fransson SG *et al*. Nephrotoxic effects in high-risk patients undergoing angiography. *N Engl J Med* 2003; **348**: 491–499.

43 Rudnick MR, Goldfarb S, Wexler L *et al*. Nephrotoxicity of ionic and nonionic contrast media in 1196 patients: a randomized trial. *The Iohexol Cooperative Study, Kidney Int* 1995; **47**: 254–261.

44 Cigarroa RG, Lange RA, Williams RH, Hillis LD. Dosing of contrast material to prevent contrast nephropathy in patients with renal disease. *Am J Med* 1989; **86**: 649–652.

45 Morcos SK. Prevention of contrast media-induced nephrotoxicity after angiographic procedures. *J Vasc Interv Radiol* 2005; **16**: 13–23.

46 Liu Y, Tan N, Zhou YL *et al*. The contrast medium volume to estimated glomerular filtration rate ratio as a predictor of contrast-induced nephropathy after primary percutaneous coronary intervention. *Int Urol Nephrol* 2012; **44**: 221–229..

47 Gruberg L, Mehran R, Dangas G *et al*. Acute renal failure requiring dialysis after percutaneous coronary interventions. *Catheter Cardiovasc Interv* 2001; **52**: 409–416.

48 Taliercio CP, Vlietstra RE, Fisher LD, Burnett JC. Risks for renal dysfunction with cardiac angiography. *Ann Intern Med* 1986; **104**: 501–504.

49 Marenzi G, Marana I, Lauri G *et al*. The prevention of radiocontrast-agent-induced nephropathy by hemofiltration. *N Engl J Med* 2003; **349**: 1333–1340.

50 Michishita I, Fujii Z. A novel contrast removal system from the coronary sinus using an adsorbing column during coronary angiography in a porcine model. *J Am Coll Cardiol* 2006; **47**: 1866–1870.

51 Gruberg L, Jeremias A. A mechanical approach to limit contrast-induced nephropathy: sentinel at the gate. *J Invasive Cardiol* 2009; **21**: 319–320.

52 Danenberg HD, Lotan C, Varshitski B *et al*. Removal of contrast medium from the coronary sinus during coronary angiography: feasibility of a simple and available technique for the prevention of nephropathy. *Cardiovasc Revasc Med* 2008; **9**: 9–13.

53 Chang H, Hassan AH, Kim YL *et al*. A novel technique for endovascular detection and removal of radiographic contrast during angiography. *J Invasive Cardiol* 2009; **21**: 314–318.

54 Duffy SJ, Ruygrok P, Juergens CP et al. Removal of contrast media from the coronary sinus attenuates renal injury after coronary angiography and intervention. *J Am Coll Cardiol* 2010; **56**: 525–526.

55 Weisz G, Filby SJ, Cohen MG *et al*. Safety and performance of targeted renal therapy: the Be-RITe! Registry. *J Endovasc Ther* 2009; **16**: 1–12.

7

第七部分

实战病例

实战病例 1 ~ 6

Shigeru Saito

Shonan Kamakura General Hospital，Kamakura，Japan

（朱舜明　译）

病例 1（图 41.1，41.2，41.3）

有趣的点

在 IABP 和气管插管辅助通气的支持下，逆向经 LIMA-LAD 桥血管开通 RCA CTO。

病史和 PCI 过程

70 岁老年男性患者，既往有前壁心肌梗死病史，1991 年在其他医院接受了 CABG 治疗（LIMA-LAD，SVG-LCX）。

CABG 术后 8 年，1999 年，由于 LCX 开口 90% 狭窄以及 SVG-LCX 搭桥后早期闭塞，患者发展为梗死后心绞痛。在 LCX 近端和开口处再次植入两枚 BMS 支架。

2001 年，由于 LCX 支架内再狭窄，接受了球囊对吻扩张。此外，右冠状动脉原发的病变处植入一枚 BMS。

2009 年开始，患者开始出现频发劳力性呼吸困难。在 LCX 中部完全闭塞病变处植入一枚 DES 后，患者症状改善。

2011 年初开始，呼吸困难和胸痛再次出现，患者诊断为 NYHA 心功能 4 级，并被收住笔者所在院。患者情况改善后，进行了诊断性造影检查。造影提示右冠状动脉中段和 LAD 近端完全闭塞，LCX 近端支架内 90% 再狭窄。LIMA 到 LAD 血流通畅，SVG 到 LCX 完全闭塞。患者的左心室射血功能为 28%，并且有 2 度二尖瓣反流。

患者于 2011 年 4 月再次因再发严重心衰入院。LCX 近端的狭窄病变再次植入一枚 DES 后，患者心衰症状缓解后出院。

2011 年 6 月 28 日，他为了治疗右冠状动脉 CTO 病变再次入院。入院后不久，患者再次出现 4 级心衰。经左侧股动脉置入 IABP 并气管插管后，经右侧股动脉及左侧肱动脉分别置入 7 F 和 6 F 鞘管。

LIMA 到 LAD 近端，在缝合处角度很大，因此从 LIMA 到间隔支看似不可能。基于这种考虑，笔者首先开通了 LAD 近端的 CTO，使用的器械为 Finecross 微导管，Miraclebros3 导丝，正向指引导管为 7 FEBU3.5，LIMA 血管造影使用的是 5 FIMA 导管。使用 2.0 球囊预扩张 CTO 病变后，更换 Corsair 微导管和 SionBlue 导丝，成功通过间隔支侧支进入右冠状动脉远端真腔。使用 ConquestPro 导丝穿刺成功。但是，因为 Corsair 微导管不能通过病变，笔者使用 3.0 的球囊在正向右冠近端进行锚定后，Corsair 微导管进入 CTO 病变，正向操控 RunthroughFloppy 通过微导管到达病变远端。笔者使用两个 Xience-V 支架处理病变。所有手术过程实况转播到在美国迈阿密举行 的 Complex CardiovascularCatheter Therapeutics（C3）课程上。

患者从严重的心衰中完全恢复，出院后无明显的心衰和心绞痛症状。

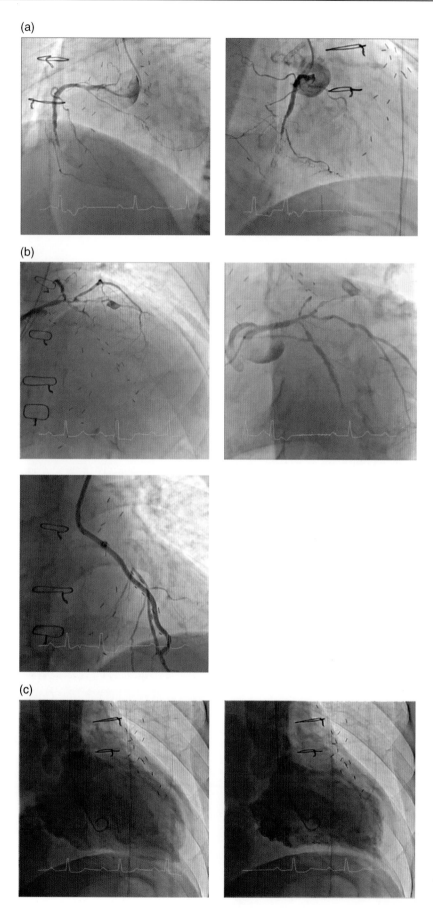

图 41.1　（**a**）右冠状动脉；（**b**）左冠状动脉和 LIMA 桥血管；（**c**）左室造影

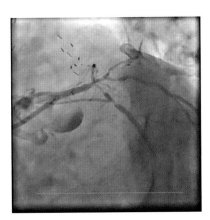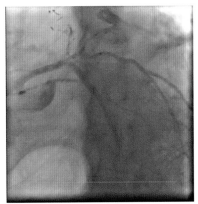

图 41.2　PCI for LCX.

病例 2 (图 41.4)

有趣的点

采用圆锥支球囊锚定技术,帮助前向导丝穿刺进入右冠状动脉近端 CTO 病变。

病史和 PCI 过程

75 岁男性患者,4 个月前出现 2 级劳力性心绞痛。冠状动脉 320 层 CTA 提示右冠状动脉完全闭塞。经右侧股动脉置入 8 F 鞘管行 PCI。对侧造影使用左侧股动脉入路及 5 F 造影导管。由于所有从左冠状动脉到右冠状动脉的可视间隔支及心外膜血管都太过迂曲,一开始笔者就计划采用前向方法。开口呈牧羊鞭型,笔者选择了 8 F SAL1.0 SH 指引导管 (Launcher)。在使用 Corsair 微导管及 Conquest Pro 硬导丝的情况下,指引导管不能提供足够的支撑力,所以笔者将一个 2.5 mm 的球囊以 6 个大气压充盈于圆锥支以锚定指引导管。锚定后给导丝穿刺提供了很好的支撑力。在导丝进入 CTO 远端血管真腔后,在锚定球囊的辅助下,3.0 mm 球囊成功通过病变并扩张。最终植入三枚 DES。这是使用锚定球囊技术的一个示范病例。

病例 3 (图 41.5)

有趣的点

在通过间隔支逆向处理 LAD CTO 病变时,医源性间隔支动脉瘤破裂以及心包填塞。

病史和 PCI 过程

79 岁女性患者,劳力性心绞痛入院。症状是由于 6 个月前 LAD 近端植入的 BMS 慢性支架内闭塞所致。既往有 10 年的风湿性关节炎病史,维持剂量泼尼松治疗中。左室射血功能正常。经双侧股动脉 7 F 指引导管行 PCI。采用逆向策略,在 Corsair 微导管支撑下送 Fielder FC 经 RCA 远端及间隔支进入 LAD。导丝及微导管进入 LAD 支架内再狭窄远端都较为容易。在退出 Corsair 微导管后,发现间隔支动脉瘤形成,并且很快破裂及导致心包填塞。在快速进行心包穿刺以后,闭塞血管被开通并植入药物洗脱支架一枚。由于破裂出血并未停止,所以从双侧对破裂血管用弹簧圈进行了栓塞。出血完全停止,患者几天后顺利出院。这个病例在 2010 年被实时转播到神户的 CCT 会场。

在平顺和无阻力的情况下,操控 Corsair 微导管通过间隔支时,动脉瘤形成并很快进展为自发性破裂极为罕见。长期口服低剂量激素可能是其中的一个发病因素。在这一病例之前,逆向通过间隔支被认为比心外膜侧支更加安全,血管破裂后发生心包填塞的风险更低。但是,这一例病变提示我们,间隔支破裂也能导致心包填塞。

病例 4 (图 41.6)

有趣的点

逆向手术时,导丝所致间隔支穿孔单纯左室心脏填塞。

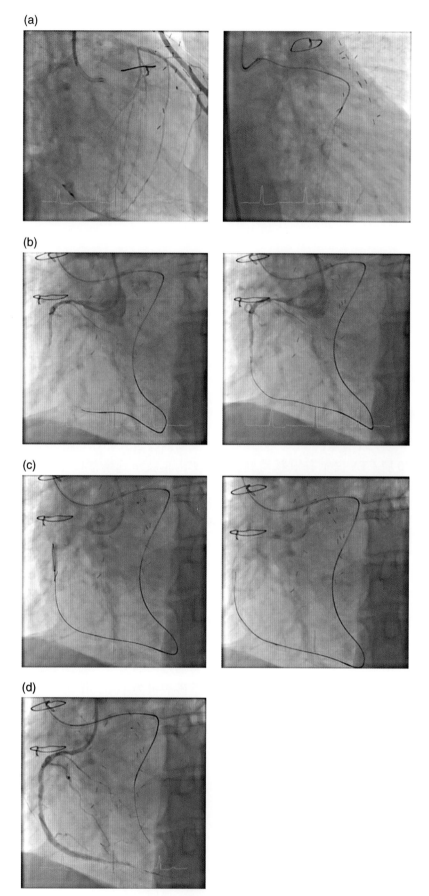

图41.3 （a）从 LAD 近端 CTO 病变通过的 Corsair 微导管，在间隔支中行超选择性造影；（b）逆向导丝穿刺成功，Corsair 微导管接近右冠 CTO 远端；（c）逆向锚定后，前向导丝穿刺成功；（d）最终结果

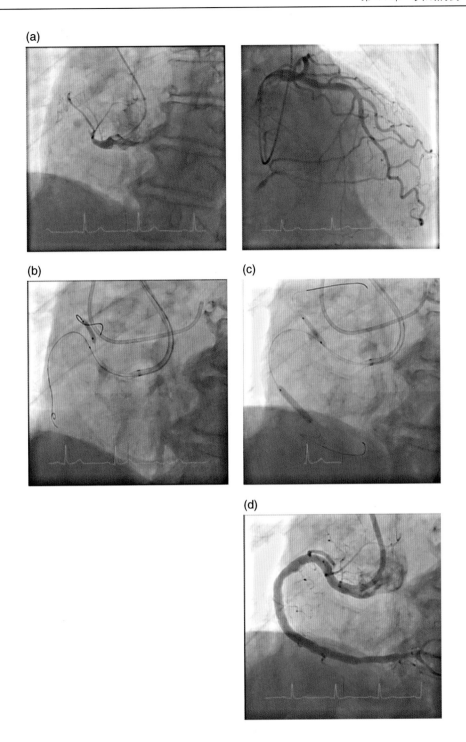

图 41.4　（ a ）右冠状动脉和左冠状动脉；（ b ）球囊锚定后通过硬导丝穿刺；（ c ）球囊于圆锥支锚定，以帮助球囊通过；（ d ）最终结果

病史和 PCI 过程

64 岁男性患者，诊断为急性下壁心梗和心源性休克，于 2007 年 5 月送至笔者所在医院。急诊冠状动脉造影提示右冠状动脉中段完全闭塞，TIMI 0 级，前降支近端 CTO 病变。右冠状动脉植入金属裸支架，开通血管。

第二次处理 LAD CTO。经双侧股动脉置入 7 F 指引导管，由于间隔支和前降支之间的弯曲，逆向尝试 Fielder XT 导丝未能通过。交换 Miraclebros3 导丝，试图通过弯曲部时，发生冠状动脉穿孔。穿孔发生后，患者的情况尚稳定，继续下一步操作。在成功开通 LAD 近端 CTO 病

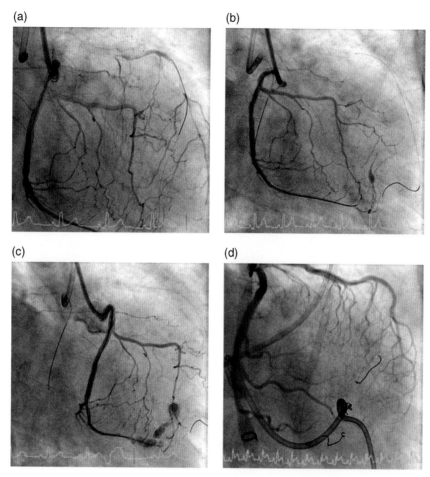

图 41.5（a）逆向导丝通过间隔支侧支进入 CTO 远端血管真腔；（b）在移除间隔支的 Corsair 微导管后，间隔支动脉瘤形成；（c）动脉瘤自发快速地破裂；（d）在心包引流的情况下，用微弹簧圈分别从 LAD 和 RCA 栓塞破裂动脉

变后，患者出现低血压及心动过速等心包填塞的症状。

便携式经胸超声提示：左室后侧壁少量心包积液。尝试进行心包穿刺，但是没有发现液体。通过自体脂肪组织栓塞，成功封堵破裂的间隔支出血。

在送入 ICU 以后，患者仍持续性低血压。再次经胸心脏超声未提示积液量增加。但是，CT 提示在左室侧壁大量的心包积液。从剑突下小切口外科进行心包引流出 350 ml 血性心包积液。患者血压恢复，12 天后无症状出院。

这个病例清楚的提示：①经间隔支通路行逆向介入治疗可导致出血至心腔；②如果穿孔部位位于间隔支和前降支的连接处，心包积液可位于左室周围；③经胸心脏超声不能探测这个部位的心包积液；④这种情况下紧急外科引流很有用。

病例 5（图 41.7）

有趣的点

通过自身间隔支到间隔支的连接，逆向处理 LAD 近端 CTO 病变。

病史和 PCI 过程

76 岁男性，从 2009 年起出现活动后窒息感和胸痛。在 2010 年 7 月 7 日，接收了冠状动脉造影检查，提示 RCA 近端严重狭窄以及 LAD 包含中段 CTO 病变的弥漫狭窄。LAD CTO 远端由同侧间隔支侧支循环供血。于 2010 年 7 月 16 日行第一次 PCI 处理 RCA 病变，成功植入两枚支架。

8 月 18 日，通过标准的正向方法尝试处理 LAD-CTO。导丝未能通过，造成 CTO 部位的夹层。手术未能成功。

2010 年 9 月 9 日行第二次尝试。近端间隔支相比远端间隔支，看似更容易行逆向介入治疗。

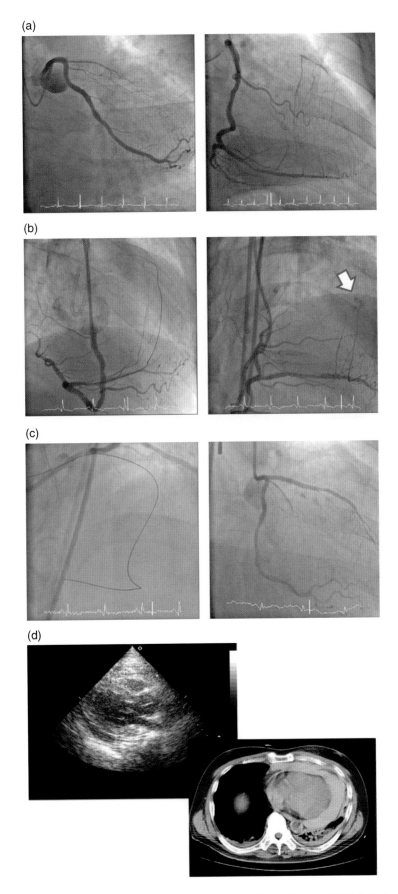

图 41.6　(a) 左冠状动脉和右冠状动脉；(b) 导丝通过第二间隔支的时候发生穿孔（箭头处）；(c) 逆向导丝从第一间隔支成功通过病变；(d) 经胸心脏超声和 CT

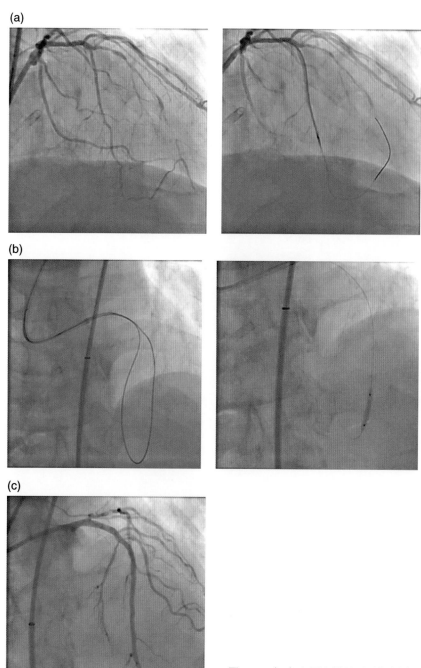

图 41.7 （a）左冠和导丝通过间隔支逆向到达 LAD CTO 远端；（b）导丝体外化和球囊扩张；（c）最终结果。

穿刺右侧股动脉，置入 90 cm 7 F SH EBU3.5 指引导管（Medtronic，Inc.，Minneapolis，Minnesota）。Sion 导丝和 Corsair 微导管通过近端间隔支进入 LAD 远端再进行逆向操控。导丝逆向通过病变，推送 Corsair 微导管，最终逆向进入指引导管。接下来，交换导丝为 300 cm RG3 导丝，完成体外化。用 2.5×15 mm Tazuna 球囊扩张病变，最终于 LAD 植入 4 枚 Xience V 支架，结果满意。

这个病例展示了通过同侧侧支循环进行 LAD 近端 CTO 病变介入是可行的。

病例 6（图 41.8）

有趣的点

在腹主动脉闭塞和左肱动脉透析患者中，如何到达心脏？

病史和 PCI 过程

71 岁男性，劳力性心绞痛，有大于 15 年的慢性透析病史和 Leriche's 综合征。2009 年 12 月在当地医院行冠状动脉造影，提示 RCA 远端 CTO

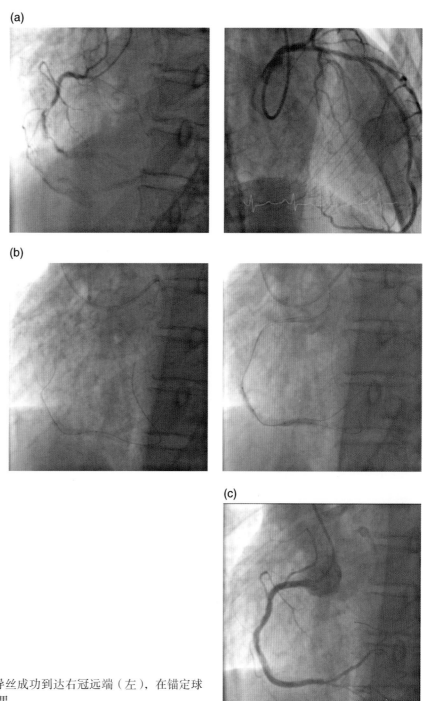

图 41.8　（ a ）右冠和左冠；（ b ）逆向导丝成功到达右冠远端（左），在锚定球囊帮助下扩张病变（左）；（ c ）最终结果

病变，中间支 75% 狭窄。在中间支植入了一枚金属裸支架，尝试开通 RCA 失败。

2010 年 8 月，患者由于持续的心绞痛，为求开通 RCA CTO 转至笔者所在院。由于腹主动脉下段闭塞，双侧股动脉不可用。近左侧肱动脉由于透析血管需要，也不能使用。

由于要进行逆向介入，需要两个指引导管，所以穿刺了右侧桡动脉和右侧肱动脉，置入 6 F

鞘管。6 F EBU3.5 指引导管和 SAL1.0 指引导管分别进入左冠状动脉和右冠状动脉。通过间隔支，送 Fielder FC 和 Corsair 微导管行逆向介入。在球囊锚定下，成功扩张了 CTO 病变。最终结果可接受。

对于 CTO PCI，特别是逆向 PCI 时，替换入路的选择非常重要。CTO 术者必须熟悉股动脉以外的其他路径，包括桡动脉和肱动脉。

参考文献

1 Hashidomi H, Saito S. Dilation of the septal collateral artery and subsequent cardiac tamponade during retrograde percutaneous coronary intervention using a microcatheter for chronic total occlusion. *J Interv Cardiol* 2011; 24: 73–6.

2 Matsumi J, Adachi K, Saito S. A unique complication of the retrograde approach in angioplasty for chronic total occlusion of the coronary artery. *Catheter Cardiovasc Interv.* 2008; 72: 371–8.